Wechseljahre verstehen und begleiten

Naturheilkundliche Behandlungskonzepte für die Praxis

Nina Seifert

ML VERLAG

Wichtiger Hinweis:
Die in diesem Buch gemachten Aussagen zu Methoden, Risiken usw. wurden von der Autorin sorgfältig erarbeitet und geprüft. Dennoch erfolgen alle Angaben ohne Gewähr. Weder die Autorin noch der Verlag können für eventuelle Nachteile und Schäden eine Haftung übernehmen, die aus den im Buch gemachten Hinweisen resultieren. Die in diesem Buch enthaltenen Ratschläge können und sollen keine fachliche Beratung durch Arzt oder Heilpraktiker ersetzen.

1. Auflage 2026

Druck: Generál Nyomda Kft., H-6727 Szeged

www.ml-buchverlag.de

ISBN (Buch): 978-3-96474-684-9
ISBN (E-Book/PDF): 978-3-96474-685-6

Inhaltsverzeichnis

Vorwort

Das Thema Wechseljahre, lange Zeit ein gesellschaftliches Tabu, rückt zunehmend in den Fokus der Medien und der öffentlichen Wahrnehmung. Diese Entwicklung ist überfällig, da viele Frauen sich in dieser Lebensphase mit ihren Beschwerden alleingelassen und stigmatisiert fühlen. Besonders in den sozialen Medien erlebt das Thema einen Aufschwung: Zahlreiche Beiträge, Blogs und Online-Veranstaltungen widmen sich den Wechseljahren, was den großen Informations- und Austauschbedarf verdeutlicht.

Bis in die frühen 2000er Jahre wurden Frauen nach der Menopause häufig mit synthetischen Hormonen behandelt, um Wechseljahresbeschwerden zu lindern und Osteoporose vorzubeugen. Diese Praxis änderte sich jedoch, nachdem zwei bedeutende Langzeitstudien, die Women's Health Initiative (WHI)[1] und die Million Women Study (MWS)[2], vorzeitig abgebrochen wurden, da ein signifikanter Anstieg von Tumorerkrankungen unter dieser Therapie festgestellt wurde.

Die WHI-Studie, die 2002 nach 5,6 Jahren Laufzeit gestoppt wurde, umfasste über 160.000 Frauen im Alter zwischen 50 und 79 Jahren. Die Ergebnisse zeigten, dass die kombinierte synthetische Hormonersatztherapie (Östrogen plus Gestagen) das Risiko für Brustkrebs, Schlaganfälle und Herzinfarkte, sowie für Embolien und Thrombosen, signifikant erhöhte.

Die Million Women Study, die über eine Million Frauen einschloss, bestätigte die Ergebnisse und zeigte ebenfalls ein erhöhtes Risiko für Brustkrebs, unter der Anwendung von synthetischen Hormonersatztherapien in den Wechseljahren. Besonders bei der Anwendung von Kombinationspräparaten mit Östrogen und Gestagen war das Risiko höher als bei Östrogen-Monopräparaten[3].

Auch die MARIE-Studie in Deutschland bestätigte weitgehend diese Befunde[4].

---

1 Rossouw, J. E. et al. (2002). Risks and benefits of estrogen plus progestin in healthy postmenopausal women: Principal results from the Women's Health Initiative randomized controlled trial. JAMA, 288(3), 321–333. https://doi.org/10.1001/jama.288.3.321(Abgerufen am 20.01.2024)

2 Wikipedia: Eine-Million-Frauen-Studie, online unter: https://de.wikipedia.org/wiki/Eine-Million-Frauen-Studie (Abgerufen am 20.03.2025)

3 University of Oxford: The Million Women Study, Centre for Epidemiology of Cancer (CEU), online unter: https://www.ceu.ox.ac.uk/research/the-million-women-study (Abgerufen am 20.03.2025).

4 Deutsches Krebsforschungszentrum (DKFZ). (2008). Keine Entwarnung für Frauen in Deutschland – längere Hormonersatztherapie erhöht Brustkrebsrisiko auch hierzulande. Pressemitteilung. Online unter: https://www.dkfz.de/aktuelles/pressemitteilungen/detail/keine-entwarnung-fuer-frauen-in-deutschland-laengere-hormonersatztherapie-erhoeht-brustkrebsrisiko-auch-hierzulande (Abgerufen am 20.01.2024)

Diese Erkenntnisse – die mittlerweile oft angezweifelt, unterschiedlich interpretiert und kritisch hinterfragt werden – führten zu einer grundlegenden Neubewertung der gängigen Verordnungspraxis von langfristigen Hormonersatztherapien und befeuerten zugleich die intensive Suche nach alternativen Ansätzen zur Behandlung von Wechseljahresbeschwerden.

Im Laufe der Zeit gewannen bioidentische Hormone erheblich an Bedeutung, da sie aufgrund ihrer identischen biochemischen Struktur den körpereigenen Hormonen nachempfunden sind und deshalb häufig als risikoarm gelten. Heute stellen sie, im Einklang mit den aktuellen Leitlinien[5], oftmals die einzige empfohlene Therapieoption für Frauen in den Wechseljahren dar.

Während einige Frauen sehr von der Verordnung bioidentischer Hormone profitieren, sind andere verunsichert, fühlen sich nicht genügend aufgeklärt und schlecht beraten oder stehen einer Therapie mit Hormonen grundsätzlich kritisch gegenüber. Für andere kommt sie aufgrund einer Krebsvorerkrankung gar nicht erst in Frage.

Patientinnen berichten häufig, dass ihre Beschwerden in der konventionellen Medizin oft einseitig betrachtet oder nicht mit den hormonellen Veränderungen in den Wechseljahren in Verbindung gebracht werden. So werden etwa Gelenkprobleme, Hauterkrankungen, Verdauungsstörungen oder kognitive Symptome teilweise ignoriert oder nur als beiläufige Begleiterscheinungen abgetan – „Tja, da sind sie wohl in den Wechseljahren" lautet dann oft die pauschale Antwort, ohne dass eine weiterführende diagnostische Abklärung erfolgt.

Viele Frauen fühlen sich dadurch nicht ernst genommen und haben den Eindruck, dass ihre individuellen Beschwerden und die damit verbundenen erheblichen Einschränkungen der Lebensqualität als „psychisch" stigmatisiert werden. Dies führt zu einem Gefühl der Frustration und dem Eindruck, dass es keinen adäquaten Raum gibt, um über mögliche Ursachen und Lösungsansätze abseits der Verordnung von Hormonen zu sprechen.

Viele Patientinnen wünschen sich eine ganzheitliche und empathische Behandlung, die auch andere Einflussfaktoren wie Lebensumstände, Stress und Ernährung berücksichtigt – und wenden sich dafür schließlich an Heilpraktiker*innen.

---

5 https://register.awmf.org/assets/guidelines/015-062m_S3_HT_Peri-Postmenopause-Diagnostik-Interventionen_2020-12.pdf (Abgerufen am 10.02.2025)

Dieses Fachbuch versteht sich in diesem Kontext als speziell an Heilpraktiker*innen gerichtet, die ihre Patientinnen in dieser besonderen Lebensphase einfühlsam und kompetent beraten und behandeln möchten, unabhängig davon, ob sie mit typischen Wechseljahres-Symptomen oder anderen Beschwerden vorstellig werden. Ziel des Buches ist es, das erforderliche Hintergrund- und Fachwissen zu vermitteln, die Zusammenhänge verständlich darzulegen und die Sensibilität für die hormonell bedingten körperlichen und psychischen Veränderungen in dieser Zeit zu schärfen.

Darüber hinaus möchte ich bewährte Therapieoptionen vorstellen – gedacht als praxisnahe Anregungen für die Behandlung. Der Fokus liegt dabei auf der Phytotherapie, ergänzt durch den Einsatz von bioidentischen Hormonen im verschreibungsfreien Low-Dose-Bereich, Mikronährstoffen, Ernährung, sowie weiteren naturheilkundlichen Ansätzen und Mitteln, mit denen ich in meiner Praxis über viele Jahre hinweg wertvolle Erfahrungen sammeln durfte.

Ein Satz zum Thema gendersensible Sprache:
Ich verwende bewusst das generische Femininum und spreche von Patientinnen und Frauen, wohlwissend, dass nicht alle Personen, die von den Wechseljahren betroffen sind, sich mit einer ausschließlich weiblichen Ansprache identifizieren. Dies steht im Gegensatz zur traditionellen Gesundheitsfachliteratur, die oft nur von „dem Patienten“ oder absurderweise manchmal sogar von „dem weiblichen Patienten“ spricht.
Bei der Bezeichnung von Heilpraktiker*innen und anderen Berufsgruppen nutze ich, wo erforderlich, das Gendersternchen, um möglichst allen gerecht zu werden.

Nina Seifert
Hamburg im Sommer 2025

Einführung

Sind die Wechseljahre eine Krankheit?

Dass das Thema „weibliche Wechseljahre" mittlerweile so viel Aufmerksamkeit erhält, sehe ich nicht nur als positiven Fortschritt, sondern auch mit einer gewissen Skepsis. Mit der wachsenden öffentlichen Diskussion verbreitet sich zunehmend die Auffassung, dass die Wechseljahre bzw. die Postmenopause grundsätzlich eine Hormonmangelsituation darstellen und daher in jedem Fall (auch ohne Beschwerden) mit bioidentischen Hormonen behandelt werden sollten. Ein sehr populärer Ratgeber propagiert sogar die Idee eines „goldenen Fensters"[6] – eines begrenzten Zeitraums, in dem spätestens mit der Substitution bioidentischer Hormone begonnen werden müsse, um Altersgebrechen effektiv vorzubeugen. Diese Sichtweise teile ich in dieser Form nicht.
Zudem wird meiner Ansicht nach oft unterschätzt, dass auch die unkontrollierte, hochdosierte Anwendung bioidentischer Hormone Risiken und Nebenwirkungen mit sich bringen kann. Diese werden in der aktuellen Diskussion jedoch häufig verharmlost oder gar nicht thematisiert.
Nicht selten sitzt eine verunsicherte Patientin in der Perimenopause vor mir und fragt, ob sie jetzt unbedingt Hormone nehmen müsse, ihr gehe es doch eigentlich ganz gut.

Meiner Meinung nach sind die Wechseljahre nicht per se behandlungsbedürftig.
Studien zeigen, dass längst nicht alle Frauen unter dieser Lebensphase leiden oder sich dadurch in ihrer Lebensqualität beeinträchtigt fühlen. So ergab eine repräsentative Forsa-Umfrage[7] von 2020 mit 1.000 Frauen zwischen 45 und 60 Jahren in Deutschland, dass rund 37 % der Befragten eine Verschlechterung ihres Gesundheitszustands während der Wechseljahre angaben.
Ähnliche Ergebnisse liefert eine Untersuchung des Robert Koch-Instituts (RKI): Demnach berichten etwa 30 % der Frauen von starken Beschwerden, 40 % fühlen sich leicht beeinträchtigt, während 30 % keine signifikanten Symptome wahrnehmen.[8]

6 Dr. med Sheila de Liz, Woman on Fire, Rowohlt, 4. Auflage 2020, s. 164 ff

7 *forsa-Umfrage „Lebensqualität in den Wechseljahren" mit 1000 Frauen aus Deutschland zwischen 45-60 Jahren, von 2020 im Auftrag der Besins Healthcare Germany GmbH
https://www.besins-healthcare.de/medien/wechseljahre-verschlechterung-gesundheit (Abgerufen am 28.06.2024)

8 In einigen Publikationen, die sich auf die Untersuchung des Robert Koch Instituts in Deutschland beziehen, ist die Rede davon, dass etwa 30 % der Frauen während der Wechseljahre stark beeinträchtigt sind, 40 % sich leicht beeinträchtigt fühlen und 30 % berichten, keine signifikanten Beschwerden zu haben.
* Studie des RKI zur Gesundheit Erwachsener in Deutschland" (DEGS1) 2008 bis 2011 https://www.rki.de/DE/Themen/Nichtuebertragbare-Krankheiten/Studien-und-Surveillance/Studien/DEGS/degs_start_inhalt.html (Abgerufen am 28.06.2024)

Diese Zahlen verdeutlichen, dass die Wechseljahre an sich nicht automatisch eine medizinische Behandlung erfordern. Gleichzeitig müssen jedoch die Beschwerden der 30–40 % betroffenen Frauen, die unter teils erheblichen Einschränkungen leiden, unbedingt ernst genommen werden.

Was sind eigentlich „die" Wechseljahre?

Die Wechseljahre sind eine natürliche hormonelle Umstellungsphase, die durch das allmähliche Nachlassen der Ovarialfunktion entsteht. Anfangs führen stark schwankende Hormonspiegel zu typischen Veränderungen, während postmenopausal ein dauerhaft niedrigerer Hormonstatus vorliegt.
Einfach ausgedrückt: Der Körper muss lernen, mit weniger Hormonen auszukommen. Doch unser Organismus ist ein wahres Wunderwerk und verfügt über beeindruckende Mechanismen zur Selbstregulation. Beispielsweise kann die Sensitivität und Anzahl der Hormonrezeptoren erhöht werden, sodass selbst geringere Hormonmengen optimal genutzt werden.
Zahlreiche naturheilkundliche Maßnahmen können diesen Anpassungsprozess unterstützen – und genau darum geht es in diesem Buch.

Die zugehörigen Bezeichnungen und Fachbegriffe

Der medizinische Fachbegriff für die Wechseljahre lautet **Klimakterium** und stammt vom griechischen Wort *klimaktér* ab, was so viel wie „Stufenleiter" bedeutet, aber auch mit „kritischer Zeitpunkt (im Leben)" übersetzt wird.
Dieser Begriff deutet an, dass die Wechseljahre als eine kritische bzw. problematische Phase eingestuft werden.
Allgemein wird unter den Begriffen Wechseljahre und Klimakterium der Zeitraum im Leben von Frauen verstanden, in der die Fruchtbarkeit aufhört.
Die Wechseljahre umfassen eine Zeitspanne von etwa 8–15 Jahren und lassen sich in verschiedene Phasen einteilen, die nicht immer genau voneinander abzugrenzen sind.

- Oft wird die **Prämenopause** dazu gezählt: Diese Bezeichnung gibt es als medizinischen Fachbegriff eigentlich nicht, denn wörtlich genommen ist die gesamte fruchtbare Zeit vor der Menopause eine Prämenopause. Der Begriff wird aber gerne benutzt für die Lebensphase von Frauen, ab Anfang/Mitte vierzig, wenn sich spürbare oder messbare hormonelle Veränderungen bemerkbar machen.

- Die sogenannte **Perimenopause** bezeichnet die **„eigentlichen Wechseljahre"**. Gemeint ist die oft mehrjährige Umstellungsphase, die ungefähr zwei Jahre vor und nach der letzten Menstruationsblutung stattfindet und oft von starken hormonellen Schwankungen geprägt ist.
- Die **Menopause** bezeichnet exakt die **allerletzte Menstruationsblutung**. Sie kann erst im Nachhinein festgestellt werden: Wenn ein Jahr lang keine Blutung mehr aufgetreten ist, geht man davon aus, dass die letzte Blutung die Menopause war. Der Begriff Menopause wird umgangssprachlich häufig als Synonym für die Wechseljahre oder die Zeit nach der allerletzten Blutung benutzt.
- Es folgt die **Postmenopause**: Nach der Menopause, also der letzten Blutung, dauert es oft noch einige Jahre, bis die Eierstöcke ihre Tätigkeit komplett eingestellt haben und der hormonelle Wandel abgeschlossen ist.

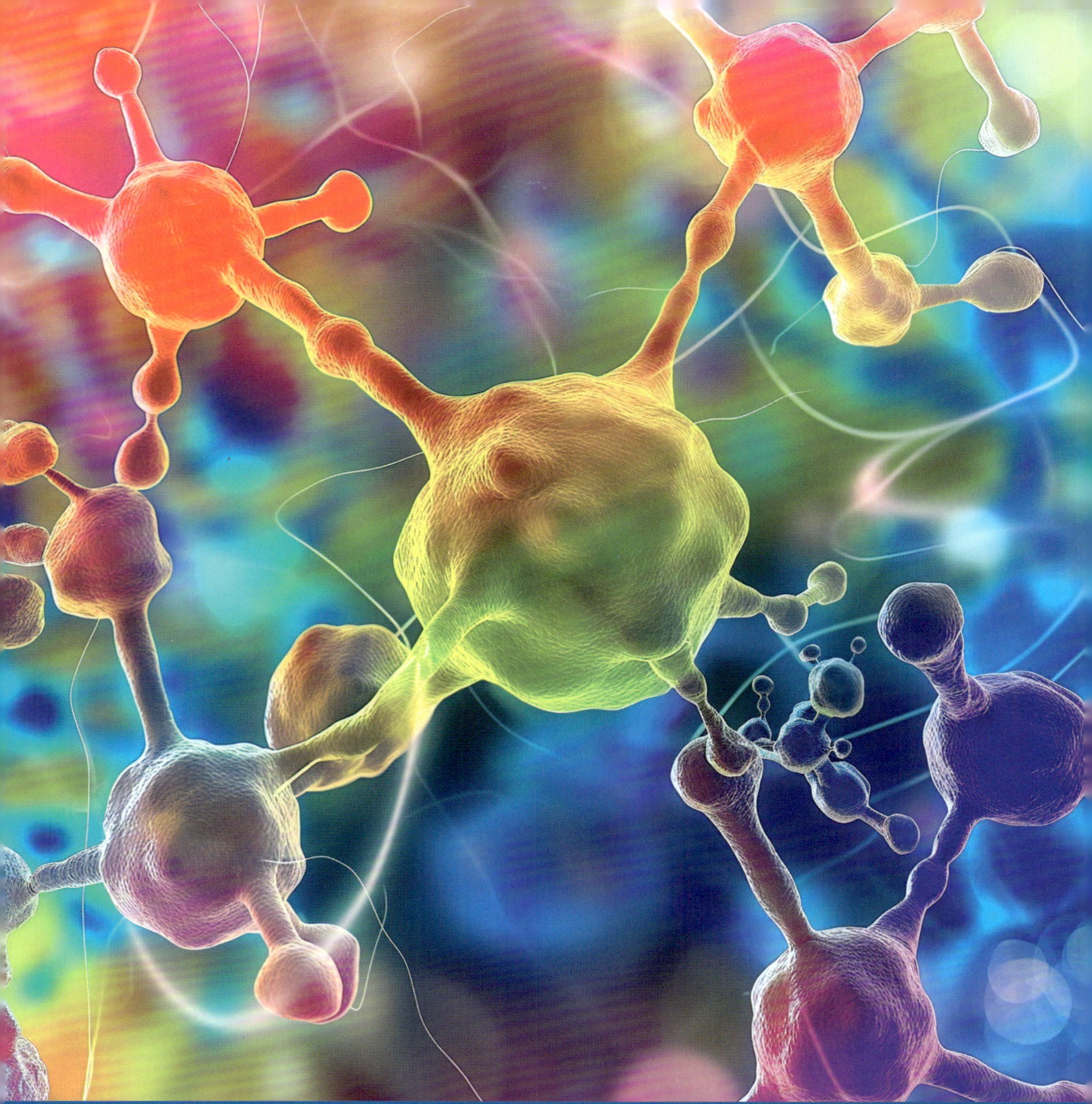

Grundlagen zur gynäkologischen Endokrinologie

Grundlagen zur gynäkologischen Endokrinologie

Bevor wir uns den vielfältigen Wechseljahresbeschwerden und ihren Behandlungsmöglichkeiten widmen, lohnt sich zunächst ein Blick auf die theoretischen Grundlagen. Eine fundierte naturheilkundliche Begleitung dieser Lebensphase setzt ein Verständnis der hormonellen Abläufe im weiblichen Körper voraus.

Dieses Buch erhebt dabei nicht den Anspruch, ein endokrinologisches Fachbuch zu sein. Doch ein grundlegendes Einordnen der wichtigsten Zusammenhänge der gynäkologischen Endokrinologie kann helfen, die Vorgänge in dieser Umbruchphase besser zu verstehen und die therapeutischen Ansätze sinnvoll einzuordnen.

Um tiefer in die Materie einzusteigen, möchte ich zunächst einige Begriffe klären:

Endokrinologie ist die Lehre vom Bau und der Funktion der Drüsen mit innerer Sekretion, also der endokrinen Drüsen und ihrer Hormone. Sie ist eine noch relativ junge Wissenschaft, die sich erst vor etwa 100 Jahren zu entwickeln begann, als der Begriff erstmals geprägt wurde. Heute ist sie eine eigenständige medizinische Disziplin, in der aber nach wie vor intensiv geforscht wird.

Da nahezu alle Hormone endokrin abgegeben werden, wird der Begriff *Hormondrüse* oft analog mit *endokriner Drüse* benutzt.

Endokrin bedeutet „nach innen abgebend", was heißt, dass der Wirkstoff, der in einem Organ oder einer Drüse gebildet wird, über das Blut an seinen Zielort transportiert wird.

Im Gegensatz dazu sprechen wir von **exokriner** (äußerer) Freisetzung, wenn die Drüse ihr Sekret nicht ins Blut, sondern direkt an den Wirkort abgibt – wie z. B. die Speicheldrüsen, die Speichel in die Mundhöhle abgeben, die Bauchspeicheldrüse, die Bauchspeichel in den Darm abgibt, oder die Schweißdrüsen, die Schweiß über die Haut absondern.

Der Begriff **parakrin** beschreibt einen Botenstoff, der direkt auf benachbarte Zellen im gleichen Organ wirkt – auch innerhalb einer Hormondrüse, wie z. B. in der Plazenta oder der Darmschleimhaut.

Was sind Hormone?

Zurzeit sind etwa 100 verschiedene Hormone im menschlichen Körper bekannt – die Forschung schreitet voran und wird vermutlich noch einige weitere entdecken. Auch die Wirkweise bereits bekannter Hormone ist meist noch nicht abschließend geklärt.

Hormone sind biochemische Botenstoffe, die in verschiedenen endokrinen Drüsen produziert werden. Sie gelangen in der Regel über das Blut zu ihren Zielorganen. Einige Hormone werden dabei an spezielle Transportvehikel (Proteine) gebunden, während andere ungebunden durch das Blutkreislaufsystem reisen.

Auf ihrem Weg durch den Blutkreislauf sind Hormone jedoch auch verschiedenen abbauenden Enzymen ausgesetzt. Um sicherzustellen, dass genügend Hormone am Zielorgan ankommen, werden sie meist in Pulswellen, also in kurzen, intensiven Konzentrationen, von mehreren Zellen gleichzeitig freigesetzt. Diese wellenartigen Ausschüttungsmuster sorgen dafür, dass sie auch an entfernteren Zielorganen ihre Wirkung entfalten können.

An ihrem Zielorgan angekommen, docken die Hormone an spezielle Rezeptoren an und wirken wie Signale – quasi wie ein Schlüssel, der das richtige Schloss öffnet – und lösen dort eine spezifische Reaktion aus.

Es gibt zwei Hauptarten von Hormonrezeptoren: Rezeptoren, die sich auf der Zellmembran befinden und Rezeptoren innerhalb der Zelle. Letztere sind vorwiegend für die fettlöslichen Hormone zuständig. Ein gutes Beispiel hierfür sind die Steroidhormon-Rezeptoren, die fast alle innerhalb der Zelle lokalisiert sind.

Wissenschaftlich ist bislang noch nicht vollständig geklärt, warum die Hormone „wissen", welche Zellen innere Rezeptoren besitzen und welche nicht.

Bevor wir uns nun den wichtigsten Hormonen im Zusammenhang mit den Wechseljahren widmen, gehen wir noch einen Schritt zurück:

Die Hormonausschüttung

Die Hormonausschüttung und -steuerung laufen in einem komplexen Regelkreis ab, in dem der Hypothalamus und die Hypophyse als zentrale Akteure fungieren.

Der Hypothalamus, als „oberste Instanz", überwacht ständig den Hormonbedarf des Körpers und steuert über die Ausschüttung von anregenden oder hemmenden Hormonen die Aktivität der Hypophyse. So sorgt er dafür, dass die richtigen Hormone zur richtigen Zeit in der richtigen Menge produziert werden.

Einige Hormone dienen dabei ausschließlich, andere zusätzlich als Vorstufenhormone. Sie werden in der Hypophyse sezerniert und regeln in den peripheren Hormondrüsen die Produktion anderer, spezifischer Hormone – ein sehr differenziertes Zusammenspiel.

Der Hypothalamus: Das Steuerzentrum für unsere Hormone

Der Hypothalamus ist ein entscheidender Teil des Zwischenhirns (Diencephalon), der direkt unter dem Thalamus und über der Hypophyse liegt. Er ist eng mit der Hypophyse verbunden und steuert deren Aktivität. Als oberstes Regulationszentrum für alle vegetativen und endokrinen Vorgänge, übernimmt er viele lebenswichtige Aufgaben, von der Regulierung des Kreislaufs und der Atmung, über die Körpertemperatur bis hin zur Steuerung von Sexualität und Nahrungsaufnahme.
Mit komplexen Rückkopplungsmechanismen reguliert er die Hormonausschüttung, indem er Signale aus dem Gehirn und dem Blutkreislauf empfängt und mit der Bildung und Freisetzung verschiedener Steuerungshormone reagiert. Diese Hormone werden dann in hoher Konzentration, über ein spezielles Gefäßsystem, direkt an die Adenohypophyse (den Hypophysenvorderlappen) abgegeben.

Wirken die zu einem Regelkreis gehörenden Hormone anregend auf die Bildung bestimmter Hormone im Hypophysenvorderlappen, spricht man von **Releasing-Hormonen**, wirken sie hemmend auf deren Bildung bzw. Freisetzung, von **Inhibiting-Hormonen**.

Besonders im Zusammenhang mit den Wechseljahren spielen folgende Hormone des Hypothalamus eine zentrale Rolle:
- GnRH (Gonadotropin-Releasing-Hormon): Es bewirkt, die Freisetzung der Gonadotropine LH (luteinisierendes Hormon) und FSH (follikelstimulierendes Hormon), die den weiblichen Zyklus und die Ovulation steuern.
- TRH (Thyrotropin-Releasing-Hormon): Auch als Thyroliberin bekannt, welches für die Freisetzung von TSH (Thyroeidea stimulierendes Hormon) und Prolaktin zuständig ist.
- GHRH (Somatotropin-Releasing-Hormon, auch Somatoliberin): Stimuliert die Freisetzung von Somatotropin (Wachstumshormon).
- GHIH (Somatostatin): Das Somatotropin-Inhibiting-Hormon hemmt die Sekretion von Somatotopin und TSH.
- Prolactostatin: Dieses Hormon hemmt die Prolaktinsekretion, die unter anderem für die Milchproduktion verantwortlich ist.

Die Hypophyse

Auch die Hypophyse, spielt eine zentrale Rolle im hormonellen Zusammenspiel unseres Körpers. Sie bildet mit dem Hypothalamus eine wichtige Funktionseinheit, die den Körper ständig überwacht und steuert. Neben den Steuerungshormonen des Hypothalamus, wird die Hypophyse auch noch durch „Rückmeldungen“ der jeweiligen Zielorgane beeinflusst. Auch in den Wechseljahren steuert sie die hormonellen Veränderungen in den Ovarien und anderen Drüsen.

Sie besteht aus drei Hauptbereichen:

- dem Hypophysenvorderlappen, der auch Adenohypophyse genannt wird: Hier werden die meisten wichtigen Hormone produziert.
- dem Hypophysenhinterlappen, der auch als Neurohypophyse bezeichnet wird. Er fungiert als Speicherort für Hormone des Hypothalamus (z. B. ADH/Vasopressin und Oxytocin).
- die Pars intermedia, die dazwischen liegt: Sie produziert hauptsächlich das Melanozyten-stimulierende Hormon (MSH).

Die Hypophyse stellt unter anderem die folgenden wichtigen Hormone her:

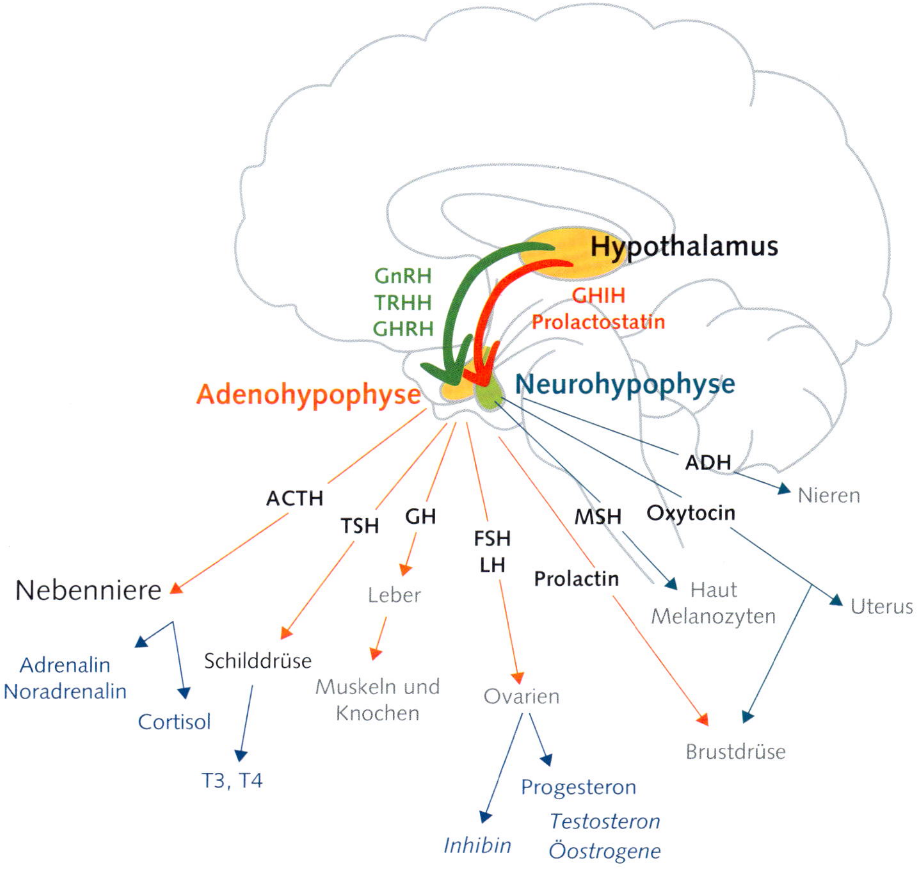

Abb. 1: Hormonausschüttung

- **ACTH (adrenocorticotropes Hormon):** Dieses Hormon stimuliert die Nebennierenrinde und regelt die Produktion von Cortisol.
- **GH (Growth Hormone, Wachstumshormon, auch Somatotropin oder STH):** Es beeinflusst den Fett-, Eiweiß- und Kohlenhydratstoffwechsel und spielt eine entscheidende Rolle für das Wachstum von Knochen und Muskeln.
- **TSH (Thyreoidea-stimulierendes Hormon):** Dieses Hormon regelt die Funktion der Schilddrüse, mit Einfluss auf den Stoffwechsel.
- **FSH (Follikelstimulierendes Hormon):** Es ist maßgeblich für die Reifung der Eizellen in den Eierstöcken verantwortlich.
- **LH (Luteinisierendes Hormon):** LH sorgt für den Eisprung bei Frauen (und beeinflusst die Testosteronproduktion bei Männern).
- **Prolaktin:** Ein Hormon, das besonders am Ende der Schwangerschaft und während der Stillzeit für die Milchbildung sorgt, aber auch die Sekretion von GnRH und Gonadotropinen hemmt und somit Einfluss auf den Zyklus und die Geschlechtshormonsynthese hat.
- **MSH (Melanozyten-stimulierendes Hormon):** Produziert von der Pars Intermedia, dieses Hormon beeinflusst die Pigmentierung der Haut.

Woraus bestehen Hormone? – Ein kurzer Überblick

Chemisch betrachtet, lassen sich die meisten Hormone den folgenden Klassen zu ordnen:

- **Peptidhormone** bestehen aus Aminosäuren und umfassen beispielsweise Insulin, das adrenocorticotrope Hormon (ACTH) und Oxytocin.
- **Amine und Amidhormone** werden ebenfalls aus Aminosäuren oder deren Derivaten gebildet. Zu ihnen gehören Adrenalin, Noradrenalin und Serotonin – Substanzen, die gleichzeitig als Neurotransmitter fungieren.
- **Schilddrüsenhormone** werden ebenfalls aus Aminosäuren synthetisiert.
- **Eicosanoide** sind lipidlösliche Hormone, die aus mehrfach ungesättigten Fettsäuren gebildet werden. Hierzu zählen Prostaglandine, Leukotriene und Thromboxane.
- **Steroidhormone:** Diese Hormonfamilie ist insbesondere im Zusammenhang mit den Wechseljahren von Bedeutung. Steroidhormone bestehen aus Lipiden und sind Abkömmlinge des Cholesterins. Ihr Grundgerüst setzt sich aus drei C6-Ringen, einem C5-Ring sowie einer Seitenkette zusammen. Da sie zu den Lipidhormonen gehören, sind sie schlecht wasserlöslich und werden im Blut an Plasmaeiweiße gebunden, was ihren Transport ermöglicht. Gleichzeitig können sie leicht durch Zellmembranen permeieren und dort die spezifischen Rezeptoren im Zellinneren besetzen.

Zu den Steroidhormonen gehören:

- Pregnenolon
- Glukokortikoide: Cortisol, Corticosteron
- Mineralokortikoide: Aldosteron
- Geschlechtshormone: Androstendion, DHEA und DHEAS, Dihydrotestosteron (DHT), Estron (E1), Estradiol (E2), Estriol (E3), Progesteron (P) und Testosteron (T)
- Weitere steroidähnliche Hormone sind 1,25-Dihydroxycholecalciferol sowie Cholecalciferol (Vitamin D).

Die Steroid-Hormonsynthese

Die Bildung von Steroidhormonen erfolgt in spezialisierten Zellen in hormonproduzierenden Organen und Drüsen. Dieser Prozess wird von verschiedenen Enzymen, insbesondere aus der Cytochrom-P450-Familie, gesteuert.

Cholesterin – Grundbaustein für die Steroidhormone

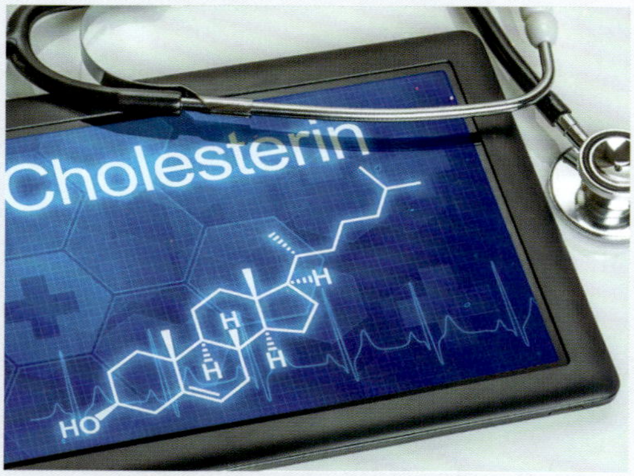

Trotz seines schlechten Rufs ist Cholesterin für zahlreiche Funktionen unerlässlich.
Es ist ein lebenswichtiges Sterol, eine fettähnliche Substanz, die in allen menschlichen und tierischen Körperzellen vorkommt und für zahlreiche biologische Prozesse unerlässlich ist.
Cholesterin wird zu 90 % vom Körper selbst synthetisiert, hauptsächlich in der Leber.
Nur etwa 10 % wird über die Nahrung aufgenommen.
Es ist lipophil und hydrophob (also schlecht wasserlöslich) und gehört chemisch gesehen zu den hydroaromatischen Kohlenwasserstoffen.
Das Gehirn synthetisiert das von ihm benötigte Cholesterin übrigens selbst, denn es kann die Blut-Hirn-Schranke nicht passieren.
Der menschliche Körper enthält durchschnittlich etwa 140 g Cholesterin, davon befinden sich 95 % innerhalb der Zellen und Zellmembranen, denn Cholesterin ist ein zentraler Bestandteil der Zellmembranen.
Außerdem dient es als Vorläufer für die Synthese von Steroidhormonen: Es ist quasi der Rohstoff, aus dem die Steroidhormone gebildet werden, einschließlich von Cortisol, Aldosteron und den Geschlechtshormonen wie Östrogen, Progesteron und Testosteron.
Darüber hinaus ist es notwendig für die Produktion von Gallensäuren und somit notwendig für die Fettverdauung.
Als Vorläufer für die Vitamin D-Synthese ist es unter anderem wichtig für die Kalziumaufnahme und die Knochengesundheit.

Für den Blutransport wird Cholesterin an Lipoproteine unterschiedlicher Dichte gebunden, z. B.: HDL (vom Gewebe zur Leber, mit hoher Dichte) und VLDL, IDL, LDL (von der Leber zum Gewebe) sowie an Lipoprotein(a).
Am bekanntesten sind das LDL (Low-Density-Lipoprotein) – es hat eine geringe Dichte, d. h. der Protein-Anteil ist relativ gering und das HDL (High-Density-Lipoprotein) mit entsprechend hohem Proteinanteil.

Dabei entstehen die Hormone nicht an einem einzigen Ort, sondern durchlaufen verschiedene Zellbereiche, oder sogar Organe, während die zuständigen Enzyme ortsfest bleiben. So beginnt die Synthese in den Mitochondrien steroidogener Zellen, wie sie beispielsweise in der Nebennierenrinde, den Eierstöcken, den Hoden oder der Plazenta vorkommen, wo Cholesterin in Pregnenolon umgewandelt wird. Anschließend wird dieses Zwischenprodukt im glatten Endoplasmatischen Retikulum (ER) zu Progesteron weiterverarbeitet – dem Ausgangsstoff für die Produktion von Glukokortikoiden, Androgenen und Östrogenen.

Der Steroid-Hormonsynthese-Weg im Überblick

Cholesterin → Pregnenolon

- Cholesterin ist der gemeinsame Ausgangsstoff aller Steroidhormone.
- In den Mitochondrien wird es durch das Enzym Cytochrom-P450 in Pregnenolon umgewandelt.

Pregnenolon → Progesteron

- Pregnenolon verlässt die Mitochondrien und wird im glatten ER zu Progesteron umgewandelt.
- Progesteron ist ein zentrales Vorstufenhormon für mehrere Hormonfamilien.

Progesteron → Glukokortikoide (Cortisol, Corticosteron)

- Umwandlung von Progesteron in 17α-Hydroxyprogesteron
- 17α-Hydroxyprogesteron zu 11-Desoxycortisol
- 11-Desoxycortisol zu Cortisol

Mineralkortikoide (Aldosteron)

- Progesteron wird über Desoxycorticosteron in Aldosteron umgewandelt.

Progesteron → **Androgene** (DHEA, Testosteron)

- DHEA wird zu Androstendion und schließlich zu Testosteron.
- Testosteron kann über 5α-Reduktase in Dihydrotestosteron (DHT) umgewandelt werden.

Androgene → **Östrogene** (Östron, Östradiol, Östriol)

- Durch das Enzym Aromatase kann Testosteron in Östradiol und Androstendion in Östron umgewandelt werden.

Diesen Hormonsyntheseweg zu kennen und zu verstehen, bildet eine wichtige Grundlage für die Interpretation von Hormonbefunden und ist entscheidend für die Planung einer eventuellen Hormonsubstitution und für die Auswahl der passenden Therapie.

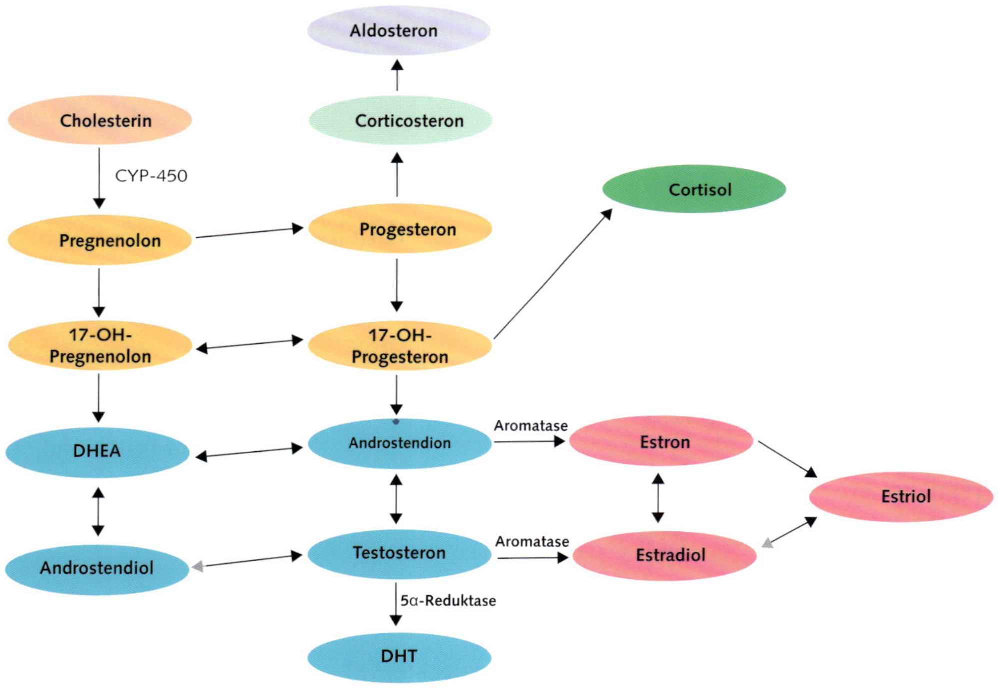

Abb. 2: Hormonsyntheseweg (vereinfacht dargestellt)

Die Steroidhormone unter der Lupe

Pregnenolon – die Mutter aller Steroide

3β-Hydroxypregn-5-en-20-on

Pregnenolon fungiert im Gehirn als Neurotransmitter.
Als Prohormon ist es der Ausgangsstoff für die meisten Steroidhormone.
Es wird aus Cholesterin synthetisiert – in den Mitochondrien der Zellen hormonbildender Drüsen: insbesondere der Nebennieren, aber auch im Gehirn, der Leber, der Haut, den Hoden, den Eierstöcken und sogar in der Netzhaut des Auges.

Der Pregnenolonspiegel ist bei Männern und Frauen nahezu gleich – im Gehirn jedoch deutlich höher als im Blut.

Wichtige Eigenschaften/Wirkungen

- Pregnenolon ist das Basishormon für andere Steroidhormone.
- Es wirkt neuroprotektiv und fördert die Regeneration des Myelinmantels der Nervenzellen.
- Es verbessert das Gedächtnis, stärkt die Aufmerksamkeits- und Konzentrationsfähigkeit.
- Es aktiviert die GABA-Rezeptoren im Gehirn und beeinflusst den Schlaf positiv.
- Es hebt die Stimmungslage und stärkt die psychische Vitalität.

Pregnenolon-Mangel – Symptome/Folgen

- Wachstumsproblemen (im Kindesalter)
- schwache Gedächtnisleistung
- Müdigkeit
- trockene Haut
- Gelenk- und Muskelschmerzen
- reduzierte Bildung von Glukokortikoiden, Mineralkortikoiden und Geschlechtshormonen

Pregnenolon-Überschuss (z. B. durch Substitution)

- Glukokortikoidanstieg → geschwollenes Gesicht, erhöhter Blutdruck
- Mineralkortikoidanstieg → geschwollene Hände und Füße
- Überschuss bzw. Ungleichgewicht der Geschlechtshormone

Progesteron

Pregn-4-en-3,20-dion, Gelbkörperhormon

Progesteron ist ein nicht geschlechtsprägendes Sexualhormon – das einzige, natürlich im menschlichen Körper vorkommende Gestagen.

Gebildet wird es in den Eierstöcken (vom Gelbkörper), den Hoden, den Nebennieren und der Plazenta.

Als Prohormon ist es Ausgangssubstanz für Aldosteron, Corticosteron, Cortisol, Androstendion, Testosteron, sowie für die Östrogene: Estradiol, Estriol und Estron.

Bei Frauen vor der Menopause zeigt es ein stark zyklisches Ausschüttungsmuster:

In der zweiten Zyklushälfte, der Lutealphase, wird Progesteron überwiegend im Gelbkörper produziert.

Es ist das dominierende Hormon dieser Phase und bereitet die Gebärmutterschleimhaut auf eine mögliche Schwangerschaft vor, indem es sie umstrukturiert und mit Gefäßen und Nährstoffen versorgt.

Während einer Schwangerschaft steigt der Progesteronspiegel deutlich an.

Wichtige Eigenschaften/Wirkungen des Progesterons

- Während der fruchtbaren Jahre sorgt es für die Einnistung einer befruchteten Eizelle in die Uterusschleimhaut und ist unerlässlich für den Erhalt der Schwangerschaft.
- Es aktiviert die GABA-Rezeptoren, wirkt entspannend auf das Nervensystem, kann anxiolytische (angstlösende) Effekte haben.
- Es fördert die Myelinisierung von Nervenzellen (Erhöhung der Leitgeschwindigkeit von Nervenimpulsen).
- Es erhöht die Krampfschwelle, verbessert den Umgang mit Stress und wird auch manchmal als natürliches Antidepressivum gepriesen.
- Es wirkt fettabbauend (katabol) und Blutzuckerspiegel ausgleichend.
- Progesteron stimuliert die Osteoblasten und fördert den Knochenaufbau (Osteoporoseprophylaxe).
- Es wirkt regulierend auf das Estradiol und hält dessen Wirkung in Schach: diuretische Wirkung – entwässert den Körper
- blutgerinnungsreduzierend (Schutz vor Thrombosen, Embolien)
- verbessert die Verwertung von Schilddrüsenhormonen

Progesteronüberschuss

Ursächlich ist meist eine überdosierte bioidentische Hormonsubstitution. In Speicheltests finden sich teils noch Monate nach Absetzen hoher Dosen stark erhöhte Werte.

Ohne Hormonsubstitution ist ein Progesteronüberschuss in den Wechseljahren eher selten. Mögliche Ursachen:

- Schilddrüsenüberfunktion
- Schwangerschaft
- erhöhter Cortisolbedarf/Cortisolmangel
- Ovarialzysten, doppelte Eissprünge
- Metastasen

Ein chronischer Progesteronüberschuss kann zu Hormonungleichgewichten führen, etwa durch eine Resistenz der Progesteronrezeptoren, mit Symptomen, wie sie auch bei Östrogendominanz oder Progesteronmangel auftreten.

Progesteronmangel *(relativer und absoluter)*
In der Prä- und Perimenopause tritt Progesteronmangel häufig auf, z. B. durch ausbleibende Eisprünge oder eine Gelbkörperschwäche.
Auch bei chronischem Stress und erhöhtem Cortisolbedarf wird Progesteron vermehrt in Cortisol umgewandelt.

Zu einem relativen Mangel, bei dem zwar isoliert betrachtet der Progesteronwert im Normbereich liegt, kommt es durch eine Östrogendominanz mit erhöhtem Östrogenspiegel oder in Folge einer Progesteron-Rezeptorresistenz.

Mögliche Ursachen

- Eierstock- oder Gelbkörperschwäche
- fehlende Eierstöcke
- eingeschränkte Ovarialdurchblutung (z. B. nach Hysterektomie oder Sterilisation)
- chronischer Stress, Nebennierenschwäche, Burn-out, Traumafolgen
- langfristige Einnahme hormoneller Kontrazeptiva (Anti-Baby-Pille)

Progesteronmangel – Symptome

- PMS, Brustspannen, Mastopathie
- Zyklusverschiebungen, verkürzte Zyklen, starke oder ausbleibende Blutungen
- Unfruchtbarkeit, Fehlgeburten, Schwangerschaftsübelkeit
- Gebärmuttermyome, Brust- und Eierstockzysten
- depressive Verstimmungen bis zu Depressionen
- innere Unruhe, Stressempfindlichkeit, Konzentrationsschwäche
- Schilddrüsenhormon-Schwankungen
- Darmträgheit, vermehrte Wassereinlagerungen, Gewichtszunahme, speziell am Bauch
- verminderte Libido

- Osteoporose, Herzbeschwerden, gebremste Kupferregulierung
- Haarausfall, stumpfe, trockene Haare
- starkes Schwitzen
- Schlafstörungen, Müdigkeit, Albträume

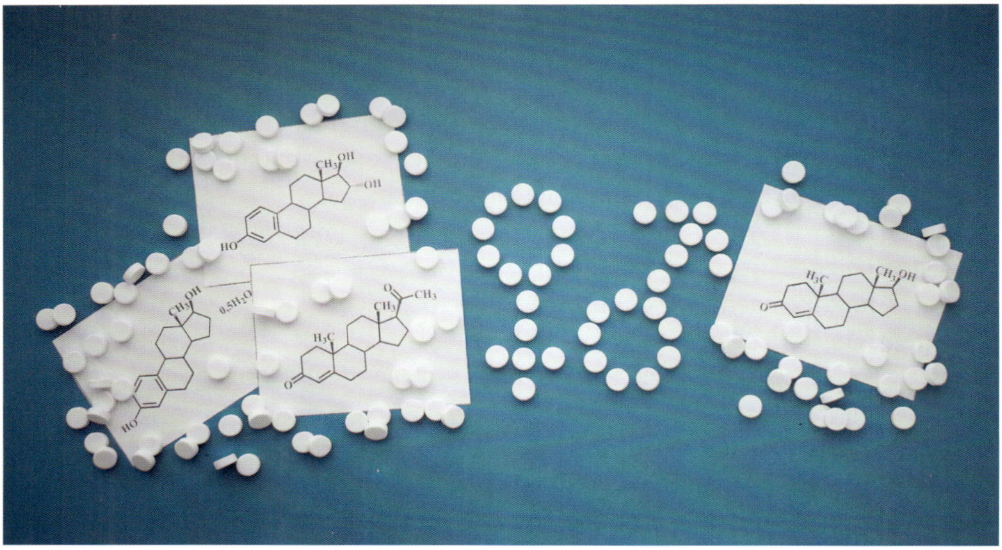

Die Östrogene

Östrogen ist der Überbegriff für die weiblichen Steroidhormone schlechthin.
Die drei wichtigsten menschlichen Östrogene sind:

Estron (E1)/Östron

Estron ist die Speicherform des Östrogens und hat eine schwächere östrogene Wirkung (ca. ein Drittel der Wirkung von Estradiol (E2)), da es weniger stark an die Östrogenrezeptoren bindet. Es kann zu Estradiol verstoffwechselt werden.

Vor der Menopause wird Estron hauptsächlich in den Eierstöcken und Nebennieren synthetisiert und ausgeschüttet. Nach der Menopause entsteht es überwiegend aus Androstendion, einem Androgen, im Fettgewebe, in der Leber und der Muskulatur. Mit fortschreitendem Alter wird Estron dann zum dominierenden Östrogen, obwohl der Estronspiegel postmenopausal insgesamt niedriger liegt als vor der Menopause.

Der Estronspiegel kann im Blut bestimmt werden und bietet vor allem in der Postmenopause einen wichtigen Überblick über den Östrogenstatus – z. B. zur Beurteilung eines möglichen Östrogenmangels und als Anhaltspunkt für eine eventuelle Substitution.

Die Normwerte sind abhängig vom Alter. Vor der Menopause schwanken sie bei Frauen zudem im Verlauf des Zyklus, mit dem höchsten Wert etwa zur Zyklusmitte.
Adipositas, also ein hoher Anteil an Körperfett, kann zu erhöhten Estronwerten führen. Ebenso kann es bei raschem Gewichtsverlust oder intensivem Fasten durch die Freisetzung gespeicherten Estrons zu einem vorübergehenden Anstieg der Östrogenspiegel kommen.

Estradiol (E2)/Östradiol

17β-Estradiol

Estradiol ist das östrogen wirksamste Hormon und weiblich geschlechtsprägend, es gilt als das „weibliche Geschlechtshormon" schlechthin. Es spielt eine zentrale Rolle in der hormonellen Regulation des Menstruationszyklus und der Schwangerschaft. Während der fruchtbaren Jahre liegt der Estradiolspiegel am höchsten und fällt nach der Menopause deutlich ab.
Obwohl es ein sehr stark wirksames Hormon ist, liegt Estradiol in der geringsten freien Konzentration im Blut vor. Schon kleine Abweichungen können sich spürbar symptomatisch äußern.

Gebildet wird es bei Frauen hauptsächlich in den Eierstöcken, aber auch in den Nebennieren und im endokrinen Fettgewebe. Die Synthese erfolgt durch das Enzym Aromatase aus Testosteron und das Enzym 17ß-HSD (17β-Hydroxysteroid-Dehydrogenase) aus Estron.

Die Bildung wird durch das gonadotrope Hormon FSH reguliert und steht unter der Kontrolle der Hypophyse und des Hypothalamus. Entsprechend variiert die Ausschüttung zyklusabhängig sehr stark.

Wichtige Eigenschaften/Wirkungen des Estradiols
- Estradiol ist essentiell für das Gebärmutterschleimhautwachstum in der ersten Zyklushälfte (proliferative Phase).
- Es bewirkt die Verflüssigung des Zervixschleimpropfs (zur Spermiendurchlässigkeit) und unterstützt die sexuelle Stimulation.

- Verantwortlich für das Wachstum der weiblichen Geschlechtsorgane, stimuliert es auch das Brustwachstum.
- Wichtig für Knochenwachstum und -bildung: In Balance mit den anderen Hormonen wirkt E2 einer Osteoporose entgegen, indem es u. a. die Osteoklastenfunktion (Osteoklasten sind für den Abbau der Knochenstruktur zuständig) einschränkt.
- Am Ende der Pubertät führt es, zusammen mit den Androgenen, zum Schließen der Epiphysenfugen und beendigt somit das Längenwachstum.
- Estradiol unterstützt die Fetteinlagerung (über Umwandlung in Estron) und prägt die weibliche Figur.
- Es hemmt die Wirkung der Schilddrüsenhormone.
- Es steigert die Bildung von Gerinnungsfaktoren und erhöht die Blutgerinnung.
- Estradiol vermindert die Talgproduktion der Haut und erhöht die Hautspannkraft durch Speicherung von Fett und Wasser (glatte, weiche Haut).
- Es retiniert Kochsalz und Wasser.
- Im Gehirn ist es entscheidend für die Regulation der synaptischen Plastizität und beeinflusst Lern- und Gedächtnisprozesse positiv.
- Es fördert die Freisetzung von Neurotransmittern wie Dopamin und Serotonin, was stimmungsaufhellend wirken kann.

Estradiolüberschuss/Östrogendominanz

Ein Überschuss an Estradiol kann entstehen durch:

- überhöhte Hormon-Substitution (z. B. Estradiol, Progesteron, Testosteron)
- kosmetische Produkte mit östrogener Wirkung
- hohe Zufuhr von Phytoöstrogenen (z. B. durch Soja, Süßholz, Granatapfel, Isoflavonpräparate)
- Ovarialzysten
- hohen Körperfettanteil
- drastische Gewichtsabnahmen (Fettfreisetzung = Östrogenfreisetzung)
- verlangsamten Leberstoffwechsel (z. B. durch Medikamente wie Antidepressiva)
- Progesteronmangel (wodurch es zu einer relativen Östrogendominanz kommt)
- synthetische Östrogene (Pille, Hormonpflaster, Gleitmittel etc.)

Symptome eines Estradiolüberschusses/einer Östrogendominanz

- Gewichtszunahme, insbesondere an Bauch, Hüften, Oberschenkeln
- Wassereinlagerungen, Ödeme (Brüste, Beine, Gesicht, Gehirn)
- Brustspannen, Zysten, Gynäkomastie (auch bei Männern)
- Gefühl der Aufgeblähtheit, Völlegefühl
- unerfüllter Kinderwunsch
- Schmierblutungen, starke oder unregelmäßige Menstruation

- erhöhte Blutgerinnung (Thromboserisiko)
- erhöhtes Risiko für Brust- und Gebärmutterkrebs
- Libidoverlust
- Stimmungsschwankungen, depressive Verstimmungen
- Förderung von Autoimmunerkrankungen (z. B. Hashimoto, Lupus)
- Hemmung der Schilddrüsenfunktion (TSH↑, T3/T4-Resistenz)
- erhöhte Kupferspeicherung, Zinkmangel
- reduzierte Sauerstoffversorgung auf Zellebene

Ursachen für Estradiolmangel

- Ovarialinsuffizienz, Durchblutungsstörungen der Eierstöcke (z. B. nach Hysterektomie, Sterilisation)
- Entfernung der Eierstöcke
- Untergewicht, Magersucht, starke Diäten
- Einnahme synthetischer Östrogene (z. B. Ethinylestradiol verdrängt 17β-Estradiol)
- Nebennierenschwäche
- Postmenopause (solange sich der Körper noch nicht auf einen niedrigeren Östrogenspiegel eingespielt hat)

Symptome eines Estradiolmangels

- Hitzewallungen, Nachtschweiß, vermehrtes Schwitzen
- trockene, juckende, faltige Haut (v. a. um Mund und Augen)
- Depressionen, Schlafprobleme, Libidoverlust
- Kopfschmerzen, Migräne (v. a. zyklusabhängig)
- Krämpfe und Energiemangel während der Menstruation
- erhöhtes Osteoporoserisiko
- verminderte Fruchtbarkeit (ausbleibender Eisprung)
- Rückbildung weiblicher Körperformen
- vermehrte Gesichtsbehaarung (häufig bei Testosterondominanz)
- Haarausfall, dünner werdendes Kopfhaar

Estriol (E3)/Östriol

16α-Hydroxy-17β-estradiol

Es ist das Hauptöstrogen während der Schwangerschaft und gilt auch als das *Schleimhauthormon*. Seine östrogene Wirkung ist im Verhältnis zum E2 eher als mild zu bezeichnen. Es gilt nicht als geschlechtsprägend. Das Ausschüttungsmuster ist bei Frauen und Männern ähnlich, es erreicht seinen Höchstwert morgens und fällt im Tagesverlauf ab.

Während der Schwangerschaft wird Estriol in großen Mengen von der Plazenta produziert, weshalb der Estriolspiegel in dieser Zeit besonders hoch ist.
Estriol ist maßgeblich am Aufbau und Erhalt sämtlicher Schleimhäute im Körper beteiligt – darunter etwa Nase, Mund, Innenohr, Vagina, Blase, Darm und Gelenkinnenhaut (Synovialis). Damit spielt es auch eine indirekte Rolle in der Infektionsabwehr, da intakte Schleimhäute als Barriere gegen Bakterien und Pilze dienen.
Darüber hinaus wirkt Estriol innerhalb des Östrogenhaushalts ausgleichend: Es dämpft bis zu einem gewissen Grad die proliferativen und wachstumsfördernden Effekte des Estradiols, ohne selbst eine stark stimulierende Wirkung auszuüben.

Estriolmangel

Ein Mangel an Estriol zeigt sich vor allem im Bereich der Schleimhäute und kann folgende Beschwerden auslösen:

- trockene, überempfindliche Schleimhäute (Augen, Nase, Mund, Innenohr, Vagina)
- erhöhte Infektanfälligkeit, z. B. wiederkehrende Pilzinfektionen
- Verdauungsstörungen wie Verstopfung oder Nahrungsmittelunverträglichkeiten
- Reizblase, Schmerzen beim Wasserlassen, erhöhte Neigung zu Blasenentzündungen
- Schmerzen beim Geschlechtsverkehr (Dyspareunie)
- vaginale Atrophie (Rückbildung des Vaginalepithels)
- Beschwerden mit Nasennebenhöhlen und Ohren
- Gelenkschmerzen (durch beeinträchtigte Gelenkinnenhaut/Synovialis)
- verminderte Immunabwehr (z. B. durch reduzierte Phagozytenaktivität)
- unerfüllter Kinderwunsch, vermehrte Eileiterschwangerschaften (auch die Eileiter besitzen eine empfindliche Schleimhaut)

Testosteron

17β-Hydroxyandrost-4-en-3-on, 4-Androsten-17β-ol-3-on

Testosteron gehört zur Gruppe der Androgene und ist das maßgeblich männlich geschlechtsprägende Sexualhormon.
Bei Frauen wird es überwiegend in den Eierstöcken (insbesondere im ovariellen Stroma und den Thekazellen – auch postmenopausal aktiv) sowie in den Nebennieren synthetisiert.
Innerhalb der Hormonsynthese fungiert Testosteron zudem als Vorläuferhormon (Prohormon) für:

- Estradiol (über Aromatase)
- Estriol
- Dihydrotestosteron (DHT) (über 5α-Reduktase)

Das circadiane Ausschüttungsmuster von Testosteron zeigt auch bei Frauen einen morgendlichen Spitzenwert. Rund um den Eisprung steigt der Testosteronspiegel leicht an, was unter anderem die Libido steigert, und sinkt danach wieder ab. Nach der Menopause behält Testosteron seine Bedeutung insbesondere als Ausgangsstoff für die Östrogensynthese.

Wirkungen und Aufgaben von Testosteron

- Muskelaufbau (unterstützt die Proteinsynthese)
- Fettabbau (hemmt das appetitsteigernde Hormon Leptin)
- Libidosteigerung
- Fruchtbarkeit: bei Männern zentral für die Spermiogenese
- Hautstruktur: stimuliert die Talgproduktion und fördert den Kollagenaufbau
- Knochengesundheit: erhöht die Knochendichte durch Aktivierung der Osteoblasten und Hemmung der Osteoklasten
- Psyche: stärkt das Selbstbewusstsein, wirkt angstlösend und antriebsfördernd
- Gefäßgesundheit: stimuliert die Produktion von Reparaturzellen, schützt vor Arteriosklerose und Thrombosen
- Blutbildung: regt über die Niere die Bildung von Erythropoetin an und fördert so die Erythropoese

Ursachen für Testosteronmangel bei Frauen

- Eierstockschwäche
- Nebennierenschwäche (z. B. im Rahmen eines Burn-out-Syndroms)
- allgemeiner Hormonmangel/Dysbalancen (z. B. durch Alterung, Ernährung, chronische Erkrankung)

Symptome und Folgen eines Testosteronmangels bei Frauen
- Bindegewebsschwäche, Cellulite, Muskelabbau/-schwäche
- Störungen im Fettstoffwechsel, Neigung zu Übergewicht
- Ängste, Antriebslosigkeit, abnehmendes Selbstvertrauen, Leistungseinbruch
- Libidomangel
- Fertilitätsprobleme (z. B. durch ausbleibenden Eisprung)
- Blutarmut, mögliche Herzschwäche
- Osteoporose (insbesondere in Kombination mit Östrogen- oder DHEA-Mangel)

Testosteronüberschuss – Ursachen
- intensiver Kraftsport, schwere körperliche Arbeit
- Muskelkrämpfe, Verspannungen
- hormonelle Substitution (z. B. durch transdermale Übertragung vom Partner)
- erhöhte Vorstufen: hohes DHEA, Androstendiol
- Polyzystisches Ovarialsyndrom (PCOS)
- Nebennierentumoren, Morbus Cushing
- Wechseljahre/Postmenopause: die Ovarien produzieren weiterhin Testosteron, während die Umwandlung in Estradiol (durch die Follikel) ausbleibt

Testosteronüberschuss – Symptome/Folgen bei Frauen
(insbesondere bei deutlich erhöhten Werten)
- Vermännlichungstendenzen (androgyne Körperform, vermehrte Muskelmasse, tiefere Stimme)
- Akne, fettige Haut
- vermehrte Körper- und Gesichtsbehaarung (Hirsutismus)
- Zyklusunregelmäßigkeiten bis zum Ausbleiben der Menstruation (Amenorrhö)

Dihydrotestosteron (DHT)

DHT ist das biologisch aktivere Stoffwechselprodukt von Testosteron. Gebildet wird es aus Testosteron mit Hilfe des Enzyms 5α-Reduktase. Es besitzt eine deutlich höhere Affinität zu Androgenrezeptoren als Testosteron selbst und führt dadurch zu einer intensiveren und länger anhaltenden Wirkung.
Während Testosteron systemisch wirkt, ist DHT vor allem lokal dort aktiv wo 5α-Reduktase exprimiert wird (z. B. in Haut und Haarfollikeln).

Wirkung bei Frauen – gewebespezifisch:

- Kopfhaut: Schrumpfung der Haarfollikel → androgenetischer Haarausfall
- Talgdrüsen: Stimulation der Talgproduktion → Akne
- Behaarung: Förderung der Ausbildung sekundärer männlicher Behaarungsmuster (Gesicht, Brust, Bauch)

Dehydroepiandrosteron (DHEA)

Prasteron, 3β-Hydroxy-androst-5-en-17-on

DHEA ist das mengenmäßig am häufigsten vorkommende Steroidhormon im menschlichen Körper. Es wird bei Frauen und Männern in der Nebennierenrinde gebildet und bei Frauen vor der Menopause zusätzlich zu etwa 30 % in den Ovarien.

DHEA ist sowohl die Vorstufe für die Androgene, als auch für Östrogene und wird in der Leber und der Nebenniere zu Dehydroepiandrosteronsulfat (DHEA-S) sulfatiert, einer stabilen Speicherform.

Hauptwirkungen von DHEA

- Prohormonfunktion: abhängig von der Weiterverstoffwechslung (→ Androgene oder Östrogene)
- anabole Wirkung: Muskelaufbau, Geweberegeneration
- Insulinsensitivität: mögliche Verbesserung der zellulären Insulinantwort
- Anti-Stress-Hormon: Gegenspieler von Cortisol, unterstützt Regeneration
- stimmungsaufhellend: Einfluss auf Serotoninspiegel, potenziell antidepressiv
- immunmodulierend, entzündungshemmend

DHEA – diagnostische Hinweise

- Ein erhöhter DHEA-S-Spiegel bei gleichzeitigem Testosteronüberschuss spricht eher für eine nebennierenbedingte Ursache, etwa ein adrenaler Hyperandrogenismus, und weniger für einen ovarialen Ursprung.
- Niedrige DHEA-Werte gelten dagegen als Hinweis auf eine eingeschränkte Immunabwehr, eine erhöhte Stressanfälligkeit und mögliche Konzentrationsstörungen.

Cortisol

Kortisol, Hydrocortison, 11β-Hydroxycortison, 11β,17,21-Trihydroxypregn-4-en-3,20-dion *(nicht zu verwechseln mit Kortison, der inaktiven Form von Cortisol).*

Auch wenn das Steroidhormon Cortisol nicht zu den Geschlechtshormonen gehört, ist es eng mit den Sexualsteroiden verbunden und kann auch bei Wechseljahresbeschwerden eine Rolle spielen.
Cortisol ist ein Glucokortikoid und gehört zur Familie der Steroide. Gebildet wird es in der Nebennierenrinde, aus den Vorstufen Pregnenolon über Progesteron, mit Hilfe von Hydrolasen, Enzymen des Cytochrom-P450-Systems. Angeregt wird die Produktion durch das adrenocorticotrope Hormon (ACTH), aus dem Hypophysenvorderlappen, das zuvor durch das Corticotropin-Releasing-Hormon (CRH) des Hypothalamus aktiviert wurde.
Es ist ein wichtiges überlebensnotwendiges Stresshormon, das katabole Stoffwechselvorgänge aktiviert (Anregung der Glukoneogenese und Erhöhung des Blutzuckerspiegels) um dem Körper Energie zur Verfügung zu stellen.

Die Ausschüttung von Cortisol unterliegt einem ausgeprägten zirkadianen Rhythmus: Beim Aufwachen wirkt es als Gegenspieler zum Melatonin, indem es ab einer bestimmten Konzentration den Aufwachimpuls gibt. Sein Tagesmaximum erreicht es etwa zwei Stunden nach dem Erwachen (zwischen 6:00 und 9:00 Uhr), sinkt danach kontinuierlich ab, zeigt abends ein kleines Zwischenhoch und erreicht sein Minimum zwischen 23:00 und 1:00 Uhr.

Aufgaben und Wirkungen von Cortisol im Überblick

- Taktgeber: Gibt den Aufwachimpuls.
- Stress: Während Adrenalin das Stress-Hormon für die akute kurzfristige Höchst-Leistungsreaktion ist, ist Cortisol das Stresshormon, mit der längeren Wirkdauer, zur Leistungserbringung.
- Blutzuckerspiegel: Cortisol erhöht den Blutzucker-Spiegel, um Energie bereitzustellen.
- Entzündungshemmung: Entzündungshemmende und immunsuppressive Wirkung
- Blutdruck: Regulierend, beruhigt den Sympathikus und senkt die Adrenalinausschüttung.

Cortisolüberschuss – Ursachen

- chronisch hoher Stresspegel, starke Emotionen (Stressreize führen unabhängig vom zirkadianen Rhythmus zur Cortisolausschüttung)
- Schilddrüsenstörung
- Stimulanzien wie Kaffee
- Nebennierentumoren
- niedriger Östrogenspiegel

Cortisolüberschuss – Folgen
- Schilddrüsenstörungen und deren Folgen
- erhöhter Blutzuckerspiegel
- Adipositas, insbesondere Fetteinlagerungen im Bauchbereich
- Nervosität, Bluthochdruck, Herzklopfen
- Ein- und Durchschlafprobleme
- übermäßiges Schwitzen
- Abwehrschwäche
- Zyklusstörungen

Ein dauerhaft erhöhter Cortisolspiegel kann die gesamte Hormonbalance erheblich stören.

Cortisolmangel – Ursachen
- Folge von langanhaltendem Stress, Traumata, chronischen Erkrankungen
- Nebennierenschwäche
- Mangel an Prohormonen (Cholesterin, Pregnenolon, Progesteron)

Cortisolmangel – Symptome und Folgen
- geringe Stresstoleranz, reduzierte Belastbarkeit, Lärmempfindlichkeit, verminderte Merkfähigkeit
- Erschöpfung, depressionsähnliche Zustände
- niedriger Blutdruck, verschlechtert bei aufrechter Position
- seltener: Bluthochdruck, schneller Herzschlag
- Schwierigkeiten beim morgendlichen in-die-Gänge-kommen
- Energieloch am Nachmittag
- Schlafstörungen (z. B. schreckhaftes Erwachen)
- Heißhunger auf Süßes

Follikelstimulierendes Hormon (FSH)

Zu den weiteren Hormone, die in den Wechseljahren eine Rolle spielen, zählt das FSH, ein Glykoprotein. Es gehört zu den Gonadotropinen und wird im Hypophysenvorderlappen gebildet. In den weiblichen Gonaden stimuliert es die Reifung der Follikel. Darüber hinaus induziert es die Bildung des Enzyms Aromatase und unterstützt damit die Östrogensynthese.

In den Wechseljahren steigt es häufig auf das 10- bis 15-Fache an: Bedingt durch niedrigere Progesteron- und Östrogenspiegel, versucht der Körper durch eine vermehrte FSH-Ausschüttung, die Eierstöcke verstärkt zu stimulieren.
Der FSH-Spiegel im Blut sinkt oft erst einige Jahre nach der Menopause wieder ab.

Luteinisierendes Hormon (LH)

Auch das LH ist ein Glykoprotein und zählt zu den Gonadotropinen der Adenohypophyse. In der ersten Zyklushälfte fördert es die Östrogenproduktion in den Eierstöcken. Zur Zyklusmitte steigt es steil an, triggert den Eisprung und die Bildung des Gelbkörpers, der anschließend Progesteron produziert. Ähnlich wie beim FSH steigt auch der LH-Spiegel in den Wechseljahren, aufgrund sinkender Östrogen- und Progesteronwerte, um das 4- bis 5-Fache an.

Inhibin

Inhibin ist ein Glykoprotein aus der Gruppe der Zytokine. Es wird von den Granulosazellen in den Eierstöcken produziert und hemmt – gemeinsam mit Estradiol – die Freisetzung von FSH in der Hypophyse. Über diese negative Rückkopplung reguliert es mit, wie viele Follikel pro Zyklus heranreifen.

Inhibin A wird u. a. in der Lutealphase (nach dem Eisprung) gebildet.
Inhibin B wird u. a. in der frühen Follikelphase (Zyklusbeginn) gebildet.

In den Wechseljahren fällt der Inhibin-Spiegel deutlich ab, oft schon, bevor sich signifikante Veränderungen im FSH-Spiegel zeigen.

Der weibliche Zyklus

Eine weitere wichtige Grundlage zum Verständnis der hormonellen Veränderungen, die die Wechseljahre prägen, ist der weibliche Zyklus.

Viele Patientinnen wissen nicht wie ihr Zyklus funktioniert, welche hormonellen Phasen er durchläuft, wie er gezählt wird. Oft wird der Begriff „Zyklus" mit der Menstruation verwechselt – daher beginnt meine Aufklärungsarbeit in der Praxis häufig schon an diesem Punkt.

Kurzer Überblick: Wie war das noch mal mit dem Zyklus?

Unter dem Menstruationszyklus versteht man die periodisch auftretenden Veränderungen der Gebärmutterschleimhaut unter dem wechselnden Einfluss verschiedener Hormone, sowie die parallel ablaufenden Vorgänge im Ovar. Er wird durch einen fein abgestimmten hormonellen Regelkreis gesteuert und bringt weitere körperliche, zyklisch auftretende Veränderungen mit sich.

Jeder neue Zyklus beginnt mit dem Einsetzen der Menstruation und zwar am 1. Tag, an dem die (richtige) Blutung beginnt.
Er endet am Tag vor der nächsten Menstruation. Ein normaler Zyklus dauert zwischen 23 und 35 Tagen. Schwankungen nach oben oder unten sind völlig normal und meist kein Grund zur Besorgnis – die wenigsten Frauen haben einen exakt 28-tägigen Zyklus.

Die Menstruation selbst dauert in der Regel vier bis sieben Tage, davon sind meist zwei bis drei Tage von stärkerer Blutung geprägt. Auch hier gilt: Abweichungen sind nicht automatisch pathologisch.

Phasen des Zyklus

Die Veränderungen der Gebärmutterschleimhaut lassen sich in verschiedene Phasen einteilen. Auch in den Eierstöcken und im Hypophysensystem verlaufen parallele hormonelle Phasen:

- Follikelphase (vor dem Eisprung)
- Lutealphase (nach dem Eisprung)

1.– ca. 4. Zyklustag – Desquamationsphase, die Blutung:
Durch die Öffnung der Spiralarterien des Uterus, kommt es zu Blutungen in das Endometrium. Eiweißabbauende Enzyme sorgen für den weiteren Abbau der Schleimhaut. Muskelkontraktionen des Uterus führen schließlich zu einer Abstossung der funktionellen Endometriumsschicht – **das** ist die **Menstruation**.

Parallel: Beginn der Follikelphase
Im Hypothalamus wird das Hormon Gonadoliberin (GnRH) ausgeschüttet, das im Hypophysenvorderlappen die Produktion von FSH und LH anregt.
Unter dem Einfluss des ansteigenden FSH, bilden die Follikel vermehrt Estradiol (E2). Dieses regt den erneuten Aufbau der Gebärmutterschleimhaut an und stimuliert den Zervixschleim.
Die Dauer der Follikelphase kann stark variieren. Bei einem regelmäßigen Zyklus (von 21–35 Tagen) beträgt sie in der Regel zwischen 7 und 21 Tagen.

Follikelreifung im Eierstock
Die Follikel (Eibläschen) sind der Teil der Eierstöcke, der die Eizelle umgibt. Sie bestehen aus Flüssigkeit und einem losen Geflecht aus Granulosazellen, in das die eigentliche Eizelle eingebettet ist. Diese Granulosazellen produzieren Estradiol (E2).

Das follikelstimulierende Hormon (FSH) bewirkt das Wachstum von 20–25 Follikeln (Eibläschen) und regt die Bildung von Östrogenen, besonders Estradiol, im Follikel an.
Zudem stimuliert es die Entwicklung und Aktivität der Granulosazellen, die die Eizelle mit Nährstoffen versorgen.
Einer dieser 20–25 Follikel entwickelt sich durch höhere FSH-Empfindlichkeit besonders stark – der sogenannte Graaf-Follikel.
Dieser produziert zunehmend Estradiol und schüttet Inhibin aus, was wiederum die FSH-Ausschüttung hemmt. Dadurch sterben die weniger entwickelten Follikel ab, und der Graaf-Follikel reift weiter bis zur Eisprungbereitschaft aus.

Die Proliferationsphase: 5. bis ca. 14. Zyklustag
(bezogen auf einen 28-Tage-Zyklus)
Während die Follikelphase noch andauert, beginnt – im Anschluss an die Desquamationsphase – der Wiederaufbau der funktionellen Zone des Endometriums.

Die zunehmende Produktion großer Mengen Estradiol (E2) regt in dieser Zeit die Hypophyse zur Ausschüttung von LH (luteinisierendes Hormon) an.

Der stark ansteigende LH-Spiegel löst schließlich den Eisprung (Ovulation) aus: Der Graaf-Follikel entlässt die reife Eizelle (Ovum) in den Eileiter, und aus dem geplatzten Follikel entsteht der Gelbkörper.

LH hat darüber hinaus weitere Wirkungen:

- Es stimuliert die Testosteronbildung in den Thekazellen des Ovars.
- In der zweiten Zyklushälfte (Lutealphase) regt es die Progesteronproduktion im Gelbkörper an.

Lutealphase: ca. Tag 15 – 28

Nach der Ovulation folgt die zweite Zyklushälfte: die Luteal- oder Gelbkörperphase, mit einer Dauer von etwa 10 – 16 Tagen.
In dieser Phase hemmen Progesteron und Östrogen gemeinsam die Ausschüttung von:

- GnRH durch den Hypothalamus
- sowie FSH und LH durch die Hypophyse

Der leere Follikel verwandelt sich nun in eine hormonaktive Drüse, den Gelbkörper (Corpus luteum), der Progesteron (Gelbkörperhormon) produziert.

Sekretionsphase der Gebärmutterschleimhaut

Bezogen auf das Endometrium beginnt nun die sogenannte Sekretionsphase, die die Gebärmutterschleimhaut auf die Einnistung einer befruchteten Eizelle vorbereitet:

- verstärkte Gefäßneubildung
- Drüsenwachstum
- Einlagerung von Glykogen und Lipoiden

Keine Befruchtung: Beginn der ischämischen Phase

Kommt es nicht zu einer Schwangerschaft, beginnt der Abbau des Gelbkörpers (Luteolyse) und die Progesteronproduktion nimmt ab.
Etwa ab dem 25. Zyklustag führt der starke Hormonabfall zu Kontraktionen der Spiralarterien im Uterus – die ischämische Phase beginnt.
Durch die verminderte Durchblutung der Gebärmutterschleimhaut kommt es zur Abstoßung der funktionellen Schicht.
Das leitet die Desquamationsphase mit der Menstruation ein – ein neuer Zyklus beginnt.

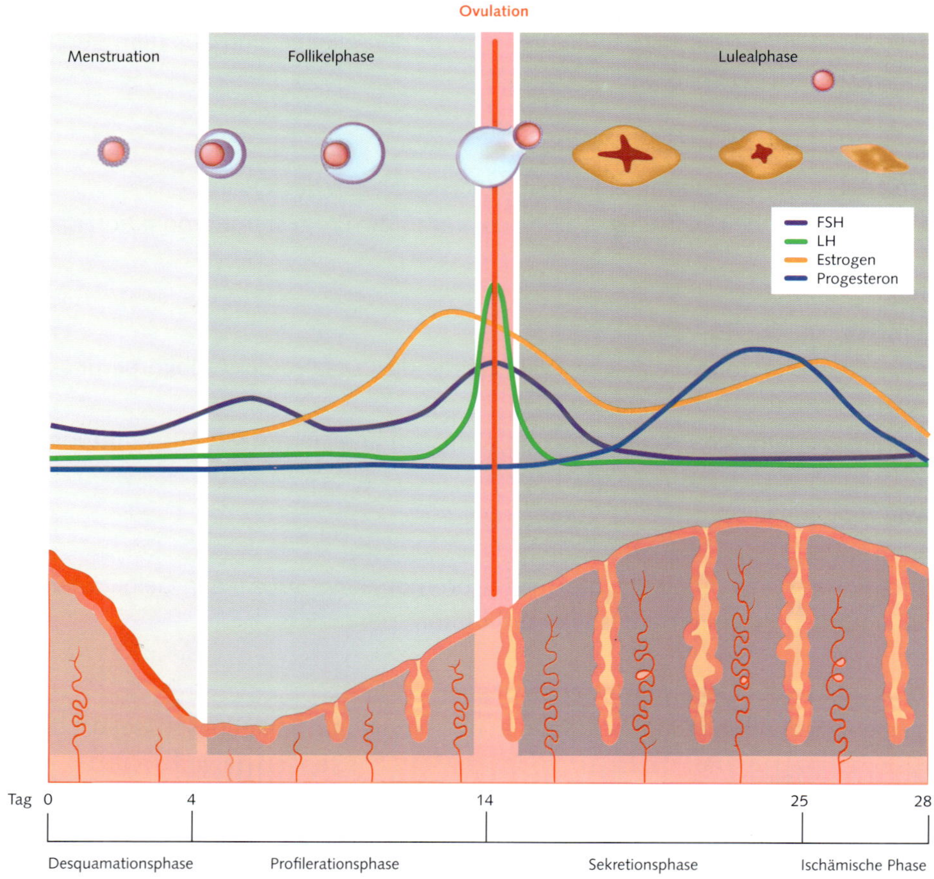

Abb. 3: Phasen des Zyklus

Weitere wichtige Einflussfaktoren im Hormonstoffwechsel

Neben dem Hormonsystem und den zugehörigen Drüsen, dem beschriebenen Hormonstoffwechsel, dem weiblichen Zyklus, den übergeordneten Hormondrüsen Hypothalamus und Hypophyse, gibt es noch weitere wichtige Einflussfaktoren. Sie stehen in mehr oder weniger enger Wechselwirkung mit den Geschlechtshormonen und sollten in eine ganzheitliche Diagnostik bzw. Therapie von Wechseljahresbeschwerden einbezogen werden.

Die Leber – Schlüsselorgan im Hormonstoffwechsel

In vielen naturheilkundlichen Konzepten spielt die Leber eine zentrale Rolle. Auch aus endokrinologischer Sicht ist sie unverzichtbar für den Abbau, Umbau und die Regulation zahlreicher Hormone, darunter Steroidhormone (z. B. Östrogene, Progesteron, Testosteron), Schilddrüsenhormone und Peptidhormone.
Der hormonelle Stoffwechsel in der Leber ist ein hochkomplexer, fein regulierter Prozess, der entscheidend zum Erhalt des hormonellen Gleichgewichts im Körper beiträgt. Eine funktionseingeschränkte Leber kann somit hormonelle Beschwerden verstärken oder sogar mitverursachen.

Wichtige Aufgaben der Leber für den Hormonstoffwechsel

- **Cholesterinsynthese:** Cholesterin ist die Vorstufe aller Steroidhormone. Die Leber reguliert dessen Bildung maßgeblich.
- **Bildung und Sekretion von Lipoproteinen:** In der Leber wird Cholesterin gemeinsam mit anderen Lipiden in Lipoproteine (wie LDL und HDL) verpackt und in den Blutkreislauf abgegeben.
- **Regulation des Cholesterinspiegels:** Die Leber reguliert den Cholesterinspiegel durch Anpassung der körpereigenen Synthese und Aufnahme von Cholesterin aus dem Blut. Über LDL-Rezeptoren bindet sie zirkulierendes LDL-Cholesterin und trägt so zur Senkung des Spiegels bei.
- **Umwandlung von Cholesterin in Gallensäuren:** Ein Teil des Cholesterins wird in der Leber zu Gallensäuren verarbeitet und über den Darm ausgeschieden. Dies ist zugleich ein wichtiger Ausscheidungsweg für überschüssige Hormone und Stoffwechselprodukte.

- **Synthese von Transport- und Bindungsproteinen**
  Die Leber produziert verschiedene Transportproteine, die Sexual- und Schilddrüsenhormone im Blut binden und regulieren, unter anderem:
  - SHBG (Sexualhormon-bindendes Globulin)
  - Transcortin (CBG/Cortisol-bindendes Globulin)
  - TBG (Thyroxin-bindendes Globulin)
- **Hormonumwandlung**
  Die Leber ist aktiv an der Umwandlung verschiedener Hormone beteiligt, beispielsweise:
  - Umwandlung von 17β-Estradiol zu Estriol
  - Aromatisierung von Testosteron zu 17β-Estradiol
  - Umwandlung von Testosteron zu Dihydrotestosteron (DHT) durch 5α-Reduktase
- **Abbau und Inaktivierung von Hormonen**
  Die Leber ist für den Abbau sowohl körpereigener als auch substituierter (bioidentischer oder synthetischer) Hormone verantwortlich. Dies erfolgt über zwei Phasen:
  - Phase I: Hydroxylierung
  - Phase II: Konjugation, meist mit Glucuronsäure oder Sulfat

Diese Prozesse erhöhen die Wasserlöslichkeit der Hormone, ermöglichen deren Ausscheidung über Galle, Darm oder Urin und führen zur Inaktivierung.
Je nach Stoffwechselweg entstehen beim Abbau unterschiedliche Hormonmetaboliten, die zum Teil eigene biologische Effekte entfalten. Die Leber beeinflusst damit nicht nur die Menge, sondern auch die Qualität der hormonellen Aktivität im Körper.

Auch bei der Behandlung von Wechseljahresbeschwerden ist die Unterstützung der Leberfunktion daher ein wichtiger Bestandteil eines ganzheitlichen Therapiekonzepts.

Der Darm – wichtige Stellschraube für die Therapie

Wie entscheidend der Darm und das Mikrobiom für die Gesundheit sind, wissen wir als Heilpraktiker*innen schon lange.
Inzwischen belegen zahlreiche wissenschaftliche Studien, dass das Darmmikrobiom auch eine bedeutende Rolle bei der Regulation körpereigener Hormone spielt.
Darm und Gehirn stehen über verschiedene Mechanismen in enger Verbindung, unter anderem über Nervenbahnen (enterisches Nervensystem, auch als „Bauchhirn" bezeichnet), durch Stoffwechselprodukte der Darmbakterien sowie über hormonelle Signale. Einige Hormone werden sogar direkt im Darm gebildet, abhängig von der Zusammensetzung der Darmflora. Besonders relevant sind hier als Neurotransmitter bekannte Hormone wie Dopamin, Serotonin und Melatonin, die in hoher Konzentration im Darm vorkommen und im Stuhl nachgewiesen werden können.

Das Estrobolom – Einfluss auf den Östrogenspiegel

Für die Wechseljahre besonders bedeutsam:
Bestimmte Mikroorganismen im Darm sind an der Regulation des Östrogenspiegels beteiligt. Diese bakterielle Gemeinschaft wird als **Estrobolom** bezeichnet. Sie besteht überwiegend aus Vertretern der Gattungen *Bacteroides*, *Escherichia coli* und *Peptostreptococcus*.
Diese Darmbakterien beeinflussen, ob und wie abgebautes Östrogen ausgeschieden oder erneut rückresorbiert wird: [9]
In der Leber werden Östrogene zur Ausscheidung an Glucuronsäure gebunden (konjugiert) und so inaktiviert. Das Enzym β-Glucuronidase, dessen Aktivität durch das Estrobolom beeinflusst wird, kann diese Bindung wieder aufheben. Das zuvor gebundene Östrogen wird dadurch reaktiviert und kann über die Darmwand erneut in den Blutkreislauf aufgenommen werden.
Eine gestörte Darmflora kann daher zu einer verminderten oder auch erhöhten Versorgung mit freiem Östrogen führen.

9 Peters, B. A., Santoro, N., Kaplan, R. C., & Qi, Q. (2022). Spotlight on the Gut Microbiome in Menopause: Current Insights. International Journal of Women's Health, 14, 1059–1072. https://doi.org/10.2147/IJWH.S340491 https://www.tandfonline.com/doi/full/10.2147/IJWH.S340491#abstract (Abgerufen am 08.01.2025)

Weitere hormonelle Wechselwirkungen des Darms

Auch bei der Umwandlung von Schilddrüsenhormonen ist der Darm beteiligt:
Die Konversion von Thyroxin (T4) zum aktiveren Trijodthyronin (T3) findet teilweise im Darm statt – ein gesunder Darm ist somit auch für eine ausgeglichene Schilddrüsenfunktion relevant.
Darüber hinaus beeinflusst das Darmmikrobiom die Funktion der Hypothalamus-Hypophysen-Nebennieren-Achse (HPA-Achse) und damit auch die Cortisolproduktion. Eine gestörte Darmflora kann diesen Regelkreis aktivieren, zu chronischer Stressbelastung führen und den Cortisolspiegel erhöhen.
Umgekehrt kann auch ein Hormonmangel, beispielsweise ein Rückgang des Estriols (dem sogenannten „Schleimhauthormon") die Funktion der Darmschleimhaut sowie des mukosaassoziierten Immunsystems beeinträchtigen und zu Verdauungsstörungen führen.

Eine gezielte Diagnostik mittels Stuhluntersuchung und eine individuell abgestimmte Darmtherapie können daher eine zentrale Rolle in der Behandlung hormoneller Dysbalancen in den Wechseljahren einnehmen. [10]

Die Nebennieren

Die Nebennieren, zwei paarige Drüsen, die sich jeweils oberhalb der Nieren befinden, spielen ebenfalls eine wichtige Rolle im Hormonsystem. Genauer gesagt, die Nebennierenrinde, die für die Produktion der Glukokortikoide (z. B. dem Cortisol), der Mineralokortikoide (z. B. dem Aldosteron) und einiger Androgene (z. B. DHEA – Dehydroepiandrosteron) zuständig ist.
Wenn die Ovarien ihre Hormonproduktion nach und nach einstellen, dient die Nebennierenrinde als sekundäre Quelle für die Geschlechtshormone, vor allem durch ihre Produktion an Vorläufer-Hormonen, wie Pregnenolon und Androgynen, wie dem DHEA. Diese können dann in anderen Geweben durch Aromatase in Östrogene umgewandelt werden.

Während vor der Menopause Progesteron primär im Gelbkörper der Ovarien gebildet wird, kommt den Nebennieren als Quelle für Progesteron und seine Vorstufen in der Postmenopause eine deutlich größere Bedeutung zu.

10 Peters, B. A., Santoro, N., Kaplan, R. C., & Qi, Q. (2022). Spotlight on the Gut Microbiome in Menopause: Current Insights. International Journal of Women's Health, 14, 1059–1072. https://doi.org/10.2147/IJWH.S340491 https://www.tandfonline.com/doi/full/10.2147/IJWH.S340491#abstract (Abgerufen am 08.01.2025)

Da Progesteron wiederum ein Vorläufer-Hormon für Cortisol ist und bei einem hohen Cortisolbedarf entsprechend umgewandelt wird, kann Stress einen Progesteronmangel nach sich ziehen oder verstärken.

Dauerhafter Stress kann langfristig zur sogenannten Nebennierenschwäche führen, einem funktionellen Zustand, bei dem die Hormonproduktion der Nebennieren vermindert ist. Dies kann in der Peri- und Postmenopause wesentlich zu hormonellen Dysbalancen beitragen und Symptome verstärken.

Schilddrüse und Wechseljahre

Eine oft übersehene, aber bedeutende Rolle bei Wechseljahresbeschwerden spielt die Schilddrüse. Sie produziert lebenswichtige Hormone wie Thyroxin (T4) und Trijodthyronin (T3), die den Stoffwechsel regulieren und das Herz-Kreislauf-System, das Nervensystem und viele weitere Körperfunktionen beeinflussen.

Auch die Schilddrüse steht in Wechselwirkung mit den Geschlechtshormonen:
Ein hoher Östrogenspiegel bremst z. B. die Wirkung der Schilddrüsenhormone, während Progesteron die Sensitivität der Schilddrüsenhormon-Rezeptoren erhöht. Eine Veränderung der Hormonspiegel in den Wechseljahren wirkt sich also auch auf die Schilddrüse, bzw. die Wirkung der Schilddrüsenhormone aus.
Hinzu kommt: Viele Symptome der Wechseljahre überlappen sich mit jenen einer Schilddrüsenfunktionsstörung, z. B. Gewichtszunahme, Haarausfall, Schweißausbrüche, Schlafstörungen, Erschöpfung oder Herzklopfen, so dass nicht immer klar erkennbar ist, wo die Ursache liegt.[11]
Auch bestehende Schilddrüsenerkrankungen, wie Hypo- oder Hyperthyreose, können durch die Hormonumstellung der Wechseljahre (oder auch unter einer hohen Substitution mit bioidentischen Hormonen) beeinflusst werden. Besteht eine Behandlung mit Schilddrüsenhormonen, muss die Dosierung eventuell überprüft und neu eigestellt werden.
Zusätzlich kann eine Schilddrüsenfunktionsstörung wie z. B. eine Hypothyreose auch den Abbau der Östrogene in der Leber einschränken und somit wieder einen Einfluss auf die Hormonbalance haben, bzw. eine Östrogendominanz verschärfen.

11 Renate Leinmüller: Schilddrüse – Wechselwirkungen mit Pille und Hormonen. In: Deutsches Ärzteblatt, online unter: https://www.aerzteblatt.de/archiv/27707/Schilddruese-Wechselwirkungen-mit-Pille-und-Hormonen (Abgerufen am 16.02.2024).

Das bedeutete, die Wechselwirkungen zwischen den Schilddrüsenhormonen und den Geschlechtshormonen sind vielfältig und können auf ganz unterschiedlichen Ebenen stattfinden:

- Eine Hypothyreose kann durch einen verlangsamten Leberstoffwechsel, mit geringerem Hormonabbau, zu erhöhten Östrogenspiegeln führen.
- Eine Hyperthyreose hingegen kann die Östrogenspiegel senken.
- Östrogene erhöhen die Menge von Thyroxin-bindendem Globulin (TBG), dem Transpotprotein für T4 und T3 im Blut. Dadurch verschiebt sich das Verhältnis der freien zu den gebundenen Schilddrüsenhormonen zuungunsten der freien.[12]
- Schilddrüsenhormone fördern die Expression von Progesteronrezeptoren. Eine Schilddrüsenfunktionsstörung kann somit die Wirksamkeit von Progesteron verändern.
- Progesteron kann die Schilddrüsenfunktion direkt beeinflussen, indem es die Expression von Schilddrüsenhormonrezeptoren moduliert.

12 https://www.deutsches-schilddruesenzentrum.de/wissenswertes/funktion-der-schilddruese (Abgerufen am 16.02.2024)

Die Wechseljahre im Detail

Wie anfangs beschrieben, sind die Wechseljahre ein Prozess einer hormonellen Umstellung, der über eine Zeitspanne von mehreren Jahren abläuft.
Durch die funktionellen Veränderungen der Eierstöcke und die dadurch bedingten hormonellen Schwankungen und Hormonkonstellationen, lassen sie sich in unterschiedliche Phasen aufteilen, die sich auch in den Beschwerdebildern widerspiegeln.

Was bestimmt eigentlich den Zeitpunkt der Wechseljahre?

Nicht selten tritt der ungefähre Zeitpunkt der Wechseljahre – also ob sie eher früh oder eher spät eintreten – generationsübergreifend ein. Schon die Mutter und die Großmutter kamen früh oder spät in die Wechseljahre. Das ist natürlich nicht immer so.
Das der Zeitpunkt der Menarche eine Rolle spielt – tritt sie früh ein, kommen auch die Wechseljahre früher – lässt sich übrigens wissenschaftlich nicht belegen.[13]
Das Klimakterium beginnt, wenn der individuelle Eizellvorrat zur Neige geht. Schon während der Schwangerschaft wird diese Follikelreserve beim weiblichen Embryo angelegt. So kann man sich leicht vorstellen, dass auch die Einflüsse, derer die Mutter während der Schwangerschaft ausgesetzt war, diese Follikelreserve beeinflusst (Toxine, Medikamente, Bestrahlungen, Mangelernährung, Gewalt).
Aber auch Belastungen im eigenen Leben, die die Durchblutung der Eierstöcke beeinträchtigen, können Einfluß auf den Beginn der Wechseljahre haben. So konnte nachgewiesen werden, dass starkes Rauchen statistisch mit einer früheren Menopause einhergeht. [14,15]

13 Ettorre, V. M. & Bachmann, G. A. (2019). Kindheitspräditoren des Alters in der natürlichen Menopause.Fallberichte in der Gesundheit von Frauen,24, e00148. https://doi.org/10.1016/j.crwh.2019.e00148 (Abgerufen am 31.01.2025).

14 Hayatbakhsh, M. R., Clavarino, A., Williams, G. M., Sina, M., & Najman, J. M. (2012). Cigarette smoking and age of menopause: a large prospective study. Maturitas, 72(4), 346–352. https://doi.org/10.1016/j.maturitas.2012.05.004, (Abgerufen am 20.01.2024).

15 Bellavia, A., Wolk, A., & Orsini, N. (2016). Differences in age at death according to smoking and age at menopause. Menopause (New York, N. Y.), 23(1), 108–110. https://doi.org/10.1097/GME.0000000000000501, (Abgerufen am 20.01.2024).

Die Prämenopause

Ab etwa Mitte vierzig (manchmal auch schon früher) beginnen bei vielen Frauen hormonelle Veränderungen, die zunehmend spürbar werden. In dieser Lebensphase kommt es häufig bereits zu einem Rückgang der Hormonkonzentrationen, wobei meist zunächst der Progesteronspiegel betroffen ist:
Durch vermehrt auftretende anovulatorischer Zyklen (trotz regelmäßiger Menstruation) und somit fehlendem Gelbkörper, bleibt das Progesteron niedrig.
Aber auch eine gestörte Follikelreifung kann zu einem schwachen Gelbkörper führen.
Die Folge ist ein Progesteronmangel, der sich vor allem in der zweiten Zyklushälfte bemerkbar macht, in der das Progesteron ja eigentlich das bestimmende Hormon ist.

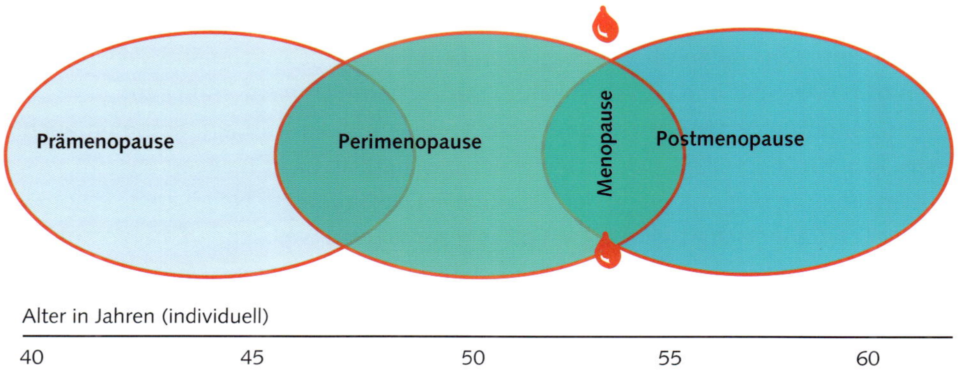

Abb. 4: Die Phasen der Wechseljahre

In dieser prämenopausalen Phase ist der Östrogenspiegel hingegen häufig noch auf einem guten Niveau, so dass das Estradiol im Verhältnis zum Progesteron „dominant" wirkt.

In diesem Zusammenhang spielt auch der Stress eine große Rolle: Ein hoher Stresslevel, mit entsprechend erhöhtem Cortisolbedarf (z. B. auch als Traumafolge), kann den Progesteronmangel verstärken:
Progesteron wird vermehrt zu Cortisol weiter verstoffwechselt, denn Cortisol ist gegenüber dem Progesteron und anderen Geschlechtshormonen das (überlebens-)wichtigere Hormon – frei nach dem Motto: „Überleben ist wichtiger als Fortpflanzung".

Von einer Östrogendominanz sprechen wir bei einem
- niedrigen Progesteronwert im Verhältnis zu einem normalen oder erhöhten Estradiolwert
- erhöhten Östrogenwert im Verhältnis zu einem normalen oder erniedrigten Progesteronwert.

Symptome

Die Symptomatik der Prämenopause ist deshalb oft durch ein niedriges Progesteron-Niveau bzw. die Östrogendominanz geprägt. Zu den spürbaren Veränderungen, die in dieser Zeit eintreten können (aber nicht müssen), zählen:
- unregelmäßigere Zyklen: Mal ist der Zyklus länger, mal kürzer, mal die Blutung schwächer, mal stärker, oder sie setzt auch mal aus.
- PMS: Das prämenstruelle Syndrom, mit z. B. Stimmungstiefs vor der Regel, Brustspannen und bis hin zu Brustschmerzen, Wassereinlagerungen und Erschöpfung, kann sich bemerkbar machen oder verstärken. Diese Symptomatik wird hauptsächlich durch einen niedrigen Progesteronspiegel, bedingt durch eine Gelbkörperschwäche, hervorgerufen. Die daraus resultierende Östrogendominanz trägt dann entsprechend zur Verschärfung der Situation bei.

Weitere häufig auftretende Symptome sind
- Gewichtszunahme
- Verlangsamung des Stoffwechsels
- Kopfschmerzen
- Erschöpfung, verminderte Leistungsfähigkeit, erhöhte Stressanfälligkeit
- Schlafstörungen

Die Perimenopause

Die mehrjährige hormonelle Umstellungsphase vor und bis etwa ein bis zwei Jahre nach der letzten Monatsblutung (Menopause), etwa zwischen dem 48. und 53. Lebensjahr, ist durch deutliche hormonelle Schwankungen gekennzeichnet, das sind die eigentlichen Wechseljahre.

Mit der zunehmend nachlassenden Hormonproduktion in den Eierstöcken steigen die Gonadotropinspiegel reflektorisch an: Die Abnahme von Inhibin führt zu einer vermehrten Ausschüttung von FSH, mit der der Körper versucht, die Follikelreifung und den Eisprung weiterhin anzuregen.

Die Progesteronwerte sinken weiter, und auch die Östrogenspiegel schwanken stark und beginnen nun mehr oder weniger deutlich abzufallen.

Typische Symptome der Perimenopause (zusätzlich zu den schon genannten Symptomen der Prämenopause)

- unregelmäßige Zyklen, wobei die Menstruation mehrere Monate ausbleiben kann, um dann manchmal für einige Monate scheinbar wieder ganz regelmäßig zu kommen
- sehr schwache Blutungen
- sehr starke oder langanhaltende Blutungen

Die Menopause

Wenn die Hormone nicht mehr ausreichen, um den Aufbau und das Abbluten der Gebärmutterschleimhaut zu steuern, hört die Menstruationsblutung schließlich auf. Die letzte Blutung im Leben einer Frau, die Menopause, kann erst rückwirkend bestimmt werden: wenn über ein Jahr hinweg keine Blutung mehr aufgetreten ist.
Häufig wird der Begriff Menopause allerdings auch noch für die Zeit nach der letzten Blutung benutzt.

Die Postmenopause

Nun ist die Follikel-Reserve weitgehend aufgebraucht, daher reicht die Hormonproduktion der Eierstöcke jetzt nicht mehr aus, um eine Menstruationsblutung auszulösen.
Je nach Höhe des Estradiolspiegels, kann es in manchen Fällen noch zu einem Aufbau des Endometriums kommen, das dann nicht mehr abblutet – daher ist eine regelmäßige gynäkologische Untersuchung weiterhin sinnvoll.

Die Eierstöcke stellen immer noch in geringen Mengen Hormone her, bis sie nach einigen Jahren, die Hormonproduktion einstellen. So wird z. B. das Testosteron in den Thekazellen des Ovars weiterhin gebildet und kann durch Aromatase zu Östrogen synthetisiert werden. Ein wichtiger Grund, warum die Eierstöcke auch postmenopausal noch notwendig sind!
Allerdings spielen ab jetzt die Nebenniere eine noch entscheidendere Rolle für die Steroidhormonproduktion, besonders für Progesteron, Testosteron und in geringem Maße auch Estradiol.

Die Bildung von Estradiol findet nicht mehr wie vorher in den Ovarien (bzw. Follikeln) statt. Das Enzym Aromatase befindet sich vor allem im endokrinen Fettgewebe, das jetzt die Hauptrolle bei der Bildung des Estradiols übernimmt.
Zu Beginn der Postmenopause (die sich mit der Perimenopause überschneidet), muss der Körper sich an die niedrigeren Hormonspiegel gewöhnen und sich entsprechend anpassen.
Das passiert unter anderem dadurch, dass die Anzahl der aktiven Hormonrezeptoren sich erhöht, so dass auch die geringeren Hormonmengen noch effektiv genutzt werden. Andererseits ist der Hormonbedarf natürlich viel geringer als in der fruchtbaren Phase, wo regelmäßig die Gebärmutterschleimhaut aufgebaut werden musste.
Bei etwa einem Drittel der Frauen gestaltet sich dieser Anpassungsprozess besonders schwierig, was zu ausgeprägten Symptomen führen kann.
Die Symptome der Postmenopause sind deshalb vor allem durch die niedrigen Östrogen- und Progesteronspiegel bedingt. Während bei manchen Frauen der Testosteronspiegel steigt, sinkt er bei anderen in einen zu niedrigen Bereich ab.

Häufige Symptome der Peri- und Postmenopause sind

- Hitzewallungen
- Schweißausbrüche
- Schlafstörungen
- Gelenkschmerzen
- trockene Schleimhäute, Scheidentrockenheit
- psychische Instabilität, Stimmungsschwankungen
- Erschöpfung
- Konzentrationsstörungen, „Brainfog"
- niedrige Knochendichte, Osteoporose
- Bluthochdruck
- Herzrhythmusstörungen

Klimakterium präcox

Von „vorzeitigen Wechseljahren" ist die Rede, wenn die Eierstöcke die Follikelreifung vor dem 40. Lebensjahr einstellen und die Menstruationsblutung ausbleibt.
Betroffen sind mindestens 1 % der Frauen in Deutschland. Einige neuere Studien weisen jedoch auf höhere Prävalenzen hin, von bis zu 10 % für eine vorzeitige Menopause bei Frauen in Ländern mit höherem Einkommen.[16]

Die Symptomatik entspricht der, der regulären Wechseljahre. Dieser frühe Hormonmangel wird als erhöhtes Risiko für für Osteoporose, Herz-Kreislauf-Erkrankungen und Demenz diskutiert, weshalb häufig eine Hormonersatztherapie empfohlen wird.

Die genauen Ursachen für vorzeitige Wechseljahre sind oft unklar, doch bestimmte Faktoren können sie begünstigen

- Alles, was das Zugrundegehen der Follikelreserve im Eierstock beschleunigt.
- Schädigung der Eierstöcke durch Bestrahlung oder Chemotherapie
- Eine Entfernung der Eierstöcke bringt die Betroffenen natürlich unmittelbar in die Postmenopause, aber auch die Entfernung eines Eierstocks kann zu deutlich verfrühten Wechseljahren führen.
- Ebenso kann eine Entfernung der Gebärmutter, wenn die Durchblutung der Eierstöcke dadurch beeinträchtigt wird, als Ursache in Frage kommen.
- Seltenere Ursachen sind Autoimmun- oder Stoffwechselerkrankungen, Virusinfektionen (z. B. Mumps) und genetische Störungen.

Oft lässt sich die Ursache aber nicht genau feststellen und nicht nur für Frauen, bei denen die Familienplanung nicht abgeschlossen ist, kann die Diagnose ein Schock sein.

16 Stute, Petra: Epidemiologie und Risikofaktoren für POI und vorzeitige Menopause, Rosenfluh, Schweizer Zeitschrift für Gynäkologie, 02/2022, online verfügbar unter: https://www.rosenfluh.ch/gynaekologie-2022-02/epidemiologie-und-risikofaktoren-fuer-poi-und-vorzeitige-menopause (Abgerufen am 25.02.2025).

Labormarker für die Wechseljahre

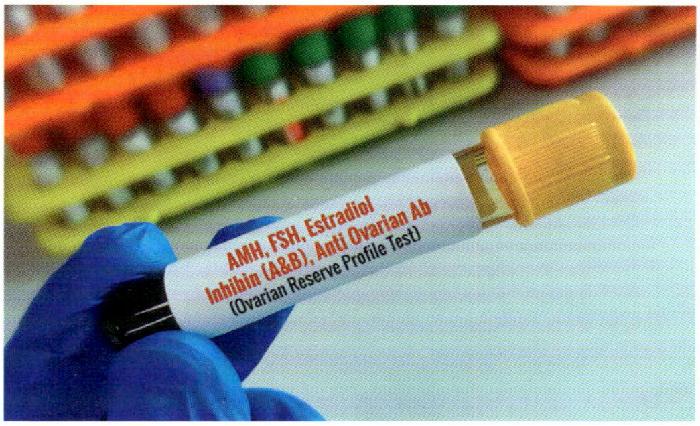

Labordiagnostisch können vor allem Progesteron, Estradiol, Testosteron und Cortisol im Speichel Aufschluss über die Zusammenhänge und Ursachen der Symptomatik sowie erste Hinweise auf mögliche therapeutische Maßnahmen geben.

Vor allem FSH und LH im Blut geben Auskunft darüber, wie weit die Wechseljahre fortgeschritten sind. Weitere Marker sind das Anti-Müllerhormon (AMH) und das Inhibin B.

- Inhibin B fällt im perimenopausalen Übergang deutlich ab und kann so ein Hinweis, auf eine (vorzeitige) ovarielle Erschöpfung sein. Nimmt die Anzahl der verbleibenden Follikel ab, führt das zu einem Rückgang der Inhibin-B-Produktion. Dies hat wiederum direkte Auswirkungen auf den FSH-Spiegel, der in Folge steigt.
- Ein niedriges Inhibin-B-Niveau in Verbindung mit erhöhten FSH-Werten ist daher ein diagnostischer Marker für die Perimenopause.
- Ähnlich wie FSH steigt auch der LH-Spiegel in der Perimenopause an, allerdings nicht so stark. Ohne regelmäßigen Eisprung entfällt die zyklische LH-Spitze, stattdessen bleibt der LH-Spiegel auf einem hohen Niveau.
- AMH wird von den Granulosazellen der Follikel im Eierstock produziert und ist maßgeblich an der Regulation der Follikulogenese beteiligt. Es dient als Labormarker für die ovarielle Reserve, d. h. je niedriger das AMH, desto niedriger ist die Anzahl der verbleibenden Eizellen in den Eierstöcken, desto näher rückt die Menopause.

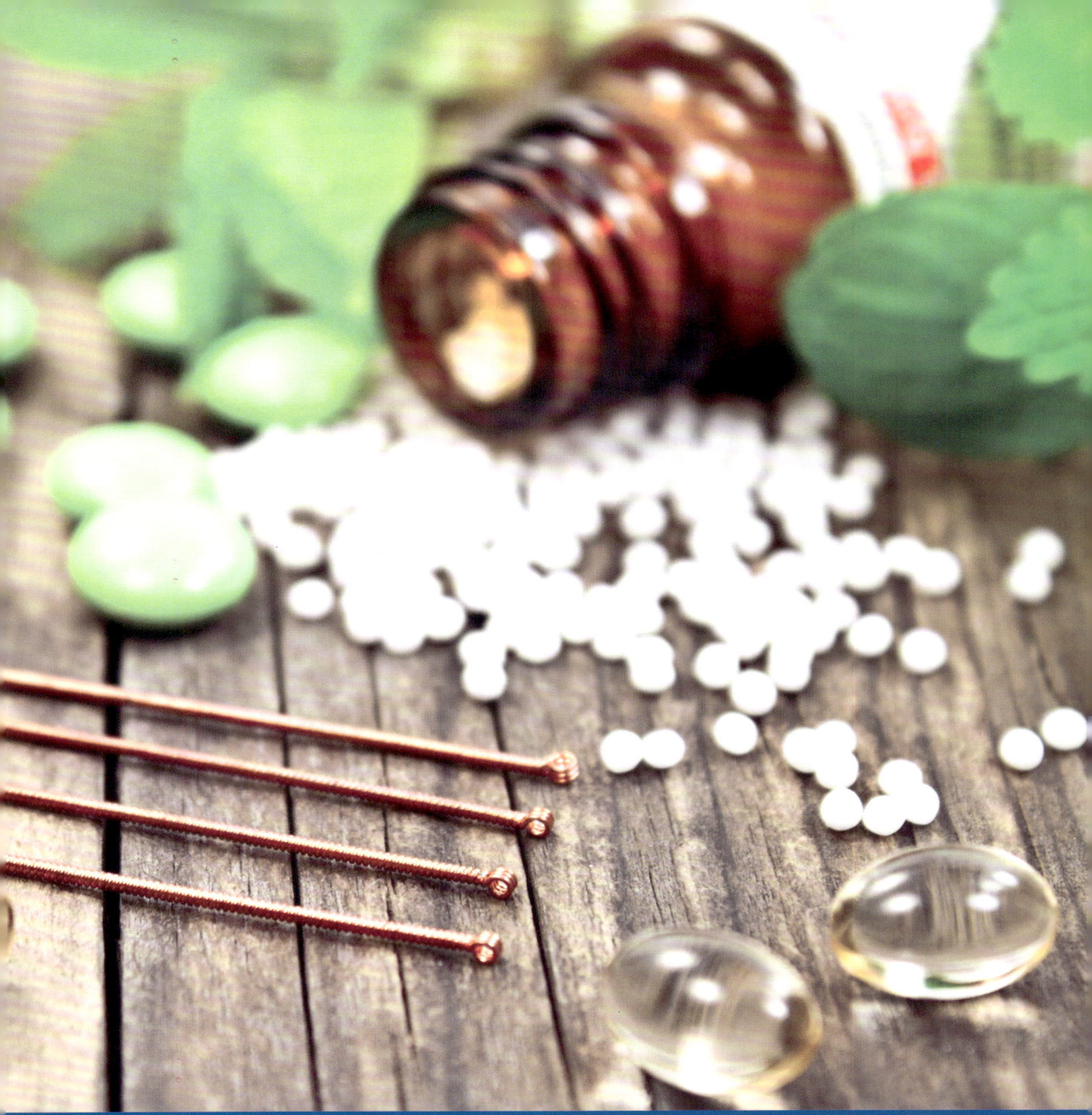

Ganzheitliche Wechseljahresbehandlung in der Heilpraktiker*innen-Praxis

Ganzheitliche Wechseljahresbehandlung in der Heilpraktiker*innen-Praxis

Die Naturheilkunde bietet eine Vielzahl an Möglichkeiten zur Unterstützung in den Wechseljahren. Sie umfasst unter anderem pflanzliche Therapien, Homöopathie, Akupunktur, gezielte Ernährungsumstellungen, manuelle Therapien, Bewegung und Lebensstilveränderungen sowie – nicht zuletzt – die Behandlung mit bioidentischen Hormonen in der verschreibungsfreien Low-Dose-Therapie.
All diese Ansätze zielen darauf ab, die hormonelle Balance zu fördern, Beschwerden zu lindern und Frauen durch diese oft herausfordernde Lebensphase zu begleiten: individuell, ursachenorientiert und in einem ganzheitlichen Kontext.

Warum Frauen in den Wechseljahren Unterstützung suchen

Die Frauen, die sich in meiner Praxis behandeln lassen, bringen sehr unterschiedliche Anliegen mit. Gemeinsam ist ihnen der Wunsch nach einer verständnisvollen, ganzheitlichen und auf ihre Bedürfnisse abgestimmten Begleitung. Die folgenden Beispiel zeigen mit welchen Themen sich Frauen in den Wechseljahren häufig an mich wenden:

1. Frauen mit ausgeprägten Wechseljahresbeschwerden
Diese Patientinnen leiden unter klassischen Symptomen wie Hitzewallungen, Schlafstörungen, Stimmungsschwankungen oder Erschöpfung.
Viele möchten keine hochdosierte Hormonersatztherapie (HRT) einnehmen – sei es aus Unsicherheit, Sorge vor Nebenwirkungen oder aufgrund schlechter Erfahrungen. Manche fühlen sie sich bei ihrer Gynäkolog*in nicht ausreichend informiert, nicht ernst genommen oder mit ihren Beschwerden allein gelassen. Sie suchen gezielt nach einer alternativen, nebenwirkungsarmen Therapieform.

2. Frauen mit wenig oder keinen Beschwerden, aber vielen Fragen
Diese Frauen befinden sich oft am Beginn der Wechseljahre oder sogar noch davor. Sie haben durch Social-Media-Beiträge, populärwissenschaftliche Bücher oder den Austausch mit anderen Frauen das Bedürfnis entwickelt, „vorzubeugen". Sie suchen Beratung zu bioidentischen Hormonen, Präventionsmöglichkeiten oder einer sinnvollen Labordiagnostik und einem individuellen Therapiekonzept.

3. Frauen mit unspezifischen Beschwerden

Nicht wenige Frauen kommen mit gesundheitlichen Problemen wie Erschöpfung, Gelenkschmerzen, Schlaflosigkeit, Antriebslosigkeit, Herzrasen, Ängsten, Verdauungsbeschwerden oder Gewichtszunahme, ohne dabei die Wechseljahre im Blick zu haben. Selbst in der Peri- oder Postmenopause bleibt dieser Zusammenhang häufig unerkannt, von der Patientin selbst, aber auch von behandelnden Ärzt*innen. In der Anamnese und weiterführender Labordiagnostik zeigt sich dann deutlich, dass hormonelle Veränderungen ursächlich eine wesentliche Rolle spielen.

4. Patientinnen (mit anderen Beschwerden) die bereits eine Hormonersatztherapie erhalten

Da die Verordnung bioidentischer Hormone zunehmend zum Standard bei Frauen in den Wechseljahren wird, betrifft das auch viele unserer Patientinnen, die sich wegen ganz anderer gesundheitlicher Probleme an uns wenden, bei denen es zunächst gar nicht um hormonelle Themen geht.

Gerade hier ist es besonders wichtig, mögliche Wirkungen, Nebenwirkungen und Wechselwirkungen bioidentischer Hormone zu erkennen und bei der Behandlung zu berücksichtigen. Denn bioidentische Hormone wirken nicht isoliert, sondern beeinflussen das gesamte System: Stoffwechsel, Nervensystem, Immunregulation, Leberfunktion, Darmgesundheit und vieles mehr.

Ein fundiertes Wissen über diese Zusammenhänge hilft, Beschwerden richtig einzuordnen, Über- oder Unterdosierungen zu erkennen und die Therapie ganzheitlich abzustimmen.

Diagnostik ist der erste Schritt – Vom Verstehen zum Handeln

Die Wechseljahre sind keine Krankheit, sondern ein natürlicher Übergang. Eine Phase der Neuorientierung, körperlich wie emotional. Der Hormonspiegel sinkt – das System stellt sich um.
Viele Frauen spüren dabei nicht nur körperliche Veränderungen, sondern teilweise auch ein wachsendes Bedürfnis nach Abgrenzung, Selbstfürsorge und innerer Klarheit. Der Rückgang des sogenannten „Pleasing – Hormons" Östrogen lässt vieles infrage stellen, manchmal belastend, oft aber auch befreiend.
Trotzdem gilt: Auch wenn dieser Wandel physiologisch ist, können die damit verbundenen Beschwerden erheblich sein.

Jede Frau erlebt diese Phase anders
Deshalb ist eine fundierte Diagnostik der erste Schritt. Sie hilft dabei, hormonelle Veränderungen einzuordnen, Dysbalancen zu erkennen und den individuellen Behandlungsbedarf abzuleiten. Gerade weil unser Hormonsystem nicht isoliert arbeitet, sondern eng mit Leber, Darm, Schilddrüse, Nebennieren und Psyche verknüpft ist, braucht es ein ganzheitliches, differenziertes Bild.

Die Wechseljahres-Anamnese

Ein ausführliches Anamnesegespräch ist natürlich sowieso die Grundlage jeder (ganzheitlichen, naturheilkundlichen) Behandlung.
Es zeigt, wo die Frau steht, was ihr fehlt, weißt auf Zusammenhänge und Ursachen hin. Besprochen werden sollte auch, was die Patientin sich wünscht und was in ihrer Situation umsetzbar ist. Erst dann beginnt die individuelle Behandlung.

Im Internet finden sich zahlreiche „Hormonfragebögen", die suggerieren, hormonelle Dysbalancen diagnostizieren zu können (auch gerne von Patientinnen zur Selbstdiagnose genutzt).
Doch aufgrund der sehr ähnlichen oder sogar identischen Symptome bei unterschiedlichen hormonellen Ungleichgewichten sowie der komplexen Hormonsynthesewege und -regulation ist eine fundierte Bestimmung der hormonellen Situation allein auf Basis eines solchen Fragebogens lange nicht ausreichend, um daraus eine gezielte Substitution mit bioidentischen Hormonen abzuleiten. Für eine solche Behandlung sollten unbedingt belastbare Laborwerte herangezogen werden.

Eine ausführliche Anamnese ist aber unersetzbar. Sie kann die entscheidenden Hinweise auf zugrundeliegende Probleme und daraus resultierenden weiteren Behandlungsansätzen geben, die über eine reine Substitution mit Hormonen hinausgehen.

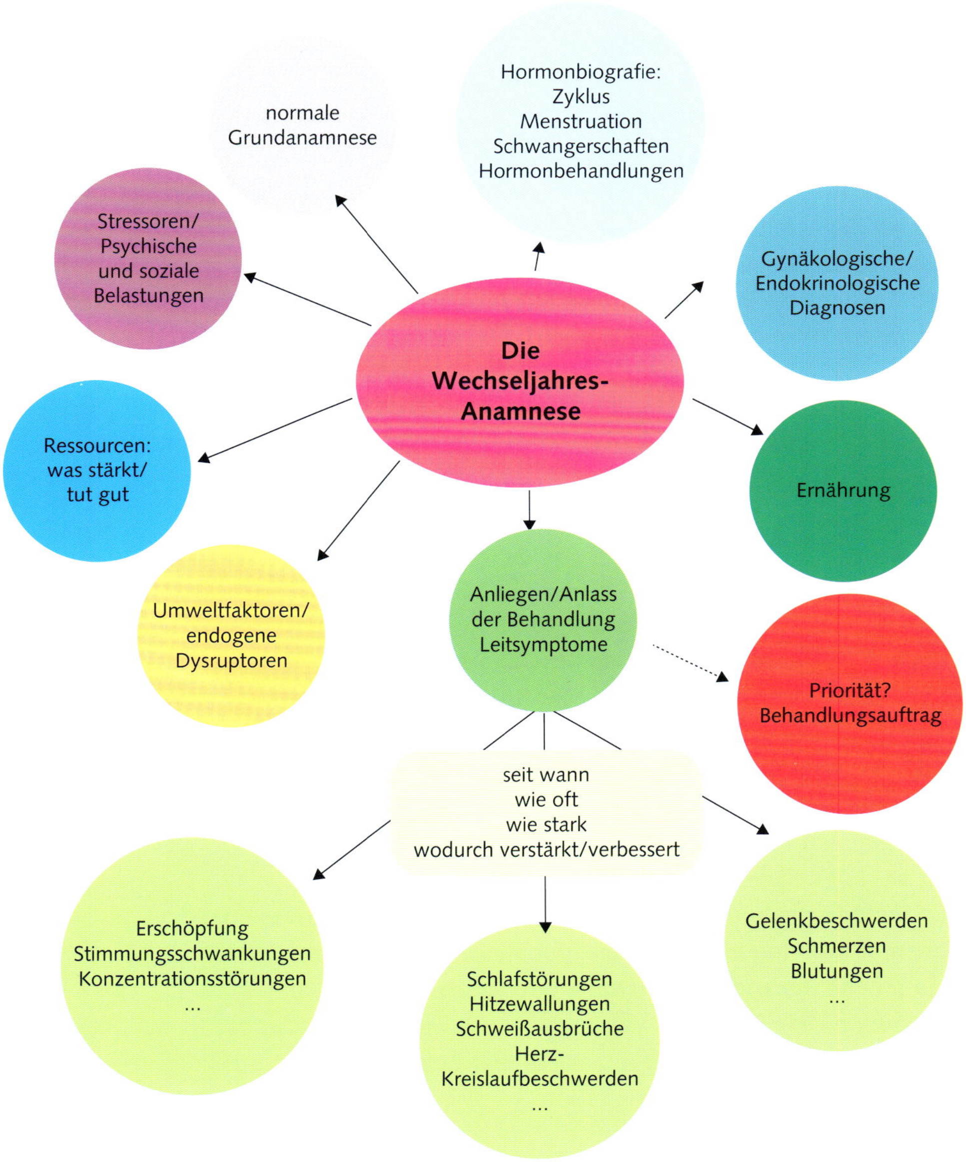

Abb. 5: Wechseljahres-Anamnese

Folgende Themenbereiche sollten in der Wechseljahres-Anamnese, zusätzlich zur ausführlichen Grundanamnese, abgefragt werden

1. Aktuelle Beschwerden
Was sind die konkreten aktuellen Symptome?
Seit wann bestehen die Beschwerden? Wie stark sind sie? Was verschlechtert oder verbessert sie?
Dazu zwei beispielhafte Leitsymptome:

- **Hitzewallungen/Schweißausbrüche:** Wie häufig? Wie lange dauern sie an? Tritt Schweiß auf? Gibt es Frösteln danach? Welche Körperbereiche sind betroffen? Zu welcher Tageszeit? Gibt es erkennbare Auslöser oder Verstärker?
- **Schlafstörungen:** Ein- oder Durchschlafstörungen? Wann und wie häufig tritt das auf? Erwacht die Patientin mit Gedankenkreisen? Gibt es nächtliche Symptome wie Herzrasen, Hitze oder Unruhe? Was verstärkt den Schlafmangel?

> **Tipp:** Ich lasse die Patientin ihre Beschwerden priorisieren und die Intensität auf einer Skala (z. B. von eins bis zehn) einstufen – auch um später Veränderungen im Behandlungsverlauf, bzw. Behandlungserfolge abfragen zu können.

2. Hormonbiografie
Neben der allgemeinen Anamnese frage ich gezielt folgende Daten ab:

- **Menstruation:** Beginn der Menarche (Lebensjahr), Zeitpunkt der letzten Menstruation/Menopause (Datum oder Alter), Menstruationsbeschwerden
- **Zyklus:** Zykluslänge, Unregelmäßigkeiten, zyklusabhängige Beschwerden, aktueller Zyklustag (sofern noch vorhanden)
- **Reproduktive Ereignisse:** Schwangerschaften, Fehlgeburten, Abbrüche, Geburten Wie lange hat es jeweils bis zur Empfängnis gedauert? Gab es Komplikationen? Wie war das körperliche und seelische Befinden?
- **Gynäkologische und endokrinologische Diagnosen/Eingriffe:** Erkrankungen, Operationen, PAP-Befunde, Schilddrüsenfunktion/bekannte Diagnosen
- **Hormonelle Behandlungen (früher oder aktuell):**
  - *synthetisch:* Pille, Hormonspirale, NuvaRing, Pflaster, Depotpräparate etc.
  - *bioidentische Hormone:* Art, Dosierung, Applikationsform, Schilddrüsenmedikation

3. Psychische und soziale Belastungen

- Gab oder gibt es Phasen besonderer seelischer Belastung oder chronischen Stresses?
- berufliche oder familiäre Herausforderungen
- Pflege von Angehörigen, Trennung, Arbeitslosigkeit, Doppelbelastung

Hinweis: Hier hake ich oft gezielt nach – viele Patientinnen empfinden eine langanhaltende Belastung als „normal" und erwähnen sie nicht von sich aus.

4. Gynäkologische Vorsorge

Wann war die letzte Untersuchung? Gab es Auffälligkeiten? Postmenopausal besonders wichtig: Endometrium o. B.?

Weitere Themenbereiche

5. Umweltfaktoren/Hormonaktive Substanzen

Ich frage nach verwendeten Körperpflegeprodukten, denn teilweise enthalten sie hormonwirksame Substanzen (z. B. Parabene, UV-Filter, Phthalate).
Ich bitte Patientinnen auch, Produkte mitzubringen oder sie mit Apps wie *ToxFox* auf endokrine Disruptoren zu überprüfen.

6. Ernährung

Die Ernährung beeinflusst das Hormonsystem. Mich interessiert dabei nicht nur *was*, sondern auch *wie* gegessen wird:

- Ernährungsform (z. B. Mischkost, vegetarisch, vegan)
- Qualität: viel frisches Obst/Gemüse, Fertigprodukte, bio oder konventionell
- Diäten/Intervallfasten
- Eiweißversorgung, Zucker- und Kohlenhydratanteil, Sojakonsum
- fettarm oder ausreichend gute Fette und Öle
- Genussmittel: Alkohol, Kaffee
- Flüssigkeitszufuhr ausreichend
- Nahrungsergänzungsmittel
- Nahrungsmittelunverträglichkeiten

Labordiagnostik

Da sich die Werte aus Blut – und Speicheltests nicht direkt miteinander vergleichen lassen, sollten sie je nach Fragestellung gezielt eingesetzt werden.

Hormone im Blut

Blutuntersuchungen eignen sich zur Bestimmung der Gesamtkonzentration von Hormonen, da sie sowohl die freien als auch die an Transportproteine gebundenen Anteile erfassen.
Sie sind der Standard in ärztlichen Praxen und werden häufig zur Messung von FSH, LH, Inhibin B, Estradiol, Progesteron, Testosteron, Dihydrotestosteron (DHT), DHEA-S und der Schilddrüsenhormone verwendet.
In diesem Zusammenhang ist auch die Bestimmung des SHBG (Sexualhormon-bindendes Globulin) hilfreich, da es den Anteil der frei verfügbaren, biologisch aktiven Sexualhormone beeinflusst. Etwa 95 % der Sexualhormone zirkulieren im Blut gebunden – SHBG reguliert die Verfügbarkeit der biologisch aktiven, freien Hormone.
Blutanalysen sind vor allem bei oraler Gabe bioidentischer Hormone (wie etwa bei Progesteron) zur Therapiekontrolle geeignet, weniger jedoch bei transdermaler Anwendung.

Wichtige Blutwerte und ihre Bedeutung

Bitte immer die vom Labor angegebene Normwerte beachten, die hier angegebenen Werte geben nur eine erste Orientierung.

Follikelstimulierendes Hormon (FSH)
Bedeutung: Ein erhöhter FSH-Wert ist ein Hinweis auf eine nachlassende ovarielle Funktion. In der Perimenopause kommt es jedoch zu Schwankungen, daher kann eine wiederholte Bestimmung sinnvoll sein.
Normwerte:
- Prämenopause: < 10 IU/l
- Perimenopause: 10–30 IU/l
- ab Menopause: > 30 IU/l

Luteinisierendes Hormon (LH)

Bedeutung: Steigt ebenfalls parallel zu FSH in den Wechseljahren an, allerdings nicht so stark.
Normwerte:

- Prämenopause: 2–20 U/l (je nach Zyklusphase)
- ab Menopause: >30 IU/l

Estradiol (E2)

Bedeutung: Niedrige Estradiolwerte sind typisch für die Menopause und korrelieren mit Symptomen wie Hitzewallungen, Schlafstörungen und trockenen Schleimhäuten.
Normwerte:

- Zyklusabhängig: 30–400 pg/ml
- Postmenopause: <20 pg/ml

Progesteron

Bedeutung: Progesteron ist oft das erste Hormon, das in der Perimenopause absinkt, was zu unregelmäßigen Zyklen und PMS – ähnlichen Beschwerden führen kann.
Normwerte:

- Lutealphase: 5–20 ng/ml
- Postmenopause: <0,5 ng/ml

Testosteron (Gesamttestosteron und freies Testosteron)

Bedeutung: Ein Abfall kann zu Erschöpfung, Muskelabbau und Libidoverlust führen. Zu hohe Werte können auf PCOS oder Nebennierenprobleme hindeuten
Normwerte:

- Gesamttestosteron: 0,2–0,8 ng/ml
- Freies Testosteron: 1–10 pg/ml

Dehydroepiandrosteron – Sulfat (DHEA-S)

Bedeutung: DHEA ist eine Vorstufe von Östrogen und Testosteron. Ein niedriger Wert kann mit Erschöpfung und Stressanfälligkeit korrelieren.
Normwerte:

- 30–40 Jahre: 65–380 µg/dl
- 50–60 Jahre: 30–200 µg/dl

Anti-Müller-Hormon (AMH)

Bedeutung: Besonders bei Kinderwunsch relevant. Gibt Hinweise auf die ovarielle Reserve und beginnt meist schon Jahre vor der Menopause zu sinken.
Normwerte:

- Prämenopause: 1–5 ng/ml
- Postmenopause: <0,1 ng/ml

Schilddrüsenhormone (TSH, fT3, fT4)

Bedeutung: Schilddrüsendysfunktionen können Wechseljahres-Symptome sowohl verstärken, als auch imitieren. Eine Unterfunktion (hohes TSH, niedriges fT3/fT4) kann zu Müdigkeit, Gewichtszunahme und depressiven Verstimmungen führen.

Normwerte:
- TSH: 0,3–4,0 mU/l
- fT3: 2,2–4,2 pg/ml
- fT4: 0,8–1,8 ng/dl

Hormone im Speichel

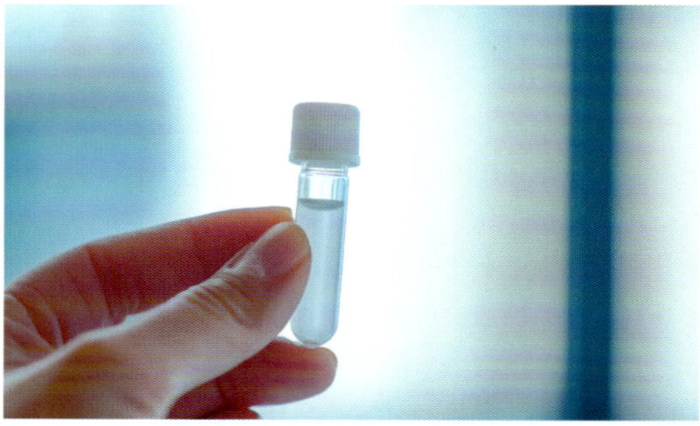

Speicheltests erfassen ausschließlich die biologisch aktiven, freien Hormone – also jene, die nicht an Transportproteine gebunden sind und direkt an den Zielzellen wirken. Sie geben daher einen guten Einblick in den tatsächlichen Hormonstatus im Gewebe.

Besonders sinnvoll ist der Einsatz von Speichelanalysen bei
- Verlaufskontrolle einer bioidentischen Hormontherapie, vor allem bei transdermaler Anwendung (z. B. Cremes oder Gels)
- Abklärung von Hormonmangel oder -überschuss
- Einschätzung des hormonellen Gleichgewichts bzw. der Relationen zwischen einzelnen Hormonen (z. B. Estradiol zu Progesteron)

Im Speichel lassen sich vor allem Estradiol, Progesteron, Testosteron, DHEA und Cortisol gut bestimmen. Gerade bei Cortisol ist die Speichelanalyse besonders hilfreich, da sich über Tagesprofile (z. B. 2–4 Proben über den Tag verteilt) gut erkennen lässt, wie der natürliche Tagesrhythmus verläuft – oder eben aus dem Takt geraten ist. Ein wichtiges Instrument, um Stressbelastung und die Regulation der Nebennieren besser einschätzen zu können.

Der Speichelhormontest

In vielen Heilpraktiker*innen-Praxen hat sich der Speichelhormontest, als eine unkomplizierte Labordiagnostik für hormonelle Dysbalancen, bewährt:

- Transdermale Hormonanwendungen sind im Speichel besser messbar, er ist daher gut zur Anwendungskontrolle nutzbar.
- Bedingt durch die pulsative Ausschüttung von Hormonen, sind mehrere, zeitlich versetzte Proben für eine genaue Bestimmung der Hormone notwendig, das ist per Speicheltet problemlos möglich.
- Die Probengewinnung ist relativ unkompliziert: Von Praxiszeiten unabhängig, erfolgt sie durch die Patientin selbst, an einem vorher definierten Tag, meist direkt nach dem Aufwachen. Es werden meist mehrere Proben im Abstand von 30 Minuten genommen. Im Kühlschrank sind die Proben notfalls mehrere Tage stabil, so dass der Test auch am Wochenende durchgeführt werden kann. Es ist sogar möglich, die Probe einzufrieren.
- Auch der Zeitpunkt des Tests kann wichtig sein, zumindest solange die Patientin noch einen Zyklus hat. Getestet wird in der Regel (abhängig von der Fragestellung) in der Mitte der zweiten Zyklushälfte.
- Allerdings haben manche Patientinnen Schwierigkeiten damit, genug Speichel zusammen zu bekommen. Deshalb rate ich jeder Kolleg*in, den Test einmal selber auszuprobieren, bevor der Speicheltest in der Praxis empfohlen wird. Das genaue Prozedere erkläre ich meinen Patientinnen immer ausführlich, damit der Test dann auch wirklich richtig durchgeführt wird.

Speichelhormontest-Anleitung auf einen Blick

Testzeitpunkt:
- **Frauen mit Zyklus:** ca. **19.–21. Zyklustag** (Mitte der zweiten Zyklushälfte) **oder** zum Zeitpunkt typischer Beschwerden.
- **Postmenopausal/ohne Zyklus: jeder beliebige Tag** oder ebenfalls symptomorientiert.

Wichtig! Laboranleitung **genau beachten** und **vorab mit der Patientin durchgehen**.

- **24 Stunden vor der Probenentnahme** möglichst keine Hormoncremes verwenden. (Die Einnahme der Pille beeinflusst den Test in der Regel nicht.)
- Medikamente – wenn möglich – erst nach der Probenentnahme einnehmen.
- 3 Stunden vorher: Kein Fleisch
- **1 Stunde vorher**: Nichts mehr essen oder trinken, außer Wasser (besonders: keine anregenden Getränke).
- 30 Minuten vorher: Nicht rauchen.
- **Nicht vorher Zähne putzen!** Kein Druck auf Zähne oder Zahnfleisch, **der Speichel darf kein Blut enthalten**.

Probenentnahme:
- Geschlechtshormone bei Frauen:
  in der Regel **3–5 Speichelproben**, morgens nüchtern, z.B. zwischen **7:00 und 9:00 Uhr**, jeweils im **30-Minuten-Abstand**.
- Vor jeder Probe: Mund 1x gründlich mit Wasser ausspülen, dann **5 Minuten warten**.
- **Handschuhe tragen**, um die Proben nicht zu kontaminieren.
- Speichel locker fließen lassen, Schaumbildung vermeiden.
- Das Probengefäß gemäß Laborvorgabe ausreichend füllen.

Laborwerte der Hormone im Speichel

Wir behandeln den Menschen – nicht die Laborwerte. Das bedeutet: Die Ergebnisse müssen immer im Zusammenhang mit den Symptomen, dem Zeitpunkt der Probenentnahme und der individuellen Situation der Frau betrachtet und interpretiert werden.
Steroidhormone werden im Speichel im Pikogramm-Bereich (pg) gemessen:

- 1 Gramm = 1000.000.000.000 pg
- 1 pg = 0,000 000 000 001 g

Mittlerweile gibt es zahlreiche Labore, die Speichelhormontests anbieten (→ siehe *Adressen, S. 229*). Da die angegebenen Referenzwerte von Labor zu Labor variieren und sich auch im Laufe der Zeit anpassen können, verzichte ich an dieser Stelle bewusst auf konkrete Zahlen.

Diese Unterschiede entstehen z. B. durch verschiedene Messverfahren oder durch Akkreditierungen, bei denen sich Labore an die Vorgaben der Hersteller halten müssen. Deshalb empfehle ich unbedingt, vorab mit dem jeweiligen Labor Kontakt aufzunehmen, um zu klären, wie deren Referenzwerte zu bewerten sind und ob es gegebenenfalls abweichende Erfahrungswerte gibt. Viele Labore bieten eine sehr gute medizinische Beratung für Fachkreise an.
Mindestens genauso aufschlussreich wie die einzelnen Hormonwerte ist oft das Verhältnis dieser Werte zueinander, also der **Quotient**. Er gibt Hinweise auf mögliche Dysbalancen, wie z. B. eine Östrogendominanz.
Auch hier haben sich die empfohlenen Referenzbereiche im Laufe der Zeit verändert und wurden an die praktischen Erfahrungen angepasst.

Die folgenden Werte dienen daher nur als grobe Orientierung – entscheidend bleibt das subjektive Befinden unserer Patientinnen:

Vor der Menopause

- Progesteron zu Estradiol: 80 (– 200) : 1 gemessen in der Mitte der zweiten Zyklushälfte

Postmenopausal

- Progesteron zu Estradiol: >30 (– 80) : 1

Behandlung hormoneller Dysbalancen

Die Wechseljahre sind geradezu geprägt durch einen natürlichen, teils sprunghaften Umbau des hormonellen Gleichgewichts. Es handelt sich dabei nicht um ein pathologisches Geschehen, sondern um einen komplexen biologischen Anpassungsprozess: Letztendlich verfügt unser Organismus über enorme regulative Fähigkeiten, um mit der hormonellen Umstellung umzugehen. In den Wechseljahren lernt er quasi, mit weniger Hormonen bzw. mit einer anderen Hormonkonstellation auszukommen – etwa durch eine veränderte Empfindlichkeit oder Dichte der Hormonrezeptoren in den Zielzellen.

Wenn jedoch die körpereigenen Regulationsmechanismen überfordert sind oder sich nicht ausreichend stabilisieren, kann es zu deutlichen hormonellen Dysbalancen kommen. Bestimmte Symptome deuten auf spezifische Hormonkonstellationen hin, dennoch sollte die Diagnose durch Laborwerte abgesichert werden.
Ob diese Dysbalancen behandlungsbedürftig sind, hängt vom Ausmaß der Beschwerden und dem subjektiven Leidensdruck der betroffenen Frauen ab, denn wir therapieren nicht die Laborwerte, sondern die Menschen.

Gezielte therapeutische Maßnahmen können helfen, hormonelle Dysbalancen wie z. B. eine Östrogendominanz, einen Progesteron- oder Testosteronmangel wirksam zu regulieren. Im Folgenden finden sich **erste Anhaltspunkte für mögliche Behandlungsrichtungen bei verschiedenen Hormonkonstellationen**. Die konkreten Therapiebausteine sind im entsprechenden Kapitel ausführlicher beschrieben.

Progesteronmangel

Ein Progesteronmangel ist eine der häufigsten hormonellen Dysbalancen in der Prä- und Perimenopause. Besonders in der zweiten Zyklushälfte kann es zu einer sogenannten Gelbkörperschwäche kommen, bei der nicht genügend Progesteron gebildet wird (häufig als Folge einer gestörten oder ausbleibenden Eisprungaktivität). Die Symptome reichen von Stimmungsschwankungen, innerer Unruhe und Schlafstörungen bis hin zu Zyklusunregelmäßigkeiten, PMS oder verstärkten Blutungen.

Wichtig: Zusätzlich sollten weitere mögliche Ursachen und verstärkende Faktoren abgeklärt werden, z. B. chronischer Stress, Schilddrüsenfunktionsstörungen oder eine Erschöpfung der Nebennieren und entsprechend in eine gezielte Therapie einbezogen werden.

Behandlungsansätze bei Progesteronmangel

Bioidentische Hormone
Bioidentisches Progesteron wird in ärztlichen Praxen in der Regel in Form von verschreibungspflichtigen Kapseln oral verabreicht (→ siehe *Bioidentische Hormone, S. 150*).

- **Progesteron D4-Creme**
  Bioidentische Hormoncreme in homöopathischer Potenz D4, daher verschreibungsfrei erhältlich. Aufgrund der niedrigen enthaltenen Progesteronmenge erfolgt nur eine sehr sanfte Substitution, bei der es kaum zu einer Überdosierung kommen kann.
  Die Dosierung sollte individuell, passend zum Hormonbefund und der Symptomatik erfolgen.
  Bei Frauen mit vorhandenem Zyklus kann eine zyklische Anwendung sinnvoll sein: Die Progesteron D4-Creme wird dann nur in der zweiten Zyklushälfte angewendet und mit Einsetzen der Blutung pausiert.
  Da Progesteron eher entspannend wirkt, empfiehlt sich eine Anwendung vorzugsweise abends (Ausnahmen bestätigen die Regel).
  Beispiel: Abends 1–4 Hübe (je nach Laborbefund und individuellem Bedarf) auf der Innenseite der Unterarme einreiben.

- **Progesteron-Spagyrik Mundspray** (Markt-Apotheke Greiff)
  Enthält bioidentisches Progesteron in der Potenz D4, kombiniert mit ausgewählten spagyrischen Essenzen und Knospenmazeraten.
  z. B.: 1–2x täglich einen Hub in den Mund

- **Progesteron D4-Globuli**
  Die Globuli enthalten mengenmäßig erheblich weniger Progesteron als z. B. ein Hub der D4-Creme. Sie dienen weniger der Substitution als vielmehr der sanften Impulssetzung zur Regulation.

Phytotherapie (→ siehe *Progesteron in Pflanzen, S. 159*)
- **Mönchspfeffer (Vitex agnus castus):** Regt die Hypophysenfunktion an und unterstützt die Gelbkörperbildung
- **Alchemilla (Frauenmantel):** Wirkt insgesamt ausgleichend auf den weiblichen Zyklus.
- **Yamswurzel-Creme 3 %:** Pflanzliches Diosgenin aus der Yamswurzel wird unterstützend eingesetzt. Auch wenn der direkte Einfluss auf das körpereigene Progesteron umstritten ist, zeigen sich klinisch häufig positive Effekte.

Unterstützende Mikronährstoffe

- **Vitamin B6** fördert die körpereigene Progesteronsynthese.
- **Zink** unterstützt die Ausschüttung von FSH in der Hypophyse, besonders relevant in der Prämenopause.
- **Magnesium** ist wichtig für die Balance zwischen Östrogen und Progesteron.

Ernährung

Progesteronfördernde Pflanzen können gezielt in die Ernährung eingebaut werden: Dill, Erdbeeren, Gurken, Kopfsalat, Meerrettich, Möhren, rote Paprika, Pistazien, Spargel, Süßkartoffeln

Komplexmittel

Phyto-L Tropfen (Fa. Steierl): pflanzliche Kombination mit Chelidonium majus Dil. D5, Silybum marianum Dil. D5 und Vitex agnus-castus Dil. D5
z. B.: 1x täglich 25–30 Tropfen.

Stressmanagement

Chronischer Stress führt über den erhöhten Cortisolbedarf häufig zum sogenannten „Progesteron-Klau". Daher gezielt Stress reduzieren und regulierende Maßnahmen einsetzen (z. B. Adaptogene, Entspannungsverfahren).

Nebennieren stärken

Die Nebenniere übernimmt in der zweiten Lebenshälfte teilweise die Progesteronproduktion. Eine gezielte Unterstützung kann hier sinnvoll sein. (siehe → *Therapieansätze bei Erschöpfung/Müdigkeit, S. 115)*

Östrogendominanz und Östrogenüberschuss

Eine Östrogendominanz liegt entweder bei einem niedrigen Progesteronwert im Verhältnis zu einem normalen oder erhöhten Estradiolwert, oder bei einem erhöhten Östrogenwert bei gleichzeitig normalem oder erniedrigtem Progesteron vor. Gerade in der Prämenopause ist die Symptomatik häufig durch ein solches Ungleichgewicht geprägt.
Mögliche Ursachen einer Östrogendominanz sind u. a. eine verminderte Progesteronproduktion, eine gestörte Leberfunktion, Belastungen durch endokrine Disruptoren, ein verändertes Darmmikrobiom oder eine nicht individuell angepasste Substitution mit bioidentischem Estradiol.

Behandlungsansätze bei Östrogendominanz und -überschuss

Leber stärken

Die Leber ist das zentrale Entgiftungsorgan und spielt eine entscheidende Rolle beim Abbau von überschüssigem Östrogen. Unterstützend wirken Bitterstoffe, wie Artischocke und Löwenzahn oder klassische Lebermittel wie Mariendistel, z. B.:

- Ceres Taraxacum comp. Leber-Galle-Tropfen: 2–3x täglich 5 Tropfen
- 3 in 1-Elixier (Marktapotheke Greiff) zur Unterstützung der Entgiftungsfunktion: 2x täglich 5–10 Tropfen (niedrig beginnen)
- **Leberwickel** – regt die Durchblutung der Leber und den Stoffwechsel an: Ein feuchtes, warmes Tuch (kann auch mit Schafgarbentee getränkt sein) auf den rechten Oberbauch legen, darüber eine Wärmflasche, ein trockenes Tuch um den Oberbauch samt Wärmflasche wickeln, hinlegen und 30 Minuten gut zugedeckt ruhen.

Darmmikrobiom regulieren

Ein gestörtes Mikrobiom kann die Östrogenausscheidung behindern: Über den enterohepatischen Kreislauf wird nicht ausreichend ausgeschiedenes Östrogen rückresorbiert. (→ siehe *Der Darm – wichtige Stellschraube für die Therapie, S. 43)*
Therapeutisch bewährt: ballaststoffreiche, präbiotische Ernährung und ggf. gezielte Mikrobiomtherapie.

Exposition gegenüber endokrinen Disruptoren minimieren

Xenoöstrogene aus Kunststoffen, Kosmetika oder Pestiziden können an Östrogenrezeptoren andocken und das hormonelle Gleichgewicht zusätzlich belasten. (→ siehe *Endokrine Disruptoren – Unsichtbare Störfaktoren für das Hormonsystem, S. 78*)
Therapeutisch: Exposition reduzieren und auf schadstofffreie Produkte achten.

Progesteron stärken

Ein ausgeglichener Progesteronspiegel ist der wichtigste Gegenspieler des Östrogens. Hier gelten die gleichen Maßnahmen wie bei Progesteronmangel

Estradiol C30 Globuli

Bei klinisch nachgewiesenem Estradiolüberschuss kann Estradiol in der homöopathischen C30 regulierend eingesetzt werden. Anders als bei einer klassischen homöpathischen Behandlung, werden 1–3 Globuli täglich verordnet.

Östrogenmangel

Ein Estradiolmangel tritt häufig in der späten Perimenopause oder Postmenopause auf, wenn die ovarielle Östrogenproduktion deutlich zurückgeht. Wichtig ist, den Mangel nicht isoliert zu betrachten, sondern im Kontext der gesamten Hormonregulation.

Neben der natürlichen hormonellen Umstellung kommen auch funktionelle Belastungen der Nebennieren, Mangelernährung, zu starke körperliche Belastung oder zu wenig Körperfett als Ursachen oder Verstärker infrage.

Behandlungsansätze bei Estradiolmangel:

Bioidentische Hormone
In der konventionellen Medizin wird bioidentisches Estradiol meist in Form von verschreibungspflichtigen Cremes eingesetzt (→ siehe *Bioidentische Hormone, S. 150*). Diese sind sehr hoch dosiert, eine Überdosierung ist daher nicht selten. Da Estradiol ein sehr starkes Hormon ist, das natürlicherweise nur in sehr geringen Mengen im Körper vorkommt, ist eine sorgfältige Dosierung beziehungsweise regelmäßige Anwendungskontrolle besonders wichtig.

Estradiol D4-Creme
Bioidentische Hormoncreme in homöopathischer Potenz D4, daher verschreibungsfrei. Aufgrund der niedrigeren Konzentration erfolgt eine sanfte, aber messbare Substitution mit geringem Risiko der Überdosierung, z. B.: Morgens 1–2 Hübe auf die Innenseite der Unterarme einreiben.

Phytoöstrogene
Pflanzliche Wirkstoffe mit östrogenähnlicher Wirkung, die vor allem an β-Östrogenrezeptoren binden. Besonders geeignet bei leichten bis moderaten Symptomen. *(→ siehe Therapiebausteine: Phytoöstrogene und Wichtige Heilpflanzen für die Wechseljahre, S. 149).*
Sie können in Form von Phytotherapeutika oder Nahrungsergänzungsmitteln eingenommen, oder in die Ernährung integriert werden.

- **Isoflavone**: in Soja, Rotklee, Kichererbsen, Lupinen
- **Lignane**: in Leinsamen, Hopfen, Sesam, Hülsenfrüchten, Vollkorngetreide
- **Stilbene (z. B. Resveratrol):** als Stilbenderivat Rhaponticin in Rhapontikrharbarber, z. B.: femiLoges® mit Sibirischem Rhabarber: 1 – 2 Tabletten täglich

Ernährung anpassen
Phytoöstrogenhaltige Lebensmittel wie Leinsamen, Sojaprodukte, Hülsenfrüchte, Sprossen, Fenchel, Anis oder Granatapfel gezielt in die Ernährung integrieren.

Estriolmangel

Estriol (E3) ist das schwächste der drei Hauptöstrogene (Estradiol, Estron, Estriol). Es wirkt besonders lokal auf die Schleimhäute, vor allem im Urogenitaltrakt, aber auch an Augen, im Darm und an allen anderen Schleimhäuten.
Ein Estriolmangel kann auch unabhängig von einem normalen oder erhöhten Estradiolspiegel auftreten.

Behandlungsansätze bei Estriolmangel

→ *siehe auch* Kapitel *Therapieansätze für die Schleimhäute, S. 97*

Vaginale Estriol-Präparate (konventionelle Medizin)
Lokal wirksam, individuell dosierbar. Werden in der Regel bei vaginaler Schleimhautatrophie und Trockenheit von der Gynäkolog*in verschrieben.
Systemische Wirkung bei individueller und niedriger Anwendung sehr gering (meist reicht ein sehr viel geringere Menge, als im Beipackzettel empfohlen)

Verschreibungspflichtige Beispiele:
- ESTRIOL Wolff 0,5 mg/g Vaginalcreme
- Ovestin® 0,5 mg Ovula

Alternativen: Verschreibungspflichtige, individuell in Apotheken hergestellte Estriol-Rezepturen für Frauen, die kommerzielle Präparate nicht vertragen (z. B. wegen Parabenen, Konservierungsmitteln).
Oder verschreibungsfreies Low-Dose Estriol:
- **gYno Estriol D4-Vaginalgelcreme** (Marktapotheke Greiff), homöopathisch potenziertes Estriol, frei von Konservierungsmitteln
- **Estriol D4-Augengelcreme** (Marktapotheke Greiff), zur lokalen Anwendung bei trockenen Augen
- Estriol-Spagyrik comp. Balance Mundspray, (Marktapotheke Greiff)

Testosteronmangel

Testosteron spielt eine zentrale Rolle für Muskelaufbau, Libido, Energie, mentale Klarheit und allgemeine Vitalität. In den Wechseljahren, bzw. nach der Menopause, sinkt der Spiegel oft schleichend ab. Besonders bei Nebennierenschwäche kann der Mangel deutlich spürbar werden. Auch hier sollten die Ursachen im Fokus der Therapie stehen.

Behandlungsansätze bei Testosteronmangel:

Progesteron ausgleichen
Ein Progesteronmangel begünstigt die Umwandlung von Testosteron zu Östrogen über die Aromatase. Eine Normalisierung des Progesteronspiegels ist daher oft der erste Schritt.

Bioidentische Hormone (→ siehe auch Kapitel *Therapiebausteine: Bioidentische Hormone*)
- Testosteron D4-Creme: verschreibungsfreie bioidentische Hormoncreme in homöopathischer Potenz D4, z. B.: Morgens 1–2 Hübe auf die Innenseiten der Unterarme einreiben.
- Testosteron D4 Globuli, z. B. 1x täglich 3–8 Globuli

Mikronährstoffe
- Zink: Wichtig für die Testosteronsynthese und zur Hemmung der Aromatase
- Vitamin D3, Vitamin B6 und Magnesium: relevant für die Androgensynthese und Hormonregulation

Nebenniere stärken
→ siehe *Therapieansätze bei Erschöpfung/Müdigkeit*

Phytotherapie bei Testosteronmangel (→ siehe auch Kapitel *Wichtige Heilpflanzen für die Wechseljahre):* Maca, Tribulus terrestris, Damiana

Krafttraining
Gezielter Muskelaufbau fördert die körpereigene Testosteronproduktion.

Testosteronüberschuss

Besonders in der Perimenopause sowie zu Beginn der Postmenopause, kommt es bei manchen Frauen zu einem höheren Testosteronwert und Symptomen wie Akne, fettiger Haut , Hirsutismus oder Ausfall der Kopfhaare.
Auch hier ist es für die Therapie wichtig, die Zusammenhänge zu erfassen, z. B. kann ein Insulinüberschuss stimulierend auf die Androgensynthese in den Ovarien wirken.

Behandlungsansätze bei Testosteronüberschuss

Progesteron ausgleichen: Progesteron wirkt balancierend und hemmt die Umwandlung in das wirksamere DHT (Dihydrotestosteron).

Insulinresistenz behandeln zur Regulierung der ovariellen Androgensynthese:
Zuckerkonsum senken, regelmäßige Bewegung, Myo-Inositol, Zimt, Chrom

Leber unterstützen zur Förderung des Hormonausgleichs und Abbaus überschüssiger Hormone.

Phytotherapie
Pfefferminze wirkt mild antiandrogen, z. B. 2 Tassen täglich über mind. vier Wochen

Natürliche DHT-Blocker:
- Beta-Sitosterol (enthalten in Brennnesselwurzel, Sojabohne, Nachtkerze, Sägepalme)
- Trigonellin und Diosgenin in Bockshornkleesamen
- Sulforaphan (Senfölglykoside) enthalten in Brokkoli, Kohlgemüse, Blumenkohl, Kohlrabi, Meerrettich, Rucola, Kresse, Radieschen, Rettich, Senf und anderem Gemüse aus der Kreuzblütlerfamilie (Vorsicht bei Schilddrüsenunterfunktion)

(→ siehe auch *Therapiebausteine: Wichtige Heilpflanzen für die Wechseljahre)*

Stressregulation
Chronischer Stress erhöht den Cortisolbedarf und kann die Androgenproduktion in den Nebennieren verstärken.

Testosteron C30 Globuli

Bei klinisch nachgewiesenem Testosteronüberschuss kann Testosteron in der homöopathischen C30 regulierend eingesetzt werden. Anders als bei einer klassischen homöpathischen Behandlung, werden 1x täglich 1–3 Globuli verordnet.

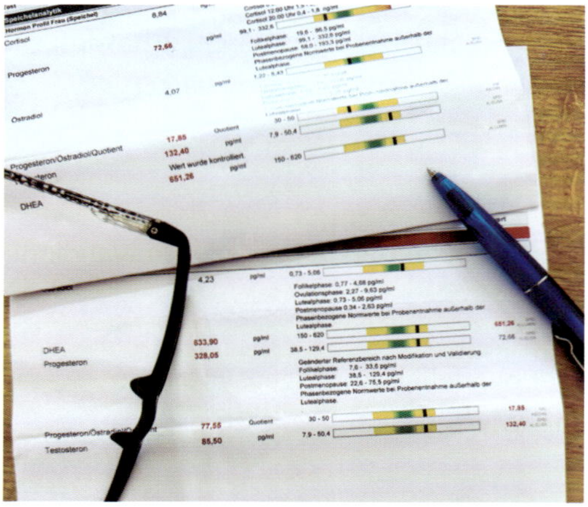

DHEA-Mangel

DHEA (Dehydroepiandrosteron) ist ein in der Nebenniere gebildetes Vorläuferhormon, das in Östrogen und Testosteron umgewandelt werden kann. Ein Mangel zeigt sich oft durch Erschöpfung, Libidoverlust, Muskelabbau oder depressive Verstimmungen.

Ursachen klären

Chronischer Stress, Nebennierenschwäche, Insulinresistenz, Entzündungen oder bestimmte Medikamente können die DHEA-Produktion hemmen.

Behandlungsansätze bei DHEA-Mangel

- **DHEA D4-Creme:** Verschreibungsfreie bioidentische Hormoncreme in homöopathischer Potenz D4, z. B.: Morgens 1–2 Hübe auf die Innenseiten der Unterarme einreiben.
- DHEA D4 Globuli, z. B. 1x täglich 5–10 Globuli
- Nebenierenadaptogene und Mikronährstoffe zur Stärkung der Nebennierenfunktion: z. B. Rhodioloa, Vitamin C, B5, B6, Magnesium, Zink (→ siehe auch *Therapieansätze bei Erschöpfung/Müdigkeit)*

Wechseljahresbeschwerden – Ursachen und Verstärker

Wie bereits erwähnt, erlebt nicht jede Frau in den Wechseljahren Beschwerden. Während einige den hormonellen Wandel nahezu unbemerkt durchlaufen, erleben andere starke Symptome, die sie als erheblich belastend wahrnehmen.
Bestimmte Faktoren können ein hormonelles Ungleichgewicht zusätzlich noch begünstigen oder bestehende Beschwerden verstärken und sollten gegebenenfalls in die Behandlung einbezogen werden.
Grundsätzlich sind alle Einflüsse relevant, die das Hormonsystem aus dem Gleichgewicht bringen können und natürlich kann auch die Ernährung eine Rolle spielen. Insbesondere folgende Verstärker sollten besonders bedacht werden:

Stress

Das chronischer Stress gesundheitsschädlich ist, ist wirklich keine neue Erkenntnis. Doch gerade in den Wechseljahren kann seine enge Verbindung zu den Geschlechtshormonen hormonelle Dysbalancen begünstigen und bestehende Symptome deutlich verstärken.
Ein Blick auf den Hormonsyntheseweg macht diesen Zusammenhang gut nachvollziehbar. Zur Erinnerung:
Progesteron dient unter anderem als Vorstufe für das Stresshormon Cortisol. Steigt der Cortisolbedarf, etwa durch andauernden Stress, wird vermehrt Progesteron in der Nebenniere zu Cortisol umgewandelt, denn für das Überleben ist Cortisol das wichtigere Hormon.
Ist ohnehin weniger Progesteron vorhanden, etwa durch ausbleibende Eisprünge oder eine unzureichende Gelbkörperfunktion, kann das zu einem ausgeprägten Progesteronmangel mit entsprechenden Beschwerden führen. Ein dauerhaft erhöhter Cortisolspiegel beeinflusst somit nicht nur die Stressachse, sondern trägt auch maßgeblich zur hormonellen Dysbalance bei.

Endokrine Disruptoren – unsichtbare Störfaktoren für das Hormonsystem

Endokrine Disruptoren sind körperfremde Substanzen, meist synthetische Chemikalien, die das Hormonsystem negativ beeinflussen und gesundheitsschädliche Folgen haben können. Häufig werden sie auch als Xenohormone bezeichnet.
In den letzten Jahren standen insbesondere Bestandteile von Kunststoff wie Bisphenol A[17] (BPA) sowie Weichmacher, etwa Phthalate, im Fokus. Doch die Liste hormonwirksamer Stoffe ist deutlich länger[18]: Sie umfasst unter anderem Tenside wie Nonylphenol, bestimmte Flammschutzmittel, polychlorierte Biphenyle (PCBs) und diverse Pestizide. Selbst alltägliche Konservierungsstoffe wie Butylparaben, das häufig in Cremes und Salben enthalten ist, können das Hormonsystem beeinflussen.
Um die Belastung durch diese unerwünschten Stoffe zu reduzieren, empfehle ich meinen Patientinnen z. B. ihre Körperpflegeprodukte gezielt zu überprüfen und hormonwirksame Inhaltsstoffe möglichst konsequent zu meiden.

Tipp: Das lässt sich leicht mit Hilfe von kostenlosen Apps wie TOXFOX vom BUND umsetzen – einfach den Strichcode auf der Verpackung mit dem Smartphone scannen lassen.

Verschiedene Arzneimittel beeinflussen das hormonelle Gleichgewicht

Auch bestimmte Medikamente können das Hormonsystem erheblich beeinflussen und zu Ungleichgewichten führen. Besonders relevant sind hormonelle Verhütungsmittel wie die Antibabypille oder die Hormonspirale. Aber auch Kortisonpräparate, Antidepressiva, Blutdrucksenker und einige Schmerzmittel können Auswirkungen auf den Hormonhaushalt haben. Zudem können bestimmte Statine (zur Senkung des Cholesterinspiegels) die Produktion von Sexualhormonen wie Testosteron beeinträchtigen.

17 https://www.bund.net/themen/chemie/hormonelle-schadstoffe/bisphenol-a (Abgerufen am 05.01.2025)
18 https://www.bfr.bund.de/cm/343/fragen-und-antworten-zu-endokrinen-disruptoren.pdf (Abgerufen am 05.01.2025)

Wechseljahres-Symptome – Zusammenhänge und Therapieansätze

Welche Beschwerden können auf hormonelle Veränderungen hinweisen und in welchem Zusammenhang stehen sie mit den Wechseljahren?
Dieser Abschnitt beleuchtet typische sowie weniger bekannte Symptome, zeigt mögliche hormonelle Hintergründe auf und stellt bewährte Therapieansätze vor.

Hinweis: Die hier vorgestellten Mittel stellen keine vollständige Übersicht aller verfügbaren Optionen dar. Es handelt sich um eine gezielte Auswahl an Heilpflanzen und naturheilkundlichen Präparaten, die sich in meiner täglichen Praxisarbeit bewährt haben. Dosierungsempfehlungen gebe ich nur vereinzelt und ausschließlich als grobe Orientierung. In der Praxis zeigt sich immer wieder: Es gibt kein „one fits all". Die wirksamste Anwendung und passende Dosierung unterscheiden sich von Frau zu Frau (und nach Hersteller) und sollten stets individuell ermittelt und angepasst werden.
Im Kapitel „Therapiebausteine" werden viele der genannten Heilpflanzen und anderen Mittel, sowie ihre Anwendungsmöglichkeiten, ausführlicher beschrieben.

Menstruationsblutungen

In der Perimenopause wird der Menstruationszyklus oft unregelmäßig. Die Blutung kann häufiger, seltener, stärker oder schwächer sein als gewohnt – bis sie auch mal für mehrere Monate ausbleibt und schließlich ganz endet.

Hypermenorrhoe – sehr starke Menstruationsblutung

Einige Frauen leiden in dieser Phase unter besonders starken Blutungen (Hypermenorrhoe), die zudem verlängert auftreten können (Menorrhagie). Manche Patientinnen beschreiben dabei das Gefühl, regelrecht „auszubluten". Tatsächlich kann es bei einem Blutverlust von über 100 ml pro Menstruation zu einem ausgeprägten Eisenmangel mit den entsprechenden Symptomen kommen.

Hypermenorrhoe
Starke Mensblutungen mit mehr als 80 ml Blutverlust während der Regel (bzw. mehr als 5 große Binden/Tampons pro Tag, oder alle 1–2 Stunden Tamponwechsel). Die Blutung ist oft mit Koagelbildung und meist eher dunkel.

Menorrhagie
Blutungen, die länger als sieben Tage andauern.

Mögliche Ursachen und Zusammenhänge
Sehr starke oder anhaltende Blutungen sollten immer gynäkologisch abgeklärt werden. Ursachen können sein:

- verstärkter Aufbau der Gebärmutterschleimhaut bei Östrogendominanz und/oder Progesteronmangel
- Myome, Polypen, Endometriose oder Adenomyose
- (selten) bösartige Veränderungen, z. B. ein Endometriumkarzinom

Konventionelle Therapieansätze
In der schulmedizinische Behandlung gibt es vor allem zwei Behandlungsansätze:

1. Medikamentöse Therapie (Blutstiller/Hormone):

- Cyklokapron® (=Tranexamsäure) reduziert die Blutung, sehr nebenwirkungsreich,
- Gestagen-Monotherapie (Dienogest, MPA, Chlormandion) oder orale Kontrazeptiva
- Hormonspirale (z. B. Mirena)

2. Invasive Therapie:

- Abrasio (Ausschabung) oder Endometriumablation (Verödung)
- Hysterektomie (besonders bei Myomen)

Therapieansätze bei starken und langen Menstruationsblutungen

Bei starkem hormonellen Ungleichgewicht kann, je nach individueller Befundlage, eine Substitution mit bioidentischen Hormonen hilfreich sein. Häufig liegt bei starken Blutungen ein ausgeprägter Progesteronmangel zugrunde.
(Verschreibungsfreie) bioidentische Hormone bei Progesteronmangel (→ siehe *Therapiebausteine, S. 149* bzw. *Progesteronmangel, S. 68*):

- Progesteron D4 Creme: Während der zweiten Zyklushälfte, zwei bis fünf Hübe auf die Innenseite der Unterarme geben und einreiben.
- Bei starkem Progesteronmangel: Verschreibungspflichtige Progesteron Creme 1 – 3 % (kurzfristig), als Verordnung von der behandelnden Ärztin.

(→ siehe *Östrogendominanz, S. 70)*

Phytotherapeutisch

- **Hirtentäschel** (Thema: Sich für andere aufopfern, „ausbluten"), z. B.:
  - 3x 1 Tasse frisch aufgebrühten Tee
  - Styptisat® 3x 2 Drg
  - Ceres Bursa pastoris Urtinktur 3x 3–5 Tr. in H2O oder akut 5–10 Tropfen

- **Schafgarbe** (Thema: Konzentration auf das Wesentliche), z. B.:
  - Ceres Millefolium Urtinktur

- **Blutwurztinktur** z. B.:
  - Potentilla erecta Bio Kräuter-Urtinktur Calendula Kräutergarten

- **Schneeball** (Viburnum opulus) (→ siehe *Therapiebausteine, S. 191*)

Ergänzend

- Hygieneprodukte: Tampons können reizend wirken und enthalten häufig Schadstoffe. Alternativen: Bio-Binden, Menstruationstassen, Periodenslips
- Eisenmangel ausgleichen: z. B. mit „pflanzlichem" Eisen Mo-Ferrin (Fa. Biogena), Ferroverde (Nicapur)
- eisenreiche Ernährung: Kalbsleber, Amaranth, Quinoa, Hirse, Hafer, Linsen
- weitere Mikronährstoffe ergänzen, je nach Befund

Achtung, mögliche Blutungsverstärker

- Blutreinigungstees/Detox-Kuren
- (pflanzliche) Schmerzmittel mit Salicylaten: z. B. Mädesüß, Weidenrinde

Hitzewallungen und Schweißausbrüche

Hitzewallungen gelten wohl als das bekannteste Symptom der Wechseljahre. Sie treten insbesondere in der Peri- und Postmenopause auf, meist plötzlich und in Wellen – häufig vom Brustbereich, Hals oder Kopf ausgehend. Die Anfälle dauern in der Regel ein bis drei Minuten, können jedoch bis zu 40 Mal am Tag auftreten. Begleitet werden sie teilweise von Hautrötungen und Schweißausbrüchen, manchmal gefolgt von anschließendem Frösteln.
Neben hormonellen Veränderungen in den Wechseljahren können Hitzewallungen auch bei bestimmten Erkrankungen, als Nebenwirkung von Medikamenten oder im Rahmen allergischer Reaktionen auftreten.

Ursachen und Zusammenhänge

Trotz ihrer Häufigkeit ist die genaue Entstehung von Hitzewallungen und Schweißausbrüchen bislang nicht abschließend geklärt. Allgemein geht man von sogenannten *vasomotorischen Ursachen* aus:

Ein plötzlicher Anstieg von Adrenalin und Neurotensin, gefolgt von einem Abfall des Noradrenalinspiegels im Blut, führt zu einer Gefäßerweiterung mit vermehrter Durchblutung (Hyperämie). Dabei wird ein starkes Hitzegefühl wahrgenommen, vor allem in größeren Hautarealen, ohne dass die Körperkerntemperatur tatsächlich steigt. In der Folge kann es zu einem kurzfristigen transepidermalen Wasserverlust kommen – also dem Gefühl, dass „der Schweiß aus allen Poren tropft".[19, 20]

Neuere Erkenntnisse: KNDy-Neurone und Thermoregulation

Aktuelle Forschungen unter der Leitung von Prof. Dr. Petra Stute (Fauenklinik Inselspital Bern) zeigen, dass sogenannte KNDy-Neurone (ausgesprochen „Candy"-Neurone) eine Schlüsselrolle bei der Thermoregulation spielen. Diese Nervenzellen im Hypothalamus sind sowohl an der Steuerung des Menstruationszyklus (über GnRH) als auch an der Wärmeregulation beteiligt.[21]

In den Wechseljahren wird die thermoneutrale Zone, also der Temperaturbereich, in dem weder geschwitzt noch gezittert werden muss, zunehmend schmaler. Schon geringfügige Temperaturschwankungen können dann eine entsprechende Reaktion auslösen.

Die KNDy-Neurone werden normalerweise durch Östrogen gehemmt und durch das Neuropeptid Neurokinin B (NKB) stimuliert. Sinkt der Östrogenspiegel, überwiegt der Einfluss des NKB und die KNDy-Neurone hypertrophieren. Dadurch können Hormonschwankungen Reaktionen wie Hitzewallungen auslösen.

Weitere Einflussfaktoren

- Wenn vor allem das Schwitzen im Vordergrund steht, könnte auch ein niedriger Progesteron oder Cortisolspiegel mitverantwortlich sein: Sinken das Progesteron- oder Cortisolniveau unter ein kritisches Maß, sorgen Adrenalinstöße für eine Cortisolerhöhung. Die Schweißdrüsen reagieren besonders sensibel auf Adrenalin.

---

19 Rossmanith, W. G., & Rübberdt, W.: Neuroendokrinologie der Menopause: Wie entstehen Hitzewallungen?, Journal für Gynäkologische Endokrinologie 2009; 3(3) (Ausgabe für Österreich), S. 29–38. https://www.kup.at/kup/pdf/8156.pdf (Abgerufen am 10.08.2024).

20 Böttcher, B., & Wildt, L.: Nicht-hormonelle Therapieoptionen des klimakterischen Syndroms, Journal für Reproduktionsmedizin und Endokrinologie 2021; 18(6), S. 316–322.https://www.kup.at/kup/pdf/15097.pdf (Abgerufen am 10.08.2024).

21 Rößler, Annette: Candys, die Frauen zum Schwitzen bringen, Pharmazeutische Zeitung, 20. Juni 2023. Online verfügbar unter: https://www.pharmazeutische-zeitung.de/candys-die-frauen-zum-schwitzen-bringen-145394 (Abgerufen am 10.08.2024).

- Auch eine verstärkte Schilddrüsenaktivität kann zu Schweißausbrüchen führen. Sind zu viele freie Schilddrüsenhormone im Blut, z. B. durch einen Mangel an (Bindungs-) Proteinen, fördert das Schweißausbrüche.
- Tritt nächtliches Schwitzen gemeinsam mit Heißhungerattacken auf, kann dies ein Hinweis auf eine Nebennierenschwäche sein.
- Starke Blutzuckerschwankungen können ebenso eine Rolle spielen, denn Adrenalin muss den Blutzuckerspiegel aufrecht erhalten.

Therapieansätze bei Hitzewallungen und Schweißausbrüchen

Bei einem nachgewiesenen hormonellen Ungleichgewicht kann eine Hormonregulation z. B. mit bioidentischen Hormonen im verschreibungsfreien Low-Dose-Bereich sinnvoll sein. Bewährte Mittel sind:

- Östrogen D4-Creme
- Progesteron D4-Creme
- spagyrische Hormonsprays (z. B. Markt-Apotheke Greiff)

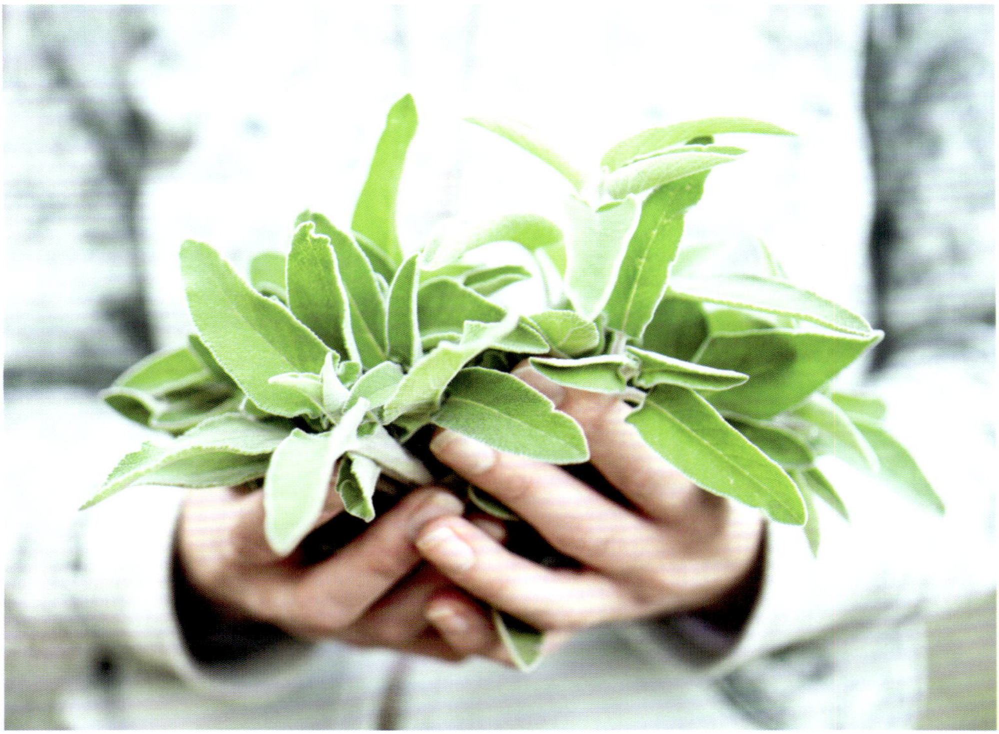

Phytotherapie/Heilpflanzen (passend auswählen)

Zur Linderung von Hitzewallungen und Schweißausbrüchen haben sich verschiedene Heilpflanzen bewährt. Weitere Informationen zu den einzelnen Pflanzen sowie konkrete Präparatevorschläge finden sich im Kapitel *Therapiebausteine*, Abschnitt *Heilpflanzen*.

Je nach individueller Symptomatik und Konstitution können ganz unterschiedliche pflanzliche Mittel unterstützend wirken.

- **Salbei (Salvia officinalis):** traditionell eingesetzt bei vermehrter Schweißbildung
- **Rhapontik-Rhabarber (Rheum rhaponticum):** milder Phytoöstrogen-Wirkstoff, häufig gut verträglich
- **Cimicifuga (Traubensilberkerze):** bewährt bei vasomotorischen Beschwerden wie Hitzewallungen und Schweißausbrüchen, auch bei Reizbarkeit, Stimmungsschwankungen oder Schlafstörungen
- **Lein (Flachs, Linum usitatissimum L.):** Enthält Lignane mit hormonmodulierender Wirkung.
- **Sojabohne (Glycine max L.):** reich an Isoflavonen (v. a. Genistein und Daidzein), zeigt östrogenartige Wirkung.
- **Rotklee (Trifolium pratense):** Enthält Isoflavone, ähnlich wie Soja, wirkt phytoöstrogen – kann bei Östrogenmangel hilfreich sein.
- **Hopfen (Humulus lupulus):** Milder Phytoöstrogen-Komplex, wirkt zugleich beruhigend und schlaffördernd. Einsatz z. B. bei nächtlichen Hitzewallungen

Heilpilze

- **Cordyceps sinensis**

  Kann das hormonelle Gleichgewicht unterstützen, wirkt adaptogen und stabilisierend auf das Nebennieren-Rückkopplungssystem – insbesondere bei Stressanfälligkeit und Erschöpfung.

Komplexmittel

- **Sérélys® Meno:** phytoöstrogenfreies Präparat, daher auch geeignet bei hormonabhängigen Tumorerkrankungen. Enthält gereinigte Pollenextrakte.
- **Klimaktoplant® N (DHU):** homöopathisches Komplexmittel zur Behandlung typischer Wechseljahresbeschwerden
- **Menoelle®/Menoelle® plus (mit Safranextrakt):** EstroG-100©-Extrakt, aus traditionellen koreanischen Frauenheilpflanzen, wie Seidenpflanze, roter Engelwurz und Brandkraut – ohne klassische Phytoöstrogene

Ergänzend
Zur Reduktion von Hitzewallungen kann es hilfreich sein, folgende Auslöser zu meiden:
- koffeinhaltige Getränke (z. B. Kaffee, schwarzer Tee, Cola)
- Alkohol
- scharf gewürzte Speisen

Selbsthilfe bei Hitzewallungen: „Punkte bei Schwitzen"
Eine einfache Technik aus der Therapeutischen Frauenmassage (TFM), die ich regelmäßig in meiner Praxis weitergebe: Die sogenannten „Punkte bei Schwitzen" können dabei helfen, Hitzewallungen und plötzliches Schwitzen zu regulieren.
Dazu legt man den Handballen an den Haaransatz der Stirn, spreizt die Finger und lässt sie am Kopf anliegen. Zeige- und Ringfinger landen dabei auf zwei Punkten, die nun mit leichtem Druck stimuliert werden.[22]

Herzrhythmus-Störungen

Mit den schwankenden Hormonspiegeln können auch Herzrhythmus-Störungen, „Herzklopfen" oder „Herzklabastern" einhergehen. Das kann für die betroffenen Frauen sehr beunruhigend sein. Sie äußern sich klinisch z. B. durch Palpitationen, Schwindel oder auch Synkopen.
Auch wenn sie in der Peri- und Postmenopause gehäuft auftreten, sollten sie immer kardiologisch abgeklärt werden, denn statistisch nimmt das Risiko für Herz-Kreislauf-Erkrankungen und Herzinfarkte bei Frauen nach der Menopause signifikant zu.

Östrogen gilt als Schutzfaktor für Herz und die Gefäße. Ein Mangel kann die Erregungsleitung und Reizschwelle des Herzens beeinflussen und so zu einer erhöhten Anfälligkeit für ventrikuläre Arrhythmien führen.
Auch Progesteron beeinflusst das Herz-Kreislaufsystem, sodass ein Progesteronmangel ebenfalls das Risiko für Herzrhythmusstörungen steigern kann. Zusätzlich können Wechselwirkungen mit der Schilddrüsenfunktion eine Rolle spielen.

22 Pfeiffer, Claudia, Schwitzen ohne Muff, TFM. Abgerufen am 20. Februar 2025, von https://www.tfm.de/schwitzen-ohne-muff/

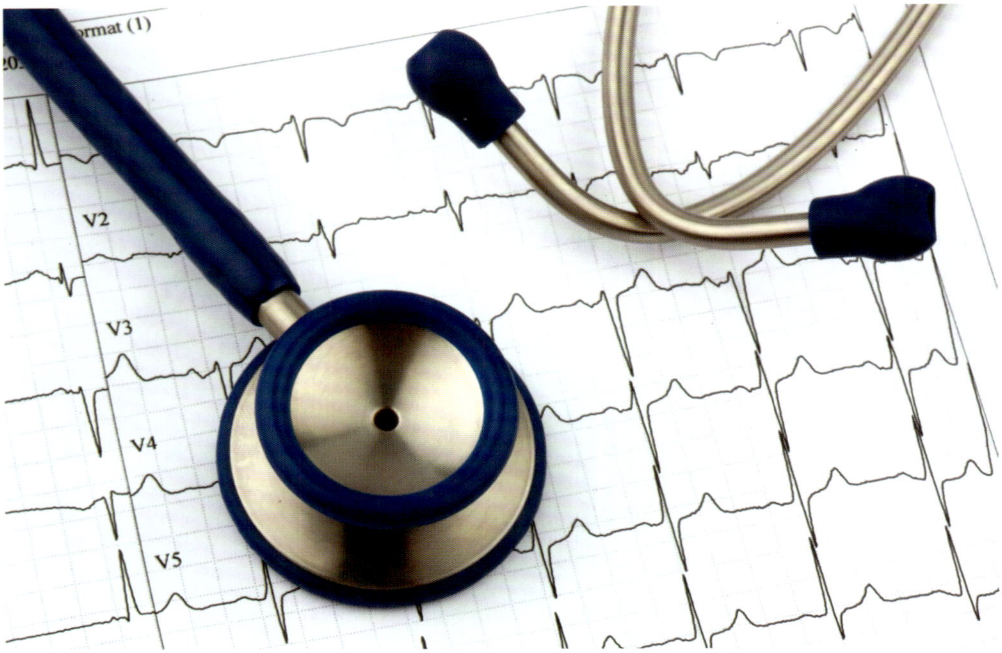

Therapieansätze bei Herz- und Kreislaufbeschwerden

Phytotherapie/Heilpflanzen (auszuwählen je nach individueller Symptomatik, → siehe *Therapiebausteine, S. 162*):

- **Weißdorn (Crataegus monogyna et oxyacantha L.):** mit Stress oder Schlaflosigkeit einhergehende Herzbeschwerden (Herzklopfen bzw. -stolpern), Ängstlichkeit
- **Passionsblume (Passiflora incarnata):** bei reaktiver Angst und Übererregung des Herzens
- **Rauwolfia serpentina (indische Schlangenwurzel):** herzfrequenz- und blutdrucksenkend, beruhigend, stimmungsaufhellend
- **Echtes Herzgespann (Leonurus cardiaca L.):** die Pflanze der „Herzensruhe“, bei Palpitationen, nervositätsbedingten Herzbeschwerden, Wechseljahresbeschwerden, Bluthochdruck, leichten Depressionen, Blähungen
- **Mistel (Viscum album):** begleitend bei Bluthochdruck, Schwindelgefühlen
- **Melisse (Melissa officinalis):** hilfreich bei nervöser Unruhe und psychovegetativen Herzbeschwerden

Fertigarzneimittel/Komplexmittel/Mischungen

- **Oxacant® sedativ Liquid** Fa. Dr. Klein:
  (Weißdornblätter und Blüten und Weißdornfrüchte, Herzgespannkraut, Melissenblätter, Baldrianwurzel)
- **Homviotensin® Tropfen** Fa. Homviora: Mischung mit Cactus, Mistel und Weißdorn
- **DystoLoges®** (Mischung bei Unruhe und Reizbarkeit, Schlafstörungen, Herzrasen) Passiflora incarnata Ø, Gelsemium Trit. D4, Reserpinum Trit. D6, Coffea Trit. D6, Veratrum Trit. D6
- **Aurum Lavandula comp** Salbe, Weleda (mit Aurum metallicum praeparatum D4, Lavendelöl und Rosenblütenextrakt), besonders bei nächtlicher Herzensunruhe hat es sich bewährt den Herzbereich damit einzureiben.

Heilpilze

- **Auricularia:** verbessert Blutfließfähigkeit, gefäßerweiternd, Cholesterin senkend
- **Reishi:** Cholesterin senkend, begünstigt höhere Blutsauerstoffsättigung

Mikronährstoffe

- Magnesium
- Omega-3-Fettsäuren

Ohrakupunktur

- z. B. vegetativer Herzpunkt, (100) franz. Herzpunkt, Nebenniere, 51 *(Cave: kann den Blutdruck erhöhen)*, 29 b, 21 Reizleitung/Herz, (19 Bluthochdruck/Antihypertoniepunkt), 34 (Vegetativum 2, „Umstimmung“), Leber-Yang-Punkte 76 + 77.

Ergänzend

- Koffeinhaltige Getränke sollten gemieden werden.

Erhöhter Cholesterinspiegel

Ab der Perimenopause beobachte ich bei meinen Patientinnen häufig einen Anstieg der Cholesterinwerte – insbesondere des LDL-Cholesterins, das aufgrund seiner Verbindung mit Atherosklerose als „schlechtes Cholesterin" gilt (→ siehe *Die Steroid-Hormonsynthese, S. 20*).
Was dabei besonders auffällt: Viele betroffene Frauen ernähren sich bewusst gesund, nehmen kaum Cholesterin über die Nahrung auf und bevorzugen oft eine vegetarische, vegane oder sogar fettarme Ernährung. Trotzdem klettern die LDL-Werte nach oben, während die Triglyceridwerte meist völlig unauffällig bleiben.

Dieser scheinbare Widerspruch verdeutlicht, dass erhöhte Cholesterinwerte in der Perimenopause weniger mit der Ernährung, sondern vielmehr mit hormonellen Veränderungen zusammenhängen. Östrogen hat einen regulierenden Einfluss auf den Fettstoffwechsel, wenn es sinkt, kann die Leber vermehrt Cholesterin produzieren. Gleichzeitig beeinflussen Stress, Insulinresistenz und eine mögliche Schilddrüsenunterfunktion die Cholesterinwerte zusätzlich.

Wieso kommt es zu den erhöhten Cholesterinwerten?

Cholesterin ist ein essenzieller Bestandteil der Zellmembranen, Ausgangsstoff für die Synthese von Steroidhormonen, ist notwendig für die Produktion von Gallensäuren, die wiederum für die Fettverdauung und -absorption wichtig sind. Es wird zum größten Teil in der Leber synthetisiert.

Estradiol beeinflusst die LDL-Rezeptoren in der Leber, die dafür sorgen, dass LDL-Cholesterin aus dem Blut gebunden und über die Galle ausgeschieden wird. Sinkt der Estradiolspiegel, nimmt auch die Anzahl der LDL-Rezeptoren ab, dadurch kann der LDL-Spiegel steigen, selbst ohne erhöhte Cholesterinaufnahme über die Nahrung.

Wenn wir uns jedoch einmal bewusst machen, dass Cholesterin der Grundbaustein für die Geschlechtshormone ist, könnte dieser Regulationsmechanismus vielleicht sogar einen kompensatorischen Grund haben, bei dem der Körper „versucht" einem Hormonmangel entgegenzuwirken. Allerdings gelten hohe LDL-Werte als Risikofaktoren für Artheriosklerose und Herz-Kreislauf-Erkrankungen, da sie zur Ablagerung von Cholesterin in den Arterienwänden (Atherosklerose) führen können.

HDL-Cholesterin wird oft als das „gute" Cholesterin bezeichnet – und das aus gutem Grund: Es wirkt wie ein natürlicher Gefäßschutz, indem es überschüssiges Cholesterin

aus den Geweben und Arterien zurück zur Leber transportiert, wo es abgebaut oder wiederverwertet wird.
Ein hoher HDL-Wert wird daher mit einem geringeren Risiko für Herz-Kreislauf-Erkrankungen in Verbindung gebracht. Doch entscheidend ist nicht nur der absolute Wert, sondern vor allem das Verhältnis zwischen LDL und HDL. Ein ausgewogenes Verhältnis sorgt dafür, dass überschüssiges Cholesterin effektiv aus dem Blut entfernt wird, während ein Überwiegen des LDL-Cholesterins die Gefahr von Ablagerungen in den Gefäßen erhöht.

Therapieansätze bei einem hohen Cholesterinspiegel

Ernährung und Nahrungsergänzung

Auch wenn eine Fehlernährung meist nicht die Ursache ist, kann eine ausgewogene „mediterrane" Ernährung, die besonders reich an Ballaststoffen, Obst, Gemüse und gesunden Fetten ist, den Cholesterinspiegel positiv beeinflussen.

Empfehlenswert

- **Omega-3-Fettsäuren** (EPA/DHA) aus Fisch- oder Algenöl: Senken die Triglyceride, verbessern das HDL/LDL-Verhältnis.
- **Flohsamenschalen** (Plantago ovata, Plantago psyllium, Psyllium husk): Binden Gallensäuren, fördern Cholesterinausscheidung.
- **Beta-Glucane** die in Lebensmitteln wie Hafer, Gerste und bestimmten Pilzen vorkommen, sind lösliche Ballaststoffe. Sie vermindern die Aufnahme von Cholesterin im Verdauungstrakt und fördern den Cholesterinverbrauch für die Gallensäureproduktion. Eine Meta-Analyse belegt eine signifikante LDL-Senkung durch Hafer-Beta-Glucan.[23]

Mikrobiom-Modulation

- Bestimmte Probiotika (z. B. B. Lactobacillus reuteri) können die Cholesterinaufnahme im Darm verringern.

Phytotherapie

- **Roter Reis** (Monascus purpureus): Enthält Monacolin K, ein natürliches Statin, das die endogene Cholesterinsynthese laut Studien um bis zu 25 % senkt. Achtung: Hoch

23 Whitehead, A., Beck, E.J., Tosh, S., & Wolever, T.M. (2014). Cholesterol-lowering effects of oat β-glucan: a meta-analysis of randomized controlled trials. The American journal of clinical nutrition, 100(6), 1413-1421. https://doi.org/10.3945/ajcn.114.086108 (Abgerufen am 24.06.2024)

dosiert kann es ähnliche Nebenwirkungen wie synthetische Statine haben (Muskelschmerzen, Leberschäden).[24]

- **Artischocke** (Cynara scolymus): Enthält Cynarin, das die Cholesterinausscheidung über die Galle fördert und die LDL-Oxidation hemmt.
- **Leinsamen** (Linum usitatissimum): Reich an Lignanen und Omega-3-Fettsäuren (ALA), die eine cholesterinsenkende Wirkung haben. Fördert die LDL-Ausscheidung über den Darm und verbessert das HDL/LDL-Verhältnis.
- **Knoblauch** (Allium sativum): Allicin senkt die Cholesterinsynthese und fördert die Gefäßgesundheit.

Heilpilze

- **Auricularia:** Cholesterin senkend
- **Reishi:** Cholesterin senkend

Leberunterstützung

- Bitterstoffe (z. B. Löwenzahn, Artischocke) fördern die Gallensäureausscheidung und den Cholesterinmetabolismus.

Lebensstil

- **Bewegung:** Regelmäßige aerobe Aktivität (z. B. Walking, Schwimmen) kann helfen, den HDL-Spiegel zu erhöhen und den LDL-Spiegel zu senken. Mindestens 150 Minuten moderate körperliche Aktivität pro Woche werden empfohlen.
- **Nikotinstopp:** Das Aufhören mit dem Rauchen verbessert den HDL-Spiegel. Nikotin und andere Noxen des Zigarettenrauchs können die HDL-Spiegel reduzieren und oxidieren das LDL. Oxidiertes LDL fördert Entzündungsprozesse in den Gefäßwänden und die Plaquebildung.

Hormonbalance

Therapeutisch kann eine moderate Anhebung des Estradiols mit einer Estradiol-Creme aus dem Low-Dose-Bereich (D4) unterstützend wirken (gegebenenfalls mit Progesteron D4 begleiten, um eine Östrogendominanz zu verhindern), stets auf der Basis des individuellen Hormonstatus.

---

24 EFSA ANS Panel (EFSA Panel on Food Additives and Nutrient Sources added to Food), 2018, Younes, M., Aggett, P., Aguilar, F., Crebelli, R., Dusemund, B., Filipič, M., Frutos, M. J., Galtier, P., Gott, D., Gundert-Remy, U., Kuhnle, G. G., Lambré, C., Leblanc, J.-C., Lillegaard, I. T., Mölдéus, P., Mortensen, A., Oskarsson, A., Stankovic, I., … Wright, M. (2018). Scientific opinion on the safety of monacolins in red yeast rice. EFSA Journal, 16(8), 5368, 46 pp. https://doi.org/10.2903/j.efsa.2018.5368 (Abgerufen am 24.06.2024)

Hautprobleme

Viele Frauen bemerken in den Wechseljahren deutliche Veränderungen der Haut. Das kann sich durch trockene Haut mit Juckreiz, Schuppung und Rötungen bemerkbar machen, aber auch durch unreine Haut bis hin zu Akne oder Entzündungen.
Die Haut verliert an Elastizität, speichert weniger Feuchtigkeit, neigt zu Faltenbildung, wird insgesamt dünner und empfindlicher. Auch die Sensibilität gegenüber der UV-Strahlung nimmt zu und es kommt schneller zu Pigmentflecken. Natürlich stehen einige Veränderungen auch mit dem normalen Hautalterungsprozess in Verbindung, jedoch verstärken Hormonmangel und -dysbalancen diesen Prozess und können neue Symptome verursachen.

Exkurs: Hautalterung

Zur Erinnerung, die Haut besteht aus drei Schichten:

1. Die Epidermis (Oberhaut) besteht hauptsächlich aus Keratinozyten, die sich ständig erneuern. Dazwischen sind u. a. Melanozyten (Pigmentierung, UV-Schutz), Immunzellen und auch Merkel-Zellen (Tastsinn). Ihre oberste Schicht (Stratum corneum oder auch Hornschicht) bildet eine Barriere gegen äußere Einflüsse, schützt vor Austrocknung und besteht aus abgestorbenen Zellen.
2. Die Dermis (Lederhaut) enthält Elastin- und Kollagenfasern, die der Haut zugleich Festigkeit und Elastizität verleihen und Hyaluronsäure, die Wasser bindet und für ausreichend Feuchtigkeit sorgt. Ausserdem besteht sie aus Blutgefäßen, Talg- und Schweißdrüsen, Haarfollikeln, sowie Nerven und Immunzellen.
3. Die Subkutis (Unterhaut) besteht aus Fett- und Bindegewebe und dient u. a. als Energiespeicher, zur Temperaturisolierung und als Schutzpolster.

Auch der aus Talg und Schweißdrüsen gebildete Hydrolipidfilm, der Wasser, Elektrolyte, Harnsäure, Harnstoff, Peptide und Fettsäuren enthält, schützt die Haut vor dem Austrocknen und schädigenden Einflüssen und Erregern. Er wird oft als Säureschutzmantel bezeichnet, da er einen pH-Wert von etwas 4,5 hat.
Dabei geht man heute eher davon aus, dass die Schutzfunktion der Haut weniger allein dem niedrigen pH-Wert zuzuschreiben ist, sondern vielmehr dem Hautmikrobiom, dem der Hydrolipidfilm durch seine Zusammensetzung optimale Bedingungen bietet.[25]
Die Hautalterung beginnt oft schon vor dem 40. Lebensjahr, wenn die Epidermis weniger Hornzellen bildet und dadurch mehr Feuchtigkeit verliert.

25 Antwerpes, Frank: Säureschutzmantel, DocCheck Flexikon, veröffentlicht am 11. Juni 2015, letzte Bearbeitung am 28. März 2015. https://flexikon.doccheck.com/de/Säureschutzmantel (Abgerufen am 17.01.2025)

Exkurs: Hautalterung

Dadurch wird der Hydrolipidfilm schwächer und die Schutzfunktion nimmt ab, was Rötungen, Juckreiz und Entzündungen begünstigt.
Gleichzeitig reduziert die Dermis die Produktion von Kollagen, Elastin und Hyaluronsäure, wodurch die Haut dünner, trockener und weniger elastisch wird. Durch den Rückgang der Melaninbildung nimmt der UV-Schutz ab, was Pigmentflecken und Sonnenbrand begünstigt. Viele Frauen bemerken ab den Wechseljahren zudem eine verstärkte Neigung zu blauen Flecken, da die Haut im wahrsten Sinne des Wortes dünner wird, puffert sie auch leichte Stöße schlechter ab.
Östrogene, besonders Estradiol, sind essenziell für die Hautfeuchtigkeit, Spannkraft und Regeneration. Mit sinkendem Estradiol-Spiegel verliert die Haut an Elastizität, wird schlaffer und es entstehen mehr Falten.
Zusätzlich beschleunigen extrinsische Einflüsse wie UV-Strahlung, Umweltgifte, schlechte Ernährung, Rauchen und Alkohol die Hautalterung. Sie fördern oxidativen Stress, reduzieren die Durchblutung und führen zu einem schnelleren Abbau von Kollagen und Elastin.

Hormonelle Akne

Plötzlich wieder Pickel wie in der Pubertät: Akne Tarda wird diese späte Akne auch manchmal genannt, die besonders Frauen nach Absetzen der Pille, oder auch in den Wechseljahren treffen kann. Denn der relative Anstieg der Androgene (im Vergleich zu den sinkenden Östrogenspiegeln) kann die Talgproduktion erhöhen, was zu verstopften Poren und somit zu Mitessern, Pickeln oder auch tiefsitzenden, verkapselten Pusteln führen kann.
Sie tritt vor allem an Kinn und Wangen auf, häufig in der zweiten Zyklushälfte.
Neben einem hormonellen Ungleichgewicht gelten besonders Stress und Medikamente als Auslöser, sowie eine Überempfindlichkeit der Talgdrüsen gegenüber Testosteron bzw. DHT.

Therapieansätze bei Akne Tarda

- **Hormonelle Balance** unterstützen, entsprechend des Hormonbefundes, z. B. bei Testosteronüberschuss, DHT hemmende Heilpflanzen: Brennesselwurzel, Sojabohne, Nachtkerze, Sägepalme, Bockshornkleesamen (→ siehe *Behandlungsansätze bei Testosteronüberschuss, S. 75*)
- **Ernährungsoptimierung** (z. B. Zucker, Fertigprodukte etc. meiden)
- **Darmgesundheit:** Ein gesunder Darm, mit entsprechendem Mikrobiom, ist grundlegend für die Hautbalance.
- **Vitamin B 5** (Panthotensäure)

Äußerlich
Teebaumöl wirkt entzündungshemmend, sollte verdünnt, z. B. mit Kokos-, Jojoba- oder Olivenöl angewandt werden.

Rosacea

Rosacea (auch Kupferrose genannt) ist eine chronisch-entzündliche Hauterkrankung, die häufig im Gesicht auftritt und bei Frauen in der Perimenopause vermehrt beobachtet wird.
Sie beginnt meist mit einer Rötung der Wangen inklusive der Nasenflügel und befällt auffallend symmetrisch beide Gesichtshälften.

Formen

- **Erythematös-teleangiektatische Rosacea**: Rötungen, sichtbare Äderchen (Teleangiektasien)
- **Papulopustulöse Rosacea (Akne rosacea)**: Papeln, Pusteln, gesteigerte Hautempfindlichkeit
- **Phymatöse Rosacea**: Verdickung der Haut, in der es z. B. zum Rhinophym kommt (betrifft häufiger Männer)

Die genauen Ursachen der Rosacea sind nicht vollständig geklärt. Vermutet wird, dass die hormonellen Veränderungen in den Wechseljahren eine Rolle spielen, z. B. indem sie die Blutgefäße erweitern und Entzündungen fördern und so die typischen Rötungen und Hautirritationen verursachen. Aber auch eine Beteiligung des Immunsystems sowie eine Überbesiedelung der Haut mit Demodex-Milben (Haarbalgmilben) werden diskutiert.

Als Triggerfaktoren für einen Schub gelten

- UV-Strahlung
- Stress
- Alkohol
- scharfe Speisen
- Temperaturwechsel (Hitze, Kälte)
- Kosmetika oder Medikamente (z. B. Kortison)

Neurodermitis

Die naturheilkundliche Therapie der Neurodermitis ist komplex. Bezogen auf die Wechseljahre spielen insbesondere die hormonell bedingten Hautveränderungen und die gestörte Hautbarriere eine Rolle.
Bei manchen Frauen verschlechtert sich eine bestehende Neurodermitis oder sie tritt erstmals auf. Stress gilt als wichtiger Verstärker.
Für die Pathophysiologie sind insbesondere folgende Aspekte relevant:
- Wechselwirkung von Sexualhormonen, Cortisol und Immunsystem
- Einfluss des Darmmikrobioms
- Histaminstoffwechsel

Juckreiz

Ein häufiges Symptom in der Menopause ist trockene, juckende Haut, z. B. an den Schienbeinen. Ursache ist oft der Estradiolmangel, der die Hautdurchfeuchtung und Lipidproduktion reduziert.

Therapieansätze für entzündete, trockene Haut und Juckreiz

Ernährung
- entzündungshemmend, reich an Omega-3-Fettsäuren
- antioxidantienreiche Lebensmittel (Beeren, grünes Blattgemüse)
- Trigger vermeiden: Alkohol, Kaffee, scharfe Gewürze (Rosacea); histaminreiche Lebensmittel (Neurodermitis)
- Darmgesundheit fördern (z. B. über Präbiotika, Probiotika, ballaststoffreiche Ernährung)

Phytotherapie
- **Nachtkerzenöl:** reich an entzündungshemmender Gamma-Linolensäure, äußerlich und innerlich anwendbar
- **Kamille:** entzündungshemmend und beruhigend (z. B. als Tee oder Umschlag)
- **Aloe Vera:** kühlend und feuchtigkeitsspendend, beruhigt gereizte Haut
- **Grüner Tee:** antioxidativ und entzündungshemmend (als Kompresse oder in Cremes)
- **Rosskastanie:** kann die Gefäßstabilität verbessern (z. B. bei Rosacea)
- **Calendula (Ringelblume):** entzündungshemmend und wundheilungsfördernd
- **Hamamelis:** adstringierend und juckreizlindernd
- **Stiefmütterchen** (Viola tricolor)**:** Hautreinigend und antientzündlich

- **Birkenrinde:** Betulin ist ein Triterpen, das vor allem in der Rinde der Birke vorkommt und entzündungshemmend, wundheilungsfördernd und juckreizlindernd wirkt.

Entzündungshemmende ätherische Öle äußerlich stark verdünnt anwenden: Lavendelöl oder Teebaumöl

Fertigpräparate/Salben/Pflegeprodukte
- Dr. Hauschka Med®: Intensivcreme Mittagsblume oder Akutcreme Potentilla
- RESANA® Birkenrinden Creme
- Sorion® Repair creme
- DHU Halicar® Salbe N

Trockene Schleimhäute

Neben dem natürlichen Hautalterungsprozess, spielt vor allem der Rückgang der Östrogene eine zentrale Rolle bei der Austrocknung der Schleimhäute.

Estradiol unterstützt die Wassereinlagerung im Gewebe und fördert die Kollagenbildung. Es sorgt nicht nur für eine gute Durchfeuchtung der Haut, sondern auch der Schleimhäute im gesamten Körper.
Estriol, oft als das „Schleimhauthormon" bezeichnet, ist insbesondere für den Aufbau, die Befeuchtung und die Versorgung aller Schleimhäute zuständig.

Ein Mangel zeigt sich nicht nur durch vaginale Trockenheit, sondern kann auch trockene Augen, eine gereizte Nasenschleimhaut (mit Nasennebenhöhlenproblemen), einen trockenen Mund, Verstopfung oder sogar Gelenkbeschwerden verursachen, da auch die Gelenke mit schleimhautähnlichen Strukturen ausgekleidet sind.

Besonders die vaginalen Veränderungen, wie Trockenheit, Juckreiz, Brennen oder Schmerzen beim Sex, sind häufige, aber immer noch tabuisierte Beschwerden in den Wechseljahren. In meiner Praxis beobachte ich, dass viele Frauen aus Scham nicht von sich aus darüber sprechen. Daher frage ich ganz bewusst und einfühlsam nach, um diesen wichtigen Beschwerden Raum zu geben und passende therapeutische Möglichkeiten zu besprechen.

Vaginale Atrophie

Die vaginale Atrophie tritt vor allem postmenopausal, als Folge eines Östrogenmangels auf. Dabei kommt es zu einer Rückbildung der Vaginalschleimhäute. Auch das Vaginalmilieu verändert sich, es kommt zu einem Anstieg des pH-Werts. In der Folge können Juckreiz, Brennen, Trockenheit und eine erhöhte Anfälligkeit für Infektionen auftreten.

Hinweis: Heilpraktiker*innen dürfen gemäß Infektionsschutzgesetz (IfSG) keine sexuell übertragbaren Erkrankungen behandeln. Dazu zählen auch Pilzinfektionen des Genitaltrakts, etwa mit *Candida albicans.*

Eine regelmäßige Pflege der Vaginalschleimhaut, etwa durch spezielle Vaginalovula, Gele oder Salben, kann Beschwerden lindern oder ihnen sogar vorbeugen. Spezialisierte Apotheken bieten individualisierte Rezepturen an, die auf die jeweiligen Bedürfnisse abgestimmt werden können.
In der schulmedizinischen Therapie werden häufig Fertigpräparate in Form von östrogenhaltige Vaginalsalben mit 0,05 – 0,1 % Estriol oder entsprechende Ovula eingesetzt. Üblich ist ein Initialschema mit täglicher Anwendung über ein bis zwei Wochen, gefolgt von einer Erhaltungsdosis von etwa zwei Anwendungen pro Woche.

Vor einer höher dosierten Anwendung sollte der Hormonstatus im Speichel, insbesondere Estriol und Estradiol, bestimmt werden. Zur Therapiekontrolle empfiehlt sich zudem eine Überprüfung etwa alle sechs Monate, um Überdosierungen und Ungleichgewichte zu vermeiden.

Nach meiner Erfahrung reicht oft bereits eine Initialbehandlung mit 0,05 % Estriolcreme, 1x täglich für etwa sieben Tage. Anschließend genügt häufig eine deutlich reduzierte Erhaltungsdosis, z. B. 1x alle zwei Wochen, oder die Anwendung einer Low-Dose-Estriolsalbe (D4) zur dauerhaften Beschwerdelinderung.

Hinweis: Als Heilpraktikerinnen dürfen wir keine Änderungen an der Dosierung von verschreibungspflichtigen, ärztlich verordneten Hormonpräparaten vornehmen. Die Patientin sollten dementsprechende Anpassungen immer mit ihrer behandelnden Ärztin besprechen. (→ siehe *Bioidentische Hormone in der Therapie, S. 150*)

Übrigens: Die von Laboren angegebenen Norm- oder Zielwerte für Estriol im Speichel erreichen meiner Erfahrung nach nur wenige Frauen. Deshalb orientiere ich mich in der Praxis vorrangig an den individuellen Beschwerden, die Laborwerte dienen mir lediglich als Anhaltspunkt.

Therapieansätze für die Schleimhäute

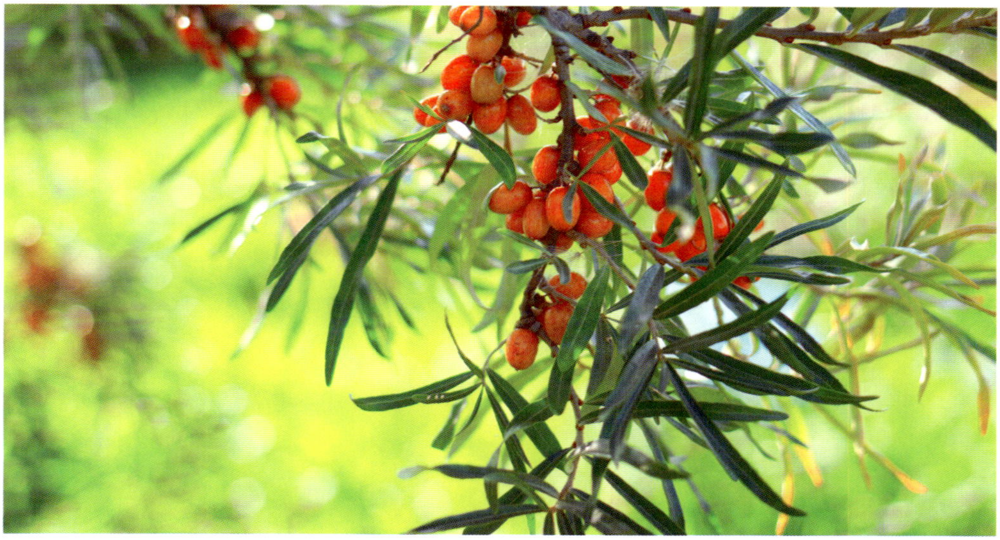

Mikronährstoffversorgung

Eine ausreichende Versorgung mit Mikronährstoffen ist essenziell für die Regeneration und Gesunderhaltung der Schleimhäute. Besonders Vitamin A (epithelstabilisierend) und Vitamin E (zellschützend, antioxidativ) sind wichtige Vitamine für Haut und Schleimhäute.

Phytotherapie

Pflanzliche Schleimstoffe legen sich wie ein schützender Film über die Schleimhäute und unterstützen deren Regeneration. Das Vaginalepithel verfügt auch über Bitterstoffrezeptoren, die Vermutung liegt nahe, dass auch sie die Schleimhautfunktion verbessern, wie ist noch nicht genau erforscht.[26]

26 Welcome M. O. (2020). The bitterness of genitourinary infections: Properties, ligands of genitourinary bitter taste receptors and mechanisms linking taste sensing to inflammatory processes in the genitourinary tract. European journal of obstetrics, gynecology, and reproductive biology, 247, 101–110. https://doi.org/10.1016/j.ejogrb.2020.02.015 (Abgerufen am 30.10.2024)

Bewährt hat sich der Schleimhauttee der Marktapotheke Greiff nach Margret Madejsky, mit Beifuß, Birkenblättern, Frauenmantel, Gänseblümchen, Löwenzahn, Schafgarbe, Stiefmütterchen, Taubnessel und Sanikel.
Auch Fertig-Teemischungen gegen Reizhusten enthalten oft Schleimdrogen und können unterstützend wirken.

Leinsamenschleim
Ein Aufguss aus **geschroteten Leinsamen** (→ siehe *Leinsamen, S. 177*) kann bei regelmäßiger Anwendung helfen trockene Schleimhäute von innen heraus zu regenerieren.

Phytoöstrogene können zur Verbesserung der Schleimhautfunktion beitragen
Isoflavone aus Rotklee oder **Soja:**
- Binden an Östrogenrezeptoren, auch in der Vaginalschleimhaut.
- Wirken pH-regulierend, fördern die Durchblutung, verbessern das Scheidenepithel.
- Orale Einnahme (z. B. 80 mg Rotklee-Isoflavone/Tag) in Studien wirksam.[27]

Bockshornklee (Trigonella foenum-graecum)
- Steroidsaponine und Trigonellin binden an Östrogenrezeptoren.
- innerlich als Tee, Extrakt oder Nahrung in Form von Sprossen/Microgreens (auf Salaten, Broten etc.)

Granatapfelkernöl (Punica granatum)
- enthält pflanzliche Hormone (u. a. Coumestrol, Östron)
- entzündungshemmend (Punicinsäure), fördert Feuchtigkeit & Regeneration

Sanddornöl (Hippophae rhamnoides) aus Fruchtfleisch und Samen
- reich an Omega-7, Vitamin E und Carotinoiden
- wirkt entzündungshemmend, unterstützt Feuchtigkeit und Regeneration der Schleimhäute

Sanft östrogenisierende Präparate (Phytoöstrogene)
- Gynomunal Vaginalgel mit Hyaluronsäure, Hopfen und Vitamin E
- Rotkleezäpfchen nach Magret Madejsky (erhältlich über www.marienapotheke.at)

27 Hidalgo, L. A., Chedraui, P. A., Morocho, N., Ross, S., & San Miguel, G. (2005). The effect of red clover isoflavones on menopausal symptoms, lipids and vaginal cytology in menopausal women: a randomized, double-blind, placebo-controlled study. Gynecological endocrinology : the official journal of the International Society of Gynecological Endocrinology, 21(5), 257-264. https://doi.org/10.1080/09513590500361192 (Abgerufen am 07.09.2024)

Heilpilze

- **Auricularia**: Unterstützt und befeuchtet alle Schleimhäute im Körper.

Lokale Pflege und Anwendung

Pflanzliche Öle zur äußerlichen Anwendung

Hochwertige, fette Pflanzenöle wirken pflegend, feuchtigkeitsspendend und teilweise auch hormonmodulierend. Eine regelmäßige Anwendung ist wichtig (ähnlich wie bei einer Gesichtscreme):

- Granatapfelsamenöl: pflegend, leicht östrogenisierend (z. B. Delima Vaginalzäpfchen, Fa. Pekana)
- Sanddornöl (Frucht + Samen): regenerierend, entzündungshemmend (z. B. Femisanit®, Lârome Sanddornbalsam)
- Traubenkernöl: reich an Vitamin E, schützt Haut und Schleimhäute
- Kokosöl, Olivenöl, Bio-Butter: als Erste-Hilfe-Hausmittel, lindernd bei akuten Reizungen

Einige Apotheken (→ siehe *Adressen, S. 229*) bieten Eigenrezepturen als Ovula oder Creme an, z. B.:

- *gYno by MAG* (Marktapotheke Greiff)
- Produkte und Ovula der Zietenapotheke in Berlin
- Ovula der Limes-Apotheke

Bei Fertigprodukten für den Vaginalbereich sollten die Inhaltsstoffe möglichst natürlichen Ursprungs sowie frei von Konservierungsstoffen und Parabenen sein.

Hormone und hormonähnliche Präparate

Bioidentische Hormone (verschreibungspflichtig):

Estriol, das sogenannte „Schleimhautöstrogen", wird in der ärztlichen Praxis häufig zur lokalen Anwendung in Form von Cremes oder Ovula verschrieben, z. B.:

- ESTRIOL Wolff 0,5 mg/g Vaginalcreme
- Ovestin® 0,5 mg (Vaginal) Ovula

Achtung: Nicht alle Frauen vertragen die Inhaltsstoffe dieser Präparate, insbesondere Parabene oder Konservierungsmittel.

Low-Dose Estriol (verschreibungsfrei):
- gYno Estriol D4-Vaginalgelcreme (Marktapotheke-Greiff), frei von Parabenen und Konservierungsstoffen

Achtung: Bioidentische Hormone sind bei Frauen mit hormonpositiven Krebserkrankungen eventuell kontraindiziert, das gilt auch für den Low-Dose-Bereich oder Phytöstrogene, und sollten mit der Onkolog*in abgesprochen werden.

Brennender-Mund-Syndrom (BMS) und Mundtrockenheit (Xerostomie)

Das Brennende-Mund-Syndrom (BMS) äußert sich durch ein brennendes, oft schmerzhaftes Gefühl im Mund, vor allem an der Zungenspitze und den Zungenrändern. Auch Gaumen, Lippen oder Wangeninnenseiten können betroffen sein. Häufig tritt es bei peri- und postmenopausalen Frauen auf und wird nicht selten fehldiagnostiziert – z. B. als Pilzinfektion – und entsprechend falsch behandelt.

Hauptursächlich ist meist ein Rückgang des Östrogenspiegels. Östrogen spielt eine zentrale Rolle für die Schleimhautfunktion im Mundraum: Es fördert die Speichelbildung, schützt die Schleimhautstruktur und wirkt regulierend auf die Feuchtigkeit. Bei einem Östrogenmangel wird die Mundschleimhaut dünner und empfindlicher, der Speichelfluss nimmt ab und auch die Zusammensetzung des Speichels verändert sich. Dies kann die Geschmacksempfindung beeinträchtigen und das Risiko für Infektionen erhöhen. Zudem können hormonelle Veränderungen die Funktion peripherer Nerven beeinflussen, was zu einer Überempfindlichkeit der Mundschleimhaut führen kann.[28], [29]

Weitere mögliche Ursachen oder verstärkende Faktoren:
- Nährstoffmängel (z. B. Vitamin B12, Eisen, Folsäure)
- chronische Erkrankungen (z. B. Diabetes mellitus, Sjögren-Syndrom)
- stiller Reflux
- Nebenwirkungen bestimmter Medikamente (z. B. Antidepressiva, Antihypertensiva)
- lokale Irritationen oder Allergien (z. B. Zahnpasten, Spülungen, Lebensmittel)
- psychische Belastungen, die das Schmerzempfinden verstärken können

28 Dutt P, Chaudhary S, Kumar P. Oral health and menopause: a comprehensive review on current knowledge and associated dental management. Ann Med Health Sci Res. 2013;3(3):320-323. doi:10.4103/2141-9248.117926 https://pmc.ncbi.nlm.nih.gov/articles/PMC3793432 (Abgerufen am 08.01.2025

29 Schlee Birgit, Heilbronn, Wechseljahre im Mund, dzw 2021, https://dzw.de/wechseljahre-im-mund (Abgerufen am 08.01.2025)

Therapieansätze bei BMS und Xerostomie

Pflegende Öle
Mehrmals täglich kleine Mengen hochwertiger Öle (z. B. kaltgepresstes Bio-Sesamöl, Sonnenblumenöl oder Kokosöl) kurz im Mundraum einwirken lassen und wieder ausspucken. Eine vereinfachte Form des traditionellen Ölziehens, die eine schützende Lipidschicht bildet, lindert Reizungen und unterstützt die Schleimhautregeneration.[30]

Hyaluronsäure
In Form von Gelen, Spülungen oder Lutschtabletten – bildet einen Schutzfilm, fördert die Hydration der Schleimhaut und kann das Trockenheitsgefühl lindern.

Estriolmangel
- z. B. Estriol-Spagyrik comp. Balance Mundspray, (Marktapotheke Greiff), (→ siehe *Estriolmangel, S. 73*)

Speichelfluss anregen
- Kaugummikauen, natürliche bio Kaugummis verwenden (ohne Erdölderivate und Weichmacher)
- Lutschpastillen mit Xylit – fördert die Speichelproduktion. Speziell für nachts eignen sich XyliMelts® (z. B. von OraCoat), kleine Xylit-Plättchen, die an der Mundschleimhaut haften und über mehrere Stunden Feuchtigkeit abgeben.

Allgemeine Empfehlungen
- ausreichende Flüssigkeitszufuhr über den Tag verteilt
- ggf. Abklärung möglicher Nährstoffmängel
- reizfreie, gut verträgliche Mundpflegeprodukte verwenden

Blasenentzündungen, Reizblase, Blasenschwäche

Östrogen spielt auch eine zentrale Rolle für die Gesundheit der ableitenden Harnwege. Es unterstützt die Elastizität und Durchblutung der Blasen- und Urethraschleimhaut, die beide reich an Östrogenrezeptoren sind. Ein Östrogenmangel kann zur Atrophie dieser Schleimhäute, zu vermindertem Gewebevolumen und gestörter neuromuskulärer Steue-

30 https://www.zentrum-der-gesundheit.de/bibliothek/ratgeber/detox-uebersicht/oelziehen#wirkung_von_kokosl_gegen_plaque_und_gingivitis (Abgerufen am 08.01.2025)

rung führen. Auch die Blasenmuskulatur und das Bindegewebe verlieren an Spannkraft, was eine überaktive Blase oder Inkontinenz begünstigen kann.
Sowohl eine Beckenbodenschwäche als auch ein überhöhter Muskeltonus (verspannte Beckenbodenmuskulatur) können zusätzlich zu Beschwerden führen.
Diese Veränderungen können sich in Form von Reizblase, rezidivierenden Blasenentzündungen oder einer Harninkontinenz äußern.

Harninkontinenz

Viele Frauen in den Wechseljahre berichten über Probleme, den Urin nicht mehr zuverlässig halten zu können. Emotionaler Stress kann diese Beschwerden zusätzlich verstärken – die Angst, es nicht rechtzeitig zur Toilette zu schaffen, kann einen belastenden Teufelskreis in Gang setzen.

Drang-/Urgeinkontinenz

Typisch ist ein plötzlicher, starker Harndrang, häufig schon bei geringer Blasenfüllung. Oft schaffen es Betroffene nicht rechtzeitig zur Toilette, was zum unwillkürlichen Abgang kleiner Urinmengen führt. Und/oder die Betroffenen müssen sehr häufig auf die Toilette. Insbesondere bei häufigem nächtlichem Harndrang, kann das zu erheblichen Schlafstörungen führen.
Die Urgeinkontinenz, die auch im Zusammenhang mit neurologischen Erkrankungen, Diabetes mellitus oder Entzündungen auftreten kann, ist in der Peri- und Postmenopause durch den lokalen Östrogenmangel bedingt.
Sie tritt oft in Zusammenhang mit einer Stressinkontinenz auf.

Stressinkontinenz

Eine Stressinkontinenz (auch Belastungsinkontinenz) bezeichnet den unwillkürlichen Urinabgang durch eine intraabdominelle Druckerhöhung und steht im Zusammenhang mit einer Schwäche des Blasenschließmuskels (Musculus sphincter urethrae).
Die Ursache dafür ist eine Beckenbodenschwäche und/oder Schädigung des Bandapparates der Urethra, oft verbunden mit einer Gebärmuttersenkung, bedingt durch eine Bindgewebsschwäche.

Ursachen:

- Östrogenmangel
- Geburten
- Übergewicht
- Folge von Operationen im Bauchraum (z. B. einer Hysterektomie, besonders wenn der Gebärmutterhals mit entfernt wurde)

- chronischer Husten (z. B. durch Rauchen, Asthma, COPD) kann durch die wiederholten, starke Erhöhung des intraabdominalen Drucks, den Beckenboden ermüden, oder schädigen

Die Schwere der Stressinkontinenz wird in drei Grade unterteilt:
- Grad 1: Urinverlust bei starkem Druckanstieg, z. B. Niesen, Lachen
- Grad 2: Urinverlust bei leichteren Aktivitäten wie Gehen oder Aufstehen
- Grad 3: Urinverlust ohne Belastung, auch im Liegen

Therapieansätze für Blasenprobleme

(→ siehe *Schleimhäute, S. 95*)

Beckenbodentraining

Das wichtigste therapeutische Tool für die Stressinkontinenz ist das fachkundige Beckenbodentraining. Es sollte zunächst von speziell dafür ausgebildeten Physiotherapeut*innen angeleitet werden, die auch vaginal tasten bzw. untersuchen und so die verschiedene Schichten des Beckenbodens beurteilen können.
Einige Frauen leiden nämlich unter einem zu hohen Tonus der Beckenbodenmuskulatur, was z. B. auch eine Reizblase oder rezidivierende Blasenentzündungen bedingen kann.

Pessare und Co

Bei Senkungsbeschwerden gibt es allerlei Hilfsmittel, wie z. B. Pessare. Dazu ausgebildete Gynäkologinnen können helfen, das individuell Richtige zu finden und anzupassen.

Östrogene

Ergänzend kann auch hier eine (eventuell lokal) östrogenisierende Behandlung eine Rolle spielen. Verschreibungspflichtige Vaginalcremes oder Ovula werden oft verordnet, um die Schleimhäute und das Gewebe zu stärken und eine Atrophie zu mildern.

Phytotherapie

- **Ackerschachtelhalm** (*Equisetum arvense*): Bindegewebestärkend, stabilisiert den Beckenboden,
- **Angelika** (*Angelica archangelica, Angelica sinensis*): wärmend und aktivierend für Beckenorgane
- **Brennnessel** (*Urtica dioica*): harntreibend, entzündungshemmend, bindegewebestärkend
- **Beifuß** (*Artemisia vulgaris*): tonisierend auf Uterus und Bindegewebe

- **Damiana** (*Turnera diffusa*): durchblutungsfördernd, entspannend auf den Beckenboden
- **Goldrute** (*Solidago virgaurea*): harntreibend, entzündungshemmend, schmerzlindernd
- **Granatapfelsamenöl** (*Punica granatum*): sanft östrogenisierend, äußerlich als Intimpflegeöl
- **Hirtentäschel** (Capsella bursa-pastoris): uterustonisierend
- **Hopfen** (*Humulus lupulus*): sanft östrogenisierend, z. B. als Gynmunal-Gel zur äußeren Intimpflege
- **Kürbiskernextrakt** (*Cucurbita pepo*): bei Reizblase und Harndrang
- **Rotklee** (*Trifolium pratense*): Enthält Phytoöstrogene (Isoflavone), hormonmodulierend, besonders bei menopausalen Beschwerden.
- **Schwarze Johannisbeere** (*Ribes nigrum*): entzündungshemmend, harntreibend, reguliert Cortisol
- **Traubensilberkerze** (*Cimicifuga racemosa*): Beeinflusst Östrogenrezeptoren, hormonmodulierend.

Fertigpräparate
- ANGOCIN® Anti-Infekt N: Kapuzinerkressenkraut und Meerrettichwurzel, bei akuten entzündlichen Erkrankungen der ableitenden Harnwege
- Ceres Solidago comp.: Goldrute, Ackerschachtelhalm, Birkenblätter, Brennnessel, Schwarzer Hollunder
- Senecio comp Globuli velati, Firma Wala: Senkungsbeschwerden, Bindegewebsschwäche, Reizblase

Schüsslersalze: Bindegewebe stärkend
- Schüssler-Salz Nr. 1 Calcium fluoratum
- Schüsslersalz Nr. 11 Silicea

Verdauungsstörungen

Wer bringt schon Blähungen oder Verstopfung sofort mit den Wechseljahren in Verbindung? Dabei wirken sich die hormonellen Veränderungen auch auf komplexe Weise auf den Magen-Darm-Trakt aus. Viele Frauen berichten in dieser Lebensphase über neu auftretende oder verstärkte Verdauungsprobleme wie Blähungen, Völlegefühl, Unverträglichkeiten oder einen Wechsel zwischen Durchfall und Verstopfung.
Ein weiterer Hinweis auf den Zusammenhang zwischen Hormonen und Verdauung ist auch die Tatsache, dass solche Beschwerden häufig zyklusabhängig auftreten.

Die Schleimhaut des Verdauungstrakts verfügt über Rezeptoren für Estradiol und Progesteron. Es ist daher naheliegend, dass hormonelle Schwankungen auch dort spürbare Effekte zeigen:

- Eine Östrogendominanz, wie sie häufig in der Prä- und Perimenopause noch auftritt (oder durch eine zu hohe Estradiolsubstitution), kann zur vermehrten Bildung von Prostaglandinen führen. Sie haben einen anregenden Effekt auf die Darmperistaltik (mit schnellerer Darmpassage des Stuhls) bis hin zu Durchfällen und Bauchkrämpfen.
- Höhere Progesteronspiegel (z. B. durch eine Substitution) können hingegen zu einer Verlangsamung der Darmtätigkeit und zu einer Verstopfung führen.
- Die Durchblutung des Magen-Darm-Trakts nimmt mit abnehmendem Östrogenspiegel ab, was die Verdauungsfunktion zusätzlich beeinträchtigen kann.
- Der Abfall von Östrogenen wirkt sich negativ auf die Versorgung der Darmschleimhaut aus und kann ihre Schutz- und Resorptionsfunktion schwächen.
- Östrogene beeinflussen zudem die Zusammensetzung des Mikrobioms. Umgekehrt sind bestimmte Darmbakterien (das sogenannte Estrobolom) an der Rückresorption und Verstoffwechselung von Östrogenen beteiligt – ein wechselseitiger Regelkreis, der leicht aus dem Gleichgewicht geraten kann.[31]
- Auch ein erhöhter Cortisolspiegel z. B. durch Stress kann die Verdauung verschlechtern.

Therapieansätze bei Verdauungsproblemen in den Wechseljahren

Darmsanierung

Da der Darm eine zentrale Rolle für die Hormonbalance, das Immunsystem und die Aufnahme von Nährstoffen spielt, sollte seine Mitbehandlung ein fester Bestandteil jeder ganzheitlichen Therapie in den Wechseljahren sein.

Eine gezielte Stuhluntersuchung (z. B. Mikrobiomzusammensetzung, Entzündungsmarker und Verdauungsenzyme) kann wertvolle Hinweise liefern und bildet die Grundlage für eine individuelle Darmsanierung.

Therapieansätze für den Mikrobiomaufbau

- Gezielte Probiotika nach individueller Mikrobiomanalyse. Es gibt inzwischen viele sogenannte „Menopräparate“, die auch Probiotika enthalten. Allerdings ist eine ungezielte Einnahme ohne vorherige Diagnostik meist wenig sinnvoll.
- Präbiotika wie Inulin, Oligofructose, resistente Stärke (aus z. B. grünen Bananen, Haferflocken, Topinambur)
- ballaststoffreiche Ernährung mit Gemüse, Hülsenfrüchten, Nüssen und Samen
- fermentierte Lebensmittel: Sauerkraut, Kimchi, Kefir, Joghurt (ohne Zucker), Kombucha

31 Peters, B. A., Santoro, N., Kaplan, R. C., & Qi, Q. (2022). Spotlight on the Gut Microbiome in Menopause: Current Insights. *International Journal of Women's Health*, *14*, 1059–1072. https://doi.org/10.2147/IJWH.S340491 (Abgerufen am 09.01.2024)

Pflanzliche Unterstützung für die Verdauung

- **Bitterstoffhaltige Heilpflanzen** (z. B. Enzian, Wermut, Löwenzahn, Artischocke): Regen auf natürliche Weise die Verdauung an, indem sie Speichelfluss, Magensäuresekretion, Gallenfluss sowie die Ausschüttung von Verdauungssäften stimulieren. Sie unterstützen die Leberfunktion und können bei Völlegefühl, Blähungen und träger Verdauung hilfreich sein. Die Einnahme sollte idealerweise kurz vor den Mahlzeiten erfolgen.
- **Krampflösende und beruhigende Heilpflanzen** (z. B. Fenchel, Anis, Kümmel, Melisse): Wirken spasmolytisch und entspannend auf die glatte Muskulatur des Gastrointestinaltrakts. Sie eignen sich besonders bei Blähungen, Reizdarmsyndrom oder funktionellen Magen-Darm-Beschwerden.
- **Flohsamenschalen** (*Plantago ovata*, Psyllium husk): Enthalten einen hohen Anteil quellfähiger Schleimstoffe, die im Darm Wasser binden, das Stuhlvolumen erhöhen und die Darmperistaltik regulieren. Sie fördern eine regelmäßige und weiche Stuhlentleerung. Sie sollten immer mit reichlich Flüssigkeit eingenommen werden.

Ausreichend trinken (aber zum richtigen Zeitpunkt)

Viel Flüssigkeit ist wichtig für die Verdauung, aber nicht direkt zu den Mahlzeiten, da dies die Verdauungsenzyme verdünnen und so die Verdauungsleistung beeinträchtigen kann.

Hormonbalance wiederherstellen

Entsprechend des Laborbefundes. (→ siehe *Behandlung hormoneller Dysbalancen, S. 68)*

Tipp: „Die Verdauung beginnt im Mund" – daran erinnere ich meine Patient*innen wirklich immer wieder explizit. So banal das klingt, gründliches Kauen, gutes Einspeicheln und langsames Essen ist für die Darmgesundheit schon die halbe Miete. Eine oft genannte Empfehlung lautet, jeden Bissen 32 mal zu kauen, aber wer schafft das schon im hektischen Alltag?
Gutes Kauen hilft nicht nur, einer durch „zu viel Essen" bedingten Gewichtszunahme vorzubeugen, sondern regt auch die Freisetzung der Verdauungsenzyme (z. B. Amylase) an.
Unzureichend zerkautes Essen kann außerdem dazu beitragen, dass sich die Zusammensetzung des Darmmikrobioms ungünstig verändert.[32]

32 Zielinski, Johanna: „Gut gekaut ist halb verdaut", Ernährung & Medizin Ausgabe 01 · Volume 37 · März 2022 https://natuerlich.thieme.de/therapieverfahren/ernaehrung/detail/gutes-kauen-gewichtskontrolle-durch-kauverhalten-909 (Abgerufen am 09.01.2025)

Histaminintoleranz

Der komplexe hormonelle Umbau, der die Wechseljahre ausmacht, beeinflusst auch viele andere biochemische Prozesse im Körper. Einer davon ist das Histaminsystem. Histamin ist an allergischen Reaktionen, Entzündungen und der Gefäßregulation beteiligt. Es spielt eine oft übersehene Rolle in den Wechseljahren, denn die Wechselwirkung mit den schwankenden Geschlechtshormonen kann Symptome verstärken.

Östrogen, Progesteron, Testosteron – Wechselwirkungen mit Histamin

Erhöhte Histaminfreisetzung
Östrogen erhöht die Aktivität der Mastzellen, die das Histamin freisetzen, so können höhere Östrogenspiegel die Histaminfreisetzung steigern und die Sensitivität der Histaminrezeptoren (H1, H2) erhöhen.

Verlangsamter Histaminabbau
Östrogen kann die Aktivität der Diaminoxidase (DAO) hemmen. DAO ist ein Enzym, das für den Histaminabbau zuständig ist. Es kann zu einer erhöhten Histaminkonzentration im Körper kommen. Frauen in der Prä- oder Perimenopause entwickeln dadurch auch häufiger Symptome einer Histaminintoleranz.

Die antagonistische Wirkung, die das Progesteron gegenüber dem Östrogen hat, kann die Histaminfreisetzung eher hemmen und die DAO-Aktivität steigern. So kann Progesteron den Histaminspiegel senken. Ein Abfall des Progesterons kann erhöhte Histaminspiegel begünstigen.

Testosteron kann die Mastzellen stabilisieren und so die Histaminfreisetzung reduzieren. Ein Abfall des Testosteronspiegels könnte daher ebenfalls zu einer erhöhten Histaminaktivität beitragen.

Eine Östrogendominanz, wie sie häufig in der Prämenopause und zu Beginn der Perimenopause vorliegt (oder durch eine zu hohe Dosierung von bioidentischem Estradiol entstehen kann), kann also zu erhöhten Östrogenspiegeln führen und Symptome wie Hitzewallungen, Schlafstörungen, Juckreiz, Kopfschmerzen, Migräne, Verdauungsprobleme, Allergien, Hautausschläge oder auch Neurodermitis auslösen bzw. verstärken.

Wirkung von Histamin auf die Geschlechtshormone

Umgekehrt bewirkt Histamin über eine Erhöhung der Freisetzung von Gonadotropin-Releasing-Hormon (GnRH) aus dem Hypothalamus, eine erhöhte Sekretion von luteinisierendem Hormon (LH) und follikelstimulierendem Hormon (FSH). Dadurch wird wiederum vor der Menopause die Östrogenproduktion in den Eierstöcken gesteigert. So kann ein erhöhter Histaminspiegel die Östrogendominanz verstärken – ein Teufelskreis.[33, 34]

Exkurs: Wirkung und Aufgabe von Histamin im Körper

Histamin ist ein biogenes Amin, das in verschiedenen Geweben, insbesondere in der Haut, den Schleimhäuten (z. B. Atemwege und Magen-Darm-Trakt) und in der Nähe der Blutgefäße gebildet und in den Mastzellen und Basophilen gespeichert wird. Es ist ein wichtiger Mediator, der im gesamten Organismus eine Fülle von Reaktionen auslöst.

Im Gehirn fungiert es als Neurotransmitter und wird von histaminergen Neuronen produziert. Seine vielfältige Wirkung entsteht durch die Bindung an membrangebundene Histamin-Rezeptoren (H1, H2, H3, H4).

- **Kardiovaskuläres System:** H1-Rezeptoren verursachen eine Gefäßerweiterung (mit Blutdrucksenkung, Adrenalinerhöhung und Erhöhung der Herzfrequenz), erhöhte Gefäßpermeabilität und Kontraktion der glatten Muskulatur (auch mit Entzündungsreaktionen wie Rötung, Ödembildung und Juckreiz). Auch bei Kopfschmerzen und Migräne kann das Histamin eine Rolle spielen.
- **An den Bronchien** löst Histamin über den H1-Rezeptor eine Verengung (Bronchokonstriktion) aus (relevant beim Asthma bronchiale).
- **Magenschleimhaut**: **H2-Rezeptoren** stimulieren hier die Magensäuresekretion in den Belegzellen des Magens.
- **Zentrales Nervensystem:** Hier fungiert Histamin als Neurotransmitter und ist an der Regulation des Schlaf-Wach-Rhythmus, Appetits und der Schmerzempfindung beteiligt. H3-Rezeptoren regulieren wiederum die Freisetzung von anderen Neurotransmittern im zentralen Nervensystem.
- **Immunsystem:** Zusätzlich sind H4-Rezeptoren an der Chemotaxis von Immunzellen beteiligt und modulieren die Freisetzung von Zytokinen und anderen Entzündungsmediatoren.[35]

---

33 Zierau O, Zenclussen AC and Jensen F (2012) Role of female sex hormones, estradiol and progesterone, in mast cell behavior. Front. Immun. 3:169. doi: 10.3389/fimmu.2012.00169 (Abgerufen am 14.01.2025)

34 https://www.geneticlifehacks.com/estrogen-and-histamine (Abgerufen am 14.01.2025)

35 https://flexikon.doccheck.com/de/Histamin (Abgerufen am 14.01.2025)

Therapieansätze für Histaminprobleme in den Wechseljahren

- histaminarme Ernährung
- Hormonbalance, z. B. Abbau der Östrogendominanz
- Darmsanierung: eine gesunde Darmflora hilft, den Histaminspiegel zu balancieren
- DAO-Enzyme als Supplemente
- Vitamin B6 unterstützt die Aktivität der DAO
- Vitamin C – wichtig für den Histaminabbau im Körper
- Quercetin: Hemmt die Histaminfreisetzung
- Stressabbau: Stress kann die Histaminfreisetzung fördern
- Schwarzkümmelöl (Nigella sativa): Histamin senkend, reguliert die Aktivierung von Mastzellen

Haarausfall

Haarausfall bei Frauen kommt natürlich nicht nur in den Wechseljahren vor, er wird von den Betroffenen oft als große psychische Belastung empfunden und kann das Selbstwertgefühl erheblich beeinträchtigen. Auch Stress und traumatische Erlebnisse spielen eine wichtige Rolle.

Haare bestehen zu 85–90 % aus Keratin, einem faseriges Protein, das ihnen Stabilität und Elastizität verleiht. Keratin besteht aus Aminosäuren, insbesondere Cystein, das Schwefelbrücken bildet und das Haar widerstandsfähig macht und Methionin. Aber auch Lysin und Arginin sind wichtig für das Haarwachstum.

Östrogen hat eine schützende Wirkung auf die Haarfollikel. Es fördert die Wachstumsphase (Anagenphase) und hemmt die Wirkung von Androgenen wie DHT. Mit sinkendem Östrogenspiegel während der Wechseljahre wird diese Schutzwirkung reduziert.

Verschiebt sich das Verhältnis von Estradiol zu Testosteron deutlich zu Ungunsten des Estradiols und wird dann noch vermehrt Testosteron zu Dihydrotestosteron (DHT) synthetisiert, kann das zur Schrumpfung der Haarfollikel führen. Das Haarwachstum wird beeinträchtigt, die Anagenphase verkürzt sich: Die Haare fallen schneller aus, nachwachsende Haare sind oft dünner und weniger pigmentiert.

Auch andere Ursachen wie Nährstoffmängel, Schilddrüsenstörungen, Medikamente oder seelische Belastungen können den Haarausfall begünstigen, häufig wirken mehrere Faktoren gleichzeitig.

Verstärkte Gesichtsbehaarung
Ein (im Verhältnis zum Estradiol) hoher Testosteronspiegel, kann gleichzeitig zu einer verstärkten Gesichtsbehaarung, beispielsweise am Kinn führen.

Folgende Parameter helfen bei der Ursachensuche bei Haarausfall, oder starkem Haarwuchs (an unerwünschten Stellen):

Hormondysbalancen
- Estradiolmangel
- erhöhte Testosteron-, oder Dihydrotestoseronwerte
- SHBG-Mangel (Bindungsproteine für Testosteron)/Eiweißmangel
- erhöhte Cortisolwerte

Mikronährstoffmangel
- Eisen, Zink, Vitamin D, Vitamin C, Selen, Biotin, B-Vitamine
- Übersäuerung, Ernährungsfehler
- Aminosäurenmangel

Schilddrüsenstörung
- TSH, fT3, fT4, TPO-AK

Chronische Entzündungen
- Darmerkrankung
- Hauterkrankung
- Viruserkrankung

Toxine
- z. B. Schwermetalle (Haarfärbemitteln, Zigaretten)

Therapieansätze bei Haarausfall

Ursachenbezogen arbeiten
- Stress bearbeiten/abbauen
- entgiften über Leber, Niere, Lymphe
- gegebenenfalls den Darm sanieren
- Mikronährstoffe auffüllen
- Hormone balancieren: DHT senken, Estradiol und Progesteron ggfs. erhöhen *(→ siehe Behandlung hormoneller Dysbalancen, S. 68)*

Natürliche DHT-Blocker: (→ siehe *Testosteronüberschuss, S. 75*)

- Beta-Sisterol wie in Brennesselwurzel, Sojabohne, Nachtkerze, Sägepalme
- Bockshornkleesamen
- Sulforaphan/Senfölglykoside in Kreuzblütlern

Ernährungstipp: Hirse ist eine wertvolle Quelle für Silizium (Kieselsäure), Eisen, Zink und B-Vitamine, Nährstoffe, die das Haarwachstum unterstützen und die Haarstruktur stärken.

Libidomangel

Das Thema Libidomangel als störendes Symptom der Wechseljahre kommt in meiner Praxis oft erst beim zweiten oder dritten Besuch zur Sprache.
Auch hier geht es darum, emphatisch nachzufragen um die Zusammenhänge zu erfassen. Während einige Frauen berichten, dass ihnen selbst gar nichts fehlt, sie aber befürchten Partner oder Partnerin zu enttäuschen, vermissen andere eine erfüllte Sexualität und erleben den Verlust der Libido als schmerzhaft.
Klar ist, wenn die Erotik in einer Beziehung komplett futsch ist, liegt das in der Regel nicht allein an hormonellen Veränderungen – dann spielen sicher auch partnerschaftliche oder emotionale Themen eine Rolle.
Aber natürlich kann auch ein Hormonmangel die Ursache sein, ebenso wie Stress.
Auch trockene (Vaginal-)Schleimhäute wirken sich oft negativ auf das Lustempfinden aus und machen sexuelle Begegnungen unangenehm oder schmerzhaft.

Therapieansätze bei fehlender Libido

Hormonelle Ursachen klären und gegebenenfalls mit bioidentischen Hormonen unterstützen, (z. B. Östrogencreme D4, Progesteroncreme D4, Testosteron D4, DHEA D4 Creme) oder mit den passenden Phytohormonen. Auch eine Stärkung der Nebennierenfunktion kann wichtig sein (→ siehe *Erschöpfung, S. 150*).

Phytotherapie

- **Damiana** (Turnera diffusa): Libidoanregend, Verbesserung der genitalen Durchblutung, bringt die Energie aus dem Kopf ins Becken
- **Maca** (Lepidium meyenii): Adaptogen, wirkt ausgleichend und libidofördernd
- **Basilikum** (Ocimum basilicum): Gilt traditionell als Aphrodisiakum, fördert die Durchblutung in Bauch und Becken
- **Erdburzeldorn** (Tribulus terrestris)

Schlafstörungen

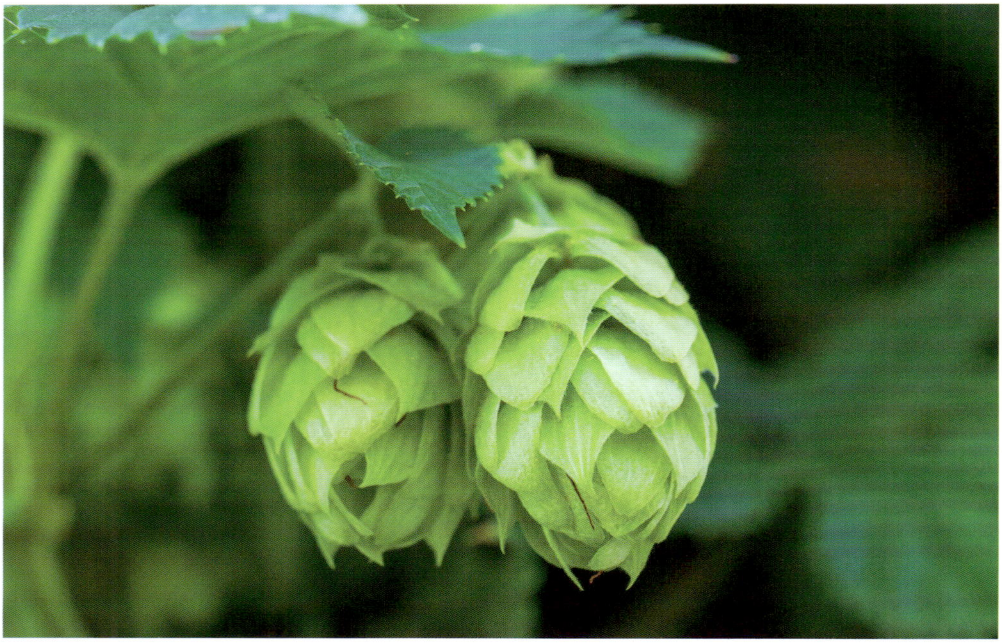

Schlafstörungen treten gehäuft bei Frauen in der Peri- und Postmenopause auf. Oft werden sie nur auf die nächtlichen Hitzewallungen zurückgeführt, aber auch viele prämenopausale Patientinnen, die gar keine Hitzewallungen haben, leiden plötzlich unter Schlafstörungen. Wenn Schlafstörungen zum Schlafmangel werden, ziehen sie meist Konzentrationsschwierigkeiten, Erschöpfung und Resilienzstörungen nach sich. Ist die nächtliche Regenerationsphase langfristig eingeschränkt bzw. verkürzt, können Herz-Kreislauf-Erkrankungen, Abwehrschwäche, Verdauungsstörungen und auch Gewichtszunahme die Folge sein.

Mögliche Ursachen

Schlafstörungen können viele Gründe haben, die folgenden Aspekte beziehen sich vor allem auf die Wechseljahre:

- Progesteronmangel: Progesteron wirkt entspannend. Fehlt es, kann das Einschlafen schwerfallen, auch wenn frau eigentlich todmüde ist.
- Estradiolmangel mit nächtlichen Hitzewallungen
- Insgesamt zu niedrige Hormonspiegel, insbesondere bei Nebennierenschwäche, können Schlafstörungen begünstigen.

- Nachts zu stark absinkendes Cortisol kann durch Adrenalinschübe kompensiert werden. Die Folge: plötzliches Aufwachen mit Herzrasen und ggf. Schweißausbrüchen.
- Zu hohe nächtliche Cortisolspiegel, etwa durch Stress oder Traumata
- Melatonin: zu niedrige Melatoninwerte (auch bedingt durch Licht, Bildschirm-Computerarbeit abends, grün-blaues Licht)
- Schilddrüsenfunktionsstörungen, insbesondere Überfunktion oder eine falsch eingestellte Hormonsubstitution (z. B. durch veränderte Hormonverwertung während der Wechseljahre), können mit Schlafstörungen einhergehen.
- Aminosäurenmangel: Tryptophanmangel, z. B. durch Eiweißmangel. (Tryptophan ist die Ausgangssubstanz für Serotonin und Melatonin. Im Stoffwechsel wird es zu 5-HTP und dann zu Serotonin umgewandelt, das Stimmung, Appetit und Schmerzempfinden reguliert. Aus Serotonin entsteht in der Zirbeldrüse Melatonin, das den Schlaf-Wach-Rhythmus steuert. Ein Mangel kann sich als Stimmungstief, Unruhe oder Schlafstörung zeigen.)
- Kohlenhydratemangel (z. B. durch Low-Carb- oder No-Carb-Diäten): Die Konzentration der BCAA-Aminosäuren steigt: Valin, Leucin und Isoleucin. Sie konkurrieren mit Tryptophan an der Blut-Hirn-Schranke, wodurch die Serotonin-Bildung sinkt.
- Ein stark schwankender Blutzuckerspiegel, etwa durch Intervallfasten, kann über eine Cortisol- und Adrenalinerhöhung den Schlaf stören.
- Mikronährstoffmängel, u. a. Vitamin C (für die Umwandlung von Tryptophan in 5-HTP), B-Vitamine
- Magnesiummangel: Magnesium wirkt entspannend, senkt den Muskeltonus und kann auch bei nächtlichen Herzrhythmusstörungen hilfreich sein.

Therapieansätze bei Schlafstörungen

Hormonmängel ausgleichen

- Hormonsubstitution, z. B.: Estradiolcreme D4 , Progesteroncreme D4 (→ siehe *Bioidentische Hormone, S. 69*)
- Walnussöl äußerlich, z. B. an Armen und Beinen auftragen, wirkt sanft gestagenisierend (nicht wissenschaftlich belegt, aber sehr beliebt bei meinen Patientinnen)

Phythoterapie

- **Hopfen** (Humulus lupulus) wirkt sanft östrogenisierend
- **Cimicifuga** (Traubensilberkerze), Thema Überforderung
- **Melisse** (Melissa officinalis)

- **Lavendel** (Lavandula officinalis), auch in Form von Aromatherapie[36]
- **Passionsblume** (Passiflora incarnata)
- **Baldrian** (Valeriana officinalis) – konzentrationsfördernd
- **Ashwaganda** (Withania somnifera), Schlafbeere (nicht zu hoch dosieren)
- **Afrikanische Schwarzbohne** (Griffonia simplicifolia) – der Hauptwirkstoff 5-HTP wird im Körper zu Serotonin und indirekt zu Melatonin umgewandelt
- **Schlaf-Teemischung nach Dr. Dorothee Struck** bei nächtlichem „Herzklabastern": 30 g Hopfenzapfen, 30 g Herzgespann, 20 g Melissenblätter, 20 g grüner Hafer/Salbei (bei nächtlichem Schwitzen)

Mikronährstoffe und Ergänzungen

- Hericium (Heilpilz): Angst, Unruhe, Schlafstörungen
- Vitamin C (Melatoninstoffwechsel braucht auch Vitamin C)
- B-Komplex
- Magnesium
- Coenzym Q10 (nicht am Nachmittag/Abend nehmen)
- Aminosäuren wie Tryptophan
- Melatonin

Ohrakupunktur

- z. B. Punkte 55, 29, 29 b, Valium, 22, 34, 100, 98a (Muskelentspannung)

Erschöpfung und Müdigkeit

Auch von chronischer Müdigkeit und Erschöpfung sind viele Frauen in den Wechseljahren betroffen. Folge sind oft mangelnde Leistungsfähigkeit und Konzentrationsstörungen. Neben Schlafmangel oder nächtlichen Schweißausbrüchen kommen hier weitere Ursachen infrage, z. B.:

- Nebennierenschwäche
- Leberüberlastung
- Schilddrüsenstörungen (zur Erinnerung: die Schwankungen der Geschlechtshormone können sich auf die Funktion der Schilddrüse, wie auch auf die Wirkung der Schilddrüsenhormone auswirken)

36 Gürler, M., Kızılırmak, A., & Baser, M. (2020). The Effect of Aromatherapy on Sleep and Quality of Life in Menopausal Women with Sleeping Problems: A Non-Randomized, Placebo-Controlled Trial. Auswirkungen der Aromatherapie auf die Schlaf- und Lebensqualität menopausaler Frauen mit Schlafproblemen: Eine nicht randomisierte, placebokontrollierte Studie. Complementary medicine research, 27(6), 421–430. https://doi.org/10.1159/000507751 (Abgerufen am 30.12.2024)

Während in jüngeren Jahren ein regelmäßiges „über die eigenen Grenzen gehen", häufig lange Zeit kompensiert werden kann, machen sich in den Wechseljahren oft die Folgen davon bemerkbar: Langjährige Überforderung und Stress können sowohl die hormonelle Dysbalance verstärken, als auch die Nebennieren schwächen und zu Erschöpfung bis hin zum Burnout führen.
In stressreichen Phasen kann durch den erhöhten Cortisolbedarf das sogenannte Progesteron-Steal-Syndrom entstehen: Progesteron – das sowohl eine Vorstufe für Cortisol als auch für Androgene und letztlich Östrogene ist – wird vermehrt zur Cortisolbildung genutzt. Die Folge: ein Progesteronmangel mit den entsprechenden Konsequenzen.

Hohe Selbstansprüche, aber auch Druck von außen, wie Anforderungen in Beruf und Familie, lassen sich nicht immer so einfach abschütteln. Mit meinen Patientinnen arbeite ich oft an Glaubenssätzen wie „Ich muss...", „Ich sollte...", „Ich darf nicht...", „Ich schaffe das schon allein...", „Ich bin nicht gut genug...". Ein Satz, den ich häufig höre, lautet: *„Ich weiß, ich müsste eigentlich regelmäßig zum Sport gehen, aber ich habe einfach keine Energie dafür."* Hier interveniere ich, denn gerade bei starker Erschöpfung ist anstrengender Sport kontraindiziert. Stattdessen empfehle ich dann lieber Spaziergänge und dem Bedürfnis nach Ausruhen nachzugeben. Letzteres lässt sich gut mit einem Leberwickel verbinden (→ *siehe Therapieansätze bei Östogendominanz, S. 71*).
Der oft zitierte Satz „Der Schmerz der Leber ist die Müdigkeit" verweist darauf, dass die Leber zwar keine Schmerzrezeptoren besitzt, ihre Funktionsstörungen aber oft als unspezifisches Erschöpfungsgefühl wahrgenommen werden.

Therapieansätze bei Erschöpfung und Müdigkeit

Nebenieren-Adaptogene: Sie erhöhen die Anpassungsfähigkeit des Organismus und modulieren die Funktion der Stressachse (Hypothalamus-Hypophysen-Nebennieren-System). Dadurch kann der Körper widerstandsfähiger gegen körperliche oder psychische Stressfaktoren werden und erholt sich besser von Stresssituationen. Sie stabilisieren die Nebennierenfunktion und können dabei helfen, den Cortisolspiegel zu regulieren.

- **Rosenwurz** (Rhodiola rosea): z. B. rhodioLoges®
- **Eleutherococcus senticosus** (Sibirischer Ginseng): z. B. ELEU-Curarina® Tropfen, erhöht die allgemeine Stressresistenz, stabilisiert die Nebennierenfunktion und fördert die Vitalität.
- **Ashwagandha** (Withania somnifera): Senkt den Cortisolspiegel, verbessert die Schlafqualität und stärkt die allgemeine Vitalität.
- **Schisandra** (Schisandra chinensis): Fördert die Leistungsfähigkeit der Nebennieren und unterstützt den Energiestoffwechsel.

Hormonwirksame Pflanzen

- **Mönchspfeffer** (Vitex agnus-castus): Hormonregulierend, verbessert den Progesteronhaushalt.
- **Cimicifuga racemosa** (Traubensilberkerze): Bei Frauen, die „zu viel tragen" mit Hitzewallungen, Stimmungsschwankungen und Schlafstörungen.

Leberunterstützende Pflanzen

- **Mariendistel** (Silybum marianum): enthält Silymarin, das die Leberzellen schützt, deren Regeneration fördert und die Entgiftungsfunktionen unterstützt.
- **Löwenzahn** (Taraxacum officinale): enthält Bitterstoffe, Galle fördernd, Entgiftung
- **Kurkuma** (Curcuma longa): entzündungshemmend, Galle fördernd, unterstützt die Leber bei der Entgiftung.
- **Artischocke** (Cynara scolymus): Galle fördernd, unterstützt den Fettstoffwechsel, Cholesterinspiegel regulierend.

Stärkende Pflanzen

- **Hafer** (avena sativa): auch zur Rekonvaleszenz

Mikronährstoffe

- B-Vitamine: Sind essenziell für den Energiestoffwechsel, Stressbewältigung und die Nerven.
- Vitamin C: Unterstützt die Nebennierenhormonproduktion.
- Magnesium: Fördert die Entspannung, unterstützt enzymatische Prozesse, wichtig für die Nebenniere.
- Vitamin D

Bioidentische Hormone

Low-Dose-Hormonsubstitution, wenn nötig (entsprechend des Hormonbefundes) z. B.:

- Cortisolcreme 0,5 %
- Progesteron D4 Creme
- Testosteron D4 Creme
- DHEA D4 Creme

Ohrakupunktur

- z. B. 55, 29, 29 b, Valium, 22 (Endokrinum), 34 (Vegetativum 2), 100 (vegetatives Herz), P Antidepression, Frustpunkt, NNR, 13 (Nebeniere/Cortisol), Leber

Kombi-Präparate und Ergänzungen

- adaptoLoges®: Rhodiola Rosea, Eleutherococcus senticosus und Schisandra chinensis und Mikronährstoffe in jeweils unterschiedlicher Zusammensetzung als Morgen- und Abendkapseln

- Adrenal-Intercell® Kapseln: Komplex für die Nebennieren mit Mikronährstoffen (u. a. Magnesium, B6, B12), 2 Aminosäuren und Rhodiola-Extrakt
- Ceres Taraxacum comp. Leber-Galle Tropfen: Mariendistel, Löwenzahn und Schöllkraut (D4)
- WALA® Kupfer Salbe rot: Energetisierung und Erwärmung der Nieren/Nebennieren, nach Bedarf täglich morgens oder abends auf die Nierengegend auftragen.
- Phytocortal® N, Fa. Steierl Pharma: Bellis perennis Dil. D 5, Chelidonium majus Dil. D 5, Dioscorea villosa Dil. D (unterstützt die Nebennieren)
- Phyto-C®, Fa. Steierl Pharma: Basilicum Dil. D 5, Juniperus sabina Dil. D 5, Viscum album Dil. D 5 (regt die Nebennieren über die Hypophyse an, nicht anwenden bei zu schwachen Nebennieren)

Konzentrationsschwierigkeiten und „Brainfog“

Konzentrationsschwierigkeiten können durch Schlafmangel bedingt sein.
Aber der sogenannte Brainfog, den viele Frauen in der Perimenopause erleben, geht auch direkt auf die schwankenden bzw. sinkenden Hormonspiegel zurück.
Sie beschreiben, dass sich ihr Gehirn manchmal wie Watte oder Nebel anfühlt, sie sich nichts merken können, nicht mehr wissen warum sie gerade von einem Raum in den anderen gegangen sind, Wortfindungsstörungen haben, oder z. B. ständig Alltagsgegenstände, wie ihren Schlüssel suchen.
Ursächlich ist vor allem der niedrigere Hormonspiegel von Estradiol, der sich auch im Gehirn bemerkbar macht. Denn die neuroendokrinen Funktionen der Steroidgeschlechtshormone beeinflussen kognitive Prozesse, emotionale Zustände und sogar die neuronale Plastizität, wie neuere Untersuchungen zeigen:

- Eine Untersuchung des Max Planck Instituts konnte nachweisen, dass wichtige Regionen im Gehirn für Gedächtnis und Wahrnehmung, im Verlauf des weiblichen Zyklus umgebaut werden.[37] Sehr viele Rezeptoren für Sexualhormone finden sich besonders im Temporallappen und Hippocampus, zuständig für wichtige kognitive Funktionen des Gehirns, wie z. B. das episodische Gedächtnis. Unter hohen Estradiol- und niedrigen Progesteronspiegeln, wie sie um den Eisprung herum vorliegen, nahmen diese Bereich sogar an Volumen zu.

37 Zsido, R. G., Williams, A. N., Barth, C. et al. Ultra-high-field 7T MRI reveals changes in human medial temporal lobe volume in female adults during menstrual cycle. Nat. Mental Health 1, 761–771 (2023). https://doi.org/10.1038/s44220-023-00125-w , https://www.mpg.de/20962828/1013-nepf-der-hormonelle-zyklus-des-gehirns-149575-x (Abgerufen am 23.12.2024)

- In der Perimenopause schrumpft buchstäblich das Gehirn, das konnten Forscher*innen der Cornell Universität in Ithaka, New York, anhand von Hirnscans bei 161 Frauen zeigen: Nicht nur die graue Substanz in Hippocampus, Amygdala und Hypothalamus nahm an Volumen ab, sondern auch die Verbindungsleistung zwischen den einzelnen Hirnregionen.[38] Ausserdem konnte ein Rückgang des Glukosestoffwechsels festgestellt werden, so dass dem Gehirn weniger Energie zur Verfügung steht.

Kein Wunder also, wenn die Konzentrationsfähigkeit leidet.
Die gute Nachricht: Dieser Zustand ist nicht von Dauer! In der späteren Postmenopause konnte die Studie ein erneutes Wachstum der grauen Substanz und eine Normalisierung der Energieproduktion im Gehirn feststellen.

Obwohl der Einfluss der Sexualsteroide auf das Gehirn so groß ist, beschäftigt sich bisher leider nur ein verschwindend geringer Teil der neurowissenschaftlichen Fachliteratur mit dem Einfluss von hormonellen Verhütungsmitteln, Menstruationszyklus, Schwangerschaft und der Wechseljahre auf das Gehirn.

Therapieansätze für kognitive Störungen

Phytotherapie

- Traubensilberkerze (Cimicifuga racemosa)
- Rhapontic Rhabarber (Rheum rhapontikum)
- Rosenwurz (Rhodiola Rosea)
- Taigawurzel (Eleutherococcus senticosus)
- Ashwagandha (Withania somnifera)

Heilpilze

- Hericium erinaceus (Löwenmähne)

Mikronährstoffe

- Magnesium
- B-Vitamine
- Coenzym Q10

38 Mosconi, L., Berti, V., Dyke, J. et al. Menopause impacts human brain structure, connectivity, energy metabolism, and amyloid-beta deposition. Sci Rep 11, 10867 (2021). https://doi.org/10.1038/s41598-021-90084-y (Abgerufen am 23.12.2024)

Stimmungsschwankungen

Stimmungsschwankungen sind ein berüchtigtes Symptom der Wechseljahre. Wenn Frauen davon berichten, frage ich immer erstmal nach, was sie damit genau meinen.

Starke hormonelle Schwankungen wirken sich natürlich auch auf die Psyche und das Wohlbefinden aus. Auch körperlich belastende Symptome, wie Schlafmangel, Erschöpfung, Hitzewallungen und Schweißausbrüche fördern nicht unbedingt Gelassenheit und gute Laune, sondern können eine große Gereiztheit mit sich bringen.

Zudem machen Lebensumstände, die gehäuft in dieser Lebensphase auftreten, manchen Frauen zusätzlich zu schaffen:
- Falls sie Kinder haben, sind diese jetzt oft in der Pubertät oder verlassen schon das Elternhaus.
- Die eigenen Eltern werden eventuell pflegebedürftig.
- Die Paarbeziehung, soweit vorhanden, verändert sich.

Aber auch die körperlichen Veränderungen, das Gefühl „nicht mehr jung zu sein", weniger Energie und Kraft zu haben, vielleicht an Gewicht zuzunehmen, sich weniger attraktiv und leistungsfähig zu fühlen, belasten einige Patientinnen sehr.

„Jetzt bin ich mal dran"
Andererseits erlebe ich auch oft, das die Frauen ihre bisherige Werte in Frage stellen, nach Veränderungen suchen, sich weniger um die Meinung anderer scheren, sich mehr Zeit für sich wünschen und die Bereitschaft, die eigenen Bedürfnisse hintenan zu stellen, spürbar abnimmt.

Hormonell korreliert diese Entwicklung mit dem abnehmendem Östrogenspiegel: Insbesondere Estradiol gilt nämlich als eine Art „Pleasing-Hormon", das bei Frauen im fortpflanzungsfähigen Alter die Bereitschaft, die eigene Bedürfnisse zugunsten z. B. des Nachwuchses zurückzustellen, fördert (ebenso wie das Gefühl „gefallen zu müssen"), wie Tiermodelle zeigen: Nach Estradiolmangel nehmen soziale Interaktionen ab und bessern sich unter Hormongabe wieder.[39]

39 Garcia, A. N., Bezner, K., Depena, C., Yin, W., & Gore, A. C. (2017). The effects of long-term estradiol treatment on social behavior and gene expression in adult female rats. Hormones and behavior, 87, 145–154. https://doi.org/10.1016/j.yhbeh.2016.11.011 (Abgerufen am 25.02.2025)

Häufig steigt das Hormon Testosteron in der Perimenopause, was durchaus unterstützend für die Durchsetzungsfähigkeit sein kann (die Frauen ja auch gerne mal als Aggressivität ausgelegt wird).
Kurz gesagt: Die Bereitschaft, sich alles bieten zu lassen, sinkt häufig mit dieser veränderten Hormonkonstellation. Das stößt sicher nicht immer auf Begeisterung im sozialen Umfeld und kann auch bei den betroffenen Frauen zu Verunsicherungen führen: „So kenne ich mich gar nicht." Und manchmal müssen die eigenen Bedürfnisse und Interessen erstmal gefunden bzw. erkannt werden.

Vor diesem Hintergrund sehe ich die unkontrollierte und hochdosierte Anwendung von bioidentischen Hormonen besonders kritisch und frage mich:

- Wie sinnvoll es eigentlich ist, dass Frauen Hormone wie Estradiol in hohen Dosen substituieren und dabei Werte erreichen, die mindestens so hoch sind, als wenn sie noch im fortpflanzungsfähigen Alter wären?
- Nimmt das den Frauen nicht auch die Möglichkeit, sich auf die neue hormonelle und damit verbundene emotionale Situation, sowie den neuen Lebensabschnitt einzustellen und sich weiter zu entwickeln?
- *Und wer profitiert eigentlich am meisten davon?*

Stimmungsschwankungen können aber auch mit depressiven Episoden, Ängsten und Traurigkeit einhergehen. Letztendlich ist es immer wichtig, abzuklären, was wirklich dahintersteckt. In meiner Praxis gebe ich den Frauen viel Raum, diese Themen ausführlich zu besprechen und begleite sie dabei, herauszufinden, welche Form von Unterstützung für sie geeignet ist. Biografiearbeit oder eine Psychotherapie können hier sehr hilfreich sein.

Mögliche Themen

- Die eigenen Grenzen wahrnehmen, anerkennen und wahren lernen.
- „Nein-Sagen" lernen.
- Gibt es etwas, das verabschiedet und betrauert werden muss? Vielleicht ein Kinderwunsch, der sich nicht erfüllt hat oder ein anderes Thema oder Projekt, bei dem plötzlich schmerzhaft bewusst wird, dass etwas unwiederbringlich vorbei ist.
- Neue Ziele und Prioritäten definieren.

Die Stimmung wird auch im Darm „gemacht": Besonders wenn Patientinnen unter depressiven Verstimmungen leiden, macht eine Mitbehandlung des Darms bzw. eine Symbioselenkung Sinn: Schließlich werden etwa 90 % unseres Wohlfühlhormones Serotonin im Darm gebildet.[40]

---

40 Yano JM, Yu K, Donaldson GP, et al. Gut microbes regulate serotonin biosynthesis in the gut. Cell. 2015;161(2):264-276. https://doi.org/10.1016/j.cell.2015.02.047 (Abgerufen am 10.04.2025)

Körperliche Therapieansätze bei psychischer Labilität

Hormonstatus klären und bei großen Dysbalancen entsprechend mit Hormonen im Low-Dose-Bereich unterstützen, z. B.:

- Estradiol D4 Creme
- Progesteron D4 Creme (entspannt, unterstützt Gelassenheit)
- DHEA D4 Creme (fördert gute Laune, gibt Energie, nicht abends anwenden)
- Testosteron D4 Creme (nur bei deutlichem Mangel: Selbstbewusstsein, Energie)

Weitere Organe unterstützen

- Leber stärken, Gallefluss fördern (welche Laus ist dir über die Leber gelaufen?, Gift und Galle spucken)
- Darm: Mikrobiom behandeln!
- Nebenniere (Stress, Überforderung, Erschöpfungsdepression), (→ siehe *Erschöpfung, S. 114)*

Phytotherapie

- **Traubensilberkerze** (Cimicifuga racemosa): Überforderung, Überlastung
- **Melisse** (Melissa officinalis): Entspannung
- **Lavendel** (Lavandula officinalis): Entspannung, Beruhigung, als Tee, ätherisches Öl, Urtinktur, Kapseln
- **Passionsblume** (Passiflora incarnata): Entspannung, Beruhigung
- **Johanniskraut** (Hypericum perforatum): depressive Verstimmungen, Ängste, bringt Sonne ins Leben, als Tee oder Tinktur z. B. Ceres hypericum Urtinktur, Rotöl
- **Afrikanische Schwarzbohne** (Griffonia Simplicifolia): Ihr Hauptwirkstoff 5 HTP wird im Körper zu Serotonin und indirekt zu Melatonin umgewandelt und gilt als Stimmungsaufheller.
- Nebennierenadaptogene (→ siehe *Erschöpfung, S. 51*)
- **Mariendistel** (Silybum marianum/Carduus marianus): Abgrenzung, Leberzellschutz
- **Löwenzahn** (Taraxacum officinale): Ausleitung über die Leber
- **Bittermittel**: Tonikum, weckt die Lebensgeister

Außerdem

- Mikronährstoffe, besonders B-Vitamine (B12), Magnesium
- Hericium (Heilpilz), stärkt die Nerven, beruhigt und gleicht aus

Ohrakupunktur

- z. B. 55 (Shenmen), 29 (Polster), 29b (Point de Jerome), Valium, 22 (Endokrinum), 34 (Vegetativum 2), 100 (vegetatives Herz), Nebennierenrinde, 13 (Nebeniere/Cortisol), Leber Psychopunkte: Antidepression, Frustpunkt, Nebennierenrinde.

Neurologische Symptome

Alle neurologischen Symptome, die in den Wechseljahre auftreten, können natürlich auch auf andere Erkrankungen zurückgehen und sollten daher zunächst abgeklärt werden.

Parästhesien

Manche Frauen entwickeln in den Wechseljahren Sensibilitätsstörungen wie ein unangenehmes Kribbeln, eine starke Berührungsempfindlichkeit, ein Brennen oder sogar Taubheitsgefühle. Besonders betroffen sind Hautbereiche der Extremitäten.
Die genauen Ursachen sind noch nicht geklärt, die Symptome werden aber oft mit einem niedrigen Östrogenspiegel erklärt, der die Nervenleitfähigleit beeinträchtigen kann. Aber auch hormonbedingte Veränderungen der Gewebedurchblutung, oder eine verminderte Aufnahme von Vitamin B12 könnten eine Rolle spielen.

„Stromschläge", sogenannte Zaps

Auch von neurologischen Symptome, die sich wie elektrische Schläge anfühlen, berichten Frauen während der Wechseljahre. Oft treten sie im Kopf auf (brain-zaps), aber auch andere Körperteile können betroffen sein. Auch hier ist die Pathophysiologie unklar. Diskutiert wir unter anderem, dass es durch den sinkenden Östrogenspiegel zu einem plötzlichen Serotoninabfall kommen kann, der eine Art Fehlkommunikation im Nervensystem auslöst. Auch Stress und Angst können hier als Verstärker wirken.[41]

41 SeeMenopause. (o. J.). Brain Zaps. https://seemenopause.com/de-de/symptome/brain-zaps (Abgerufen am 08.01.2025)

Kopfschmerzen und Migräne

Kopfschmerzen treten bei einigen Frauen in der Perimenopause verstärkt auf und auch eine Migräne kann sich während dieser Zeit verschlimmern.[42] Das betrifft besonders Frauen, die schon vorher unter hormonell bedingten Kopfschmerzen gelitten haben.
Die pathophysiologischen Hintergründe der hormonell bedingten Migräne, sind durch ein komplexes Zusammenspiel von hormonellen Schwankungen, neuronalen Mechanismen und einer Gefäßdysregulationen bedingt:

- Plötzlicher Östrogenabfall gilt als Hauptauslöser. Er ist verantwortlich für schwankende Serotoninspiegel.
- Serotonin steuert den Gefäßtonus der Hirngefäße und spielt als Neurotransmitter eine zentrale Rolle bei der Schmerzmodulation.
- Es kommt zu einer Aktivierung des Trigeminovaskulären Systems mit Freisetzung von verschiedenen neuroinflammatorischen Substanzen, die die typischen Migräneschmerzen verursachen.
- Der Östrogen-Abfall kann auch zu einer erhöhte Freisetzung von Prostaglandinen führen, die die Schmerzschwelle reduzieren.
- Progesteron wirkt beruhigend auf das Nervensystem. Durch einen Mangel kann die Erregbarkeit der neuronalen Netzwerke erhöht sein.
- Andere Faktoren, wie Stress, muskuläre Verspannungen, Schlafmangel, Mikronährstoffmangel, Histaminunverträglichkeit können verstärkend hinzukommen.
- Niedrige Magnesiumspiegel können die neuronale Erregbarkeit erhöhen und fördern Migräneattacken.

Therapieansätze bei neurologischen Beschwerden und Kopfschmerzen

Phytotherapie: östrogenwirksame Heilpflanzen z. B.
- Traubensilberkerze (Cimicigfuga racemosa)
- Rhapontik Rhabarber/Sibirischer Rhabarber (Rheum rhaponticum)
- Hopfen

- Johanniskraut (Hypericum perforatum) – auch als Arnika der Nerven bezeichnet, bei Nervenschmerzen, -verletzungen, Neuralgien

42 Katan, M., Kappos, L. (2009). Neurologische Probleme in der Menopause. https://www.rosenfluh.ch/media/gynaekologie/2009/01/Neurologische_Probleme_in_der_Menopause.pdf (Abgerufen am 05.01.2025)

Mikronährstoffversorgung optimieren, insbesondere
- Magnesium
- B-Vitamine, besonders Vitamin B12
- Aminosäuren

Lebensstil
- Entspannungstechniken erlernen, z. B.: Progressive Muskelentspannung, Yoga und Meditation

Hormonbalance
- Therapeutisch kann eine individuelle Hormontherapie im verschreibungsfreien Low-Dose Bereich den Hormonspiegel hier sehr gut unterstützen. Besonders Progesteron D 4 Creme oder Mundspray kommen oft in Frage *(→ siehe Therapiebausteine, S. 68 und S. 150ff).*

Darmgesundheit
Der Darm produziert den Großteil des Serotonins, auch wenn es die Blut-Hirnschranke nicht überwindet, beeinflusst es über die Darm-Hirn-Achse das vegetative Nervensystem.
- Mikrobiomaufbau
- Darmschleimhaut ggfs. stabilisieren

Gelenkbeschwerden

Gelenkschmerzen gehören zu Symptomen, die oft nicht direkt mit den hormonellen Veränderungen der Wechseljahre in Zusammenhang gebracht werden.
Schnell steht die Verdachtsdiagnose rheumatoide Arthritis im Raum, ohne dass die Hormonwerte Beachtung finden. Dabei berichten viele Frauen, teilweise schon in der Prämenopause, von Schmerzen in den Gelenken. Oft auch mit wechselnden Lokalisationen: Schmerzende Fingergelenke, dann tun plötzlich die Füße weh, oder die Schulter, dann wieder ein Knie oder der untere Rücken. Auch eine Morgensteifigkeit der Gelenke und das Gefühl, dass alles „knarzt" kennen betroffene Frauen.

Schon fast berüchtigt ist die „Frozen Shoulder", die sich oft hartnäckig über Monate allen klassischen Therapieversuchen widersetzt, auch hier sind häufig die Hormone mit schuld:
- Östrogene fördern die Hydratation und Ernährung des Gelenkknorpels, wirken antientzündlich und unterstützen schmerzlindernd die Freisetzung von Endorphinen. Ein

Mangel kann zu einer verminderten Gelenkversorgung, einer schlechteren Durchblutung und einer erhöhten Freisetzung von Entzündungsmediatoren führen.

- Ein niedriger Estriolspiegel (das „Schleimhauthormon" ist auch an der Versorgung der Gelenkinnen-*schleim*-häute beteiligt) bedingt, dass die Gelenke nicht gut „geschmiert" werden.
- Progesteron moduliert die Freisetzung proinflammatorischer Zytokine. Ein Progesteronmangel kann sich mit erhöhten Entzündungswerten bemerkbar machen und im Zusammenhang mit einer Östrogendominanz für verstärkte Wassereinlagerungen und eine verminderte Drainage des Gewebes sorgen.
- Auch Muskelverhärtungen und -schmerzen können in diesem Zusammenhang auftreten.
- Übersäuerung, zuckerreiche Ernährung, Bewegungsmangel, aber auch Überbeanspruchungen der betroffenen Gelenke und Stress wirken zusätzlich verstärkend und entzündungsfördernd.

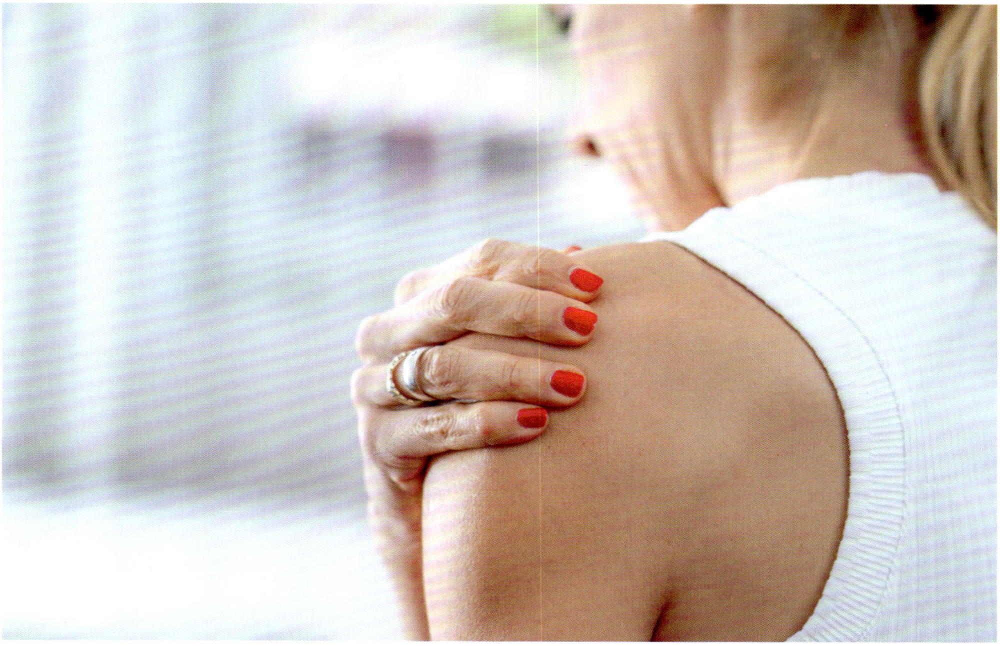

Therapieansätze bei Gelenkbeschwerden und Schmerzen

Auch hier gilt: „Vor die Therapie haben die Göttinnen die Diagnose gesetzt“ – daher sollten immer entsprechende Laborbefunde eingeholt und rheumatische Erkrankungen ausgeschlossen werden.

Hormonelle Balance unterstützen

Neben hormonell wirksamen Pflanzen, kann (basierend auf dem individuellen Hormonbefund) eine Low-Dose-Therapie mit bioidentischen Hormonen sinnvoll sein.
Die Hormone können auch lokal auf das betroffene Gelenk aufgetragen werden.

Mögliche Anwendungen

- DHEA D4 Creme: Morgens 2–3 Hübe auftragen, alternativ: 2x täglich lokal (auf dem schmerzenden Gelenk) anwenden
- Yamswurzelcreme (z. B. 3 % oder 5 %) 2x täglich lokal auftragen
- Progesteron D4 Creme: Kann ebenfalls lokal auf das Gelenk aufgetragen werden, je nach Symptomen und Hormonlage

Mikronährstoffe und Nahrungsergänzungsmittel

Ein ausgewogener Mikronährstoffhaushalt unterstützt die Regeneration und Funktion des Bewegungsapparats.
Für die Gelenkgesundheit sind besonders wichtig:

- Vitamin C: essenziell für die Kollagenbildung, antioxidativ
- Vitamin D: antientzündlich
- Omega-3-Fettsäuren (EPA und DHA): antientzündlich
- Mangan: Bindegewebsbildung

Nahrungsergänzungsmittel für die Gelenke enthalten häufig noch

- Hyaluronsäure: wichtiger Bestandteil der Synovialflüssigkeit (Gelenkflüssigkeit), entzündungsreduzierend
- Kollagen: Grundbaustein des Knorpels (→ siehe *Therapiebausteine, S. 223*)
- N-Acetyl-Glucosamin, MSM und Chondroitin: wichtige Bestandteile des Knorpels
- Eierschalenmembran (die Schicht, die zwischen Eierschale und Eiweiß liegt) kommt in einigen Nahrungsergänzungsmitteln für die Gelenke zum Einsatz: enthält Kollagen, Chondroitinsulfat, Hyaluronsäure und Glucosamin
- Grünlippmuschelextrakt: reich an Omega-3-Fettsäuren (wie Eicosatetraensäure), Proteinen, Glycosaminoglykanen und Antioxidantien – wirkt entzündungshemmend, unterstützt die Synovialflüssigkeit

Phytotherapie: Die klassischen Phytotherapeutika bei Gelenkbeschwerden und Arthrose dürfen natürlich auch in den Wechseljahren zum Einsatz kommen, besonders:

- **Weihrauch** (Boswellia serrata): Die Boswelliasäuren hemmen das Enzym 5-Lipoxygenase, was zur Reduktion von Entzündungsmediatoren führt. Studien zeigen, dass Weihrauchpräparate Schmerzen bei Arthrose lindern können.
- **Teufelskralle** (Harpagophytum procumbens): enthält Iridoidglykoside wie Harpagosid, die entzündungshemmend und schmerzlindernd wirken, z. B. Teufelskralle-Loges®, Teufelskralle Madaus.
- **Kurkuma** (Curcuma longa): Curcumin wirkt synergistisch um entzündliche Prozesse zu hemmen, z. B. curcumin-Loges® plus Boswellia (mit Vitamin D), curcumin-Loges® arthro plus UC-II® (mit Kollagen).
- **Weidenrinde** (Salix alba): Wirkt schmerzlindernd durch ihren Gehalt an Salicylverbindungen.
- **Brennnessel** (Urtica dioica): Fördert die Ausleitung, wirkt entzündungshemmend und unterstützt das Bindegewebe.
- **Beinwell** (Symphytum officinale): z. B. Traumaplant Schmerzcreme

Ohrakupunktur

- z. B. lokale Punkte (je nach betroffenem Gelenk) wie Knie, Schulter, Handgelenk, 55, Schmerzpunkte und antientzündliche Punkte: Analgesie 1 + 2, Pe1/Thymus, 26a (Thalamus), 29 (Polster), 34 (Vegetativum II), ACHT, NNR (Nebenniere), 13 (Kortisonpunkt), 12 (Tragusgipfel)

Knochenschwund

Osteoporose gilt als „das" Schreckgespenst im Zusammenhang mit der Abnahme der Östrogenproduktion in der Postmenopause, seit in den 1970er Jahren die Bedeutung von Östrogen für die Erhaltung der Knochendichte publik wurde.

Knochen sind sowohl robust und hart, aber durch ihre organische Grundsubstanz aus Bindegewebe, Proteinen, Kalzium (in Form von Hydroxylapatit, einer in Knochen und Zähnen gespeicherte Form des Kalziums) und Wasser, bedingt durch das Kollagen zugleich auch flexibel und biegsam.

Der Knochenstoffwechsel arbeitet kontinuierlich, in einem dynamischen Prozess, bei dem sich unser Skelett in einem ständigen Auf- und Abbau befindet, so dass jedes Jahr circa acht Prozent der Knochenmasse umgebaut werden. Dadurch passt sich unser Skelettsystem an Belastungen an, repariert Schäden und reguliert den Kalzium- und Phosphathaushalt im Körper.
Auch wenn Hormone dabei eine zentrale Rolle spielen, indem sie die Aktivität der knochenaufbauenden (Osteoblasten) und -abbauenden Zellen (Osteoklasten) steuern, handelt es sich um ein komplexen Vorgang, an dem letztendlich viele Faktoren beteiligt sind.

Der Knochenumbauprozess wird z. B. durch mechanische Belastung, Ernährung und hormonelle Signale beeinflusst.

Etwa 90 % der organischen Knochenmatrix bestehen aus Kollagen. Es ist das häufigste Protein im menschlichen Körper und bildet das Gerüst, das Kalzium und andere Mineralien bindet, um die Knochen zu mineralisieren. Kollagen sorgt für eine gewisse Elastizität, die unsere Knochen widerstandsfähig gegen Brüche macht.

Exkurs: Knochenstoffwechsel

Der Knochenabbau, notwendig, um alte oder beschädigte Knochenstrukturen zu entfernen, wird von den Osteoklasten durchgeführt. Das sind spezialisierten Zellen, die Knochenmatrix abbauen, wodurch Kalzium und Phosphat in den Blutkreislauf freigesetzt werden.
Der Knochenaufbau wird von den Osteoblasten gesteuert. Sie produzieren neue Knochenmatrix (hauptsächlich Kollagen) , die später durch Einlagerung von Kalzium und Phosphat, die gemeinsam das Mineral Hydroxylapatit bilden, mineralisiert.
Osteoblasten können sich anschliessend in Osteozyten umwandeln, die als „Wächterzellen" im Knochen verbleiben.
Die Osteozyten messen im Knochen die mechanische Beanspruchung. Die Knochenmasse passt sich an das Belastungsmuster an: Vermehrte (sportliche) Belastung fördert die Neubildung und regt die Osteoblasten an, während niedrige Reize (Bewegungsmangel) zu Knochenabbau führen.

Einfluss der Hormone auf den Knochenstoffwechsel

Östrogen

Insbesondere Estradiol, bremst die Osteoklasten und fördert die Lebensdauer der Osteozyten, sowie der Osteoblasten. So reduziert es den Knochenabbau, regt aber den Aufbau bzw. die Osteoblasten kaum an.

Progesteron

Progesteron dagegen bindet direkt an den Osteoblastenrezeptor und stimuliert die Osteoblasten, Untersuchungen legen nahe, dass es eine direkte knochenanabole Wirkung hat. Forschungen haben gezeigt, dass Frauen mit anovulatorischen Zyklen (und dadurch niedrigeren Progesteronwerten), eine geringere Knochendichte aufweisen, als Frauen mit regelmäßigem Eisprung. Auch wurde deutlich, dass ein relevanter Knochendichteverlust bereits in der Prä- bzw. Perimenopause auftreten kann, obwohl der Östrogenspiegel noch nicht erniedrigt ist.[43]

Testosteron

Auch Testosteron fördert den Knochenaufbau: Das es direkt auf Osteoblasten wirkt und deren Proliferation sowie Differenzierung fördert, haben Untersuchungen an Zellkulturen und Tiermodellen bestätigt. Es unterstützt die Einlagerung von Kalzium in die Knochenmatrix und fördert so die Mineralisierung.
Testosteron reduziert die Osteoklastenaktivität, durch die Modulation von Zytokinen und Wachstumsfaktoren, sowie über die Weiterverstoffwechselung in Estradiol, was vor allem bei Männern eine Rolle spielt (siehe *Hormonsyntheseweg, S. 20*).[44]

Parathormon

Das von der Nebenschilddrüse ausgeschüttete Parathormon reguliert den Kalziumspiegel im Blut:
Es hat eine kurzfristige (intermittierende) Wirkung, bei der die Aktivität der Osteoblasten gefördert und die Neubildung von Knochengewebe stimuliert wird (die Grundlage für die therapeutische Anwendung von Parathormon-Analoga).
Als langfristige (kontinuierliche) Wirkung werden die Osteoklasten stimuliert, Knochengewebe wird abgebaut und Kalzium (und mit ihm Phosphat) ins Blut freigesetzt, um so den Kalziumspiegel zu erhöhen.

---

43 Kleinsorge F., Seifert-Klauss V., Knochenstoffwechsel in der menopausalen Transition – Einfluss von FSH, Inhibinen, Progesteron und Ovulation https://www.frauenklinik.mri.tum.de/sites/default/files/redaktion/dateien/sk_-_knochenstoffwechsel_in_der_menopausalen_tranistion.pdf (Abgerufen am 30.12.2024)

44 Einfluß androgener Hormone auf den Knochenstoffwechsel des Mannes, Kudlacek S, Freudenthaler O, Willvonseder R, Journal für Urologie und Urogynäkologie 1999; 6 (Sonderheft 2) (Ausgabe für Österreich), 17-19 https://www.kup.at/kup/pdf/622.pdf (Abgerufen am 30.12.2024)

Kalzitonin/Calcitonin

Als Gegenspieler fungiert das von der Schilddrüse produzierte Kalzitonin. Es hemmt die Osteoklastenaktivität und reduziert dadurch den Knochenabbau.

Vitamin D (Calcitriol) im Knochenstoffwechsel

Vitamin D spielt eine essenzielle Rolle im Knochenstoffwechsel und bei der Erhaltung der Knochengesundheit. Es wirkt vor allem über die Steuerung des Kalzium- und Phosphathaushalts, die Mineralisierung der Knochen und die Aktivierung von Osteoblasten und Osteoklasten.

- Förderung der Kalzium- und Phosphataufnahme im Darm: Im Dünndarm unterstützt Vitamin D die Bildung von Kalzium-bindenden Proteinen (z. B. Calbindin), was die Resorption von Kalzium und Phosphat aus der Nahrung fördert.
- Mineralisierung der Knochen: Vitamin D ist wichtig für die Einlagerung von Kalzium und Phosphat in die Knochenmatrix, was für die Härtung der Knochen entscheidend ist.
- Regulation des Kalziumspiegels im Blut: Bei einem niedrigen Blut-Kalziumspiegel wirkt Vitamin D synergistisch mit dem Parathormon, indem es die Freisetzung von Kalzium aus den Knochen stimuliert, um den Blutspiegel aufrechtzuerhalten.
- Vitamin D sorgt für ein Gleichgewicht zwischen Knochenaufbau und -abbau: Es stimuliert die für den Knochenaufbau verantwortlichen Osteoblasten und reguliert gleichzeitig die Osteoklastenaktivität. Ausserdem fördert es die Bildung von dem Protein Osteokalzin, das die Knochenmineralisierung unterstützt.
- Modulation von Genen: Durch die Bindung an den Vitamin-D-Rezeptor (VDR) in Knochenzellen, beeinflusst es die Expression von am Knochenstoffwechsel beteiligten Genen.

Schilddrüsenhormone

Thyroxin (T4) und Triiodthyronin (T3) beschleunigen den Knochenumbau. Eine Hyperthyreose kann so zu einem verstärkten Knochenabbau und einer Abnahme der Knochendichte führen.

Wachstumsfaktoren und Wachstumshormon

Somatotropin (Wachstumshormon, GH) und Insulin-like Growth Factor 1 (IGF-1) stimulieren die Osteoblasten und fördern den Aufbau von Knochengewebe. Ein Mangel an Wachstumshormon (auch bei älteren Menschen) kann zu einer verminderten Knochenbildung führen.

Nebennierenhormone
Glukokortikoide (Cortisol) wirken hemmend auf die Osteoblasten und fördern die Osteoklastenaktivität. Das kann sich bei einer Kortison-Langzeittherapie durch einen Knochendichteverlust bemerkbar machen.

Leptin
Es gibt noch weitere Faktoren und Botenstoffe, die einen Einfluss auf den hochkomplexen Knochenstoffwechsel haben, die aber noch nicht näher erforscht sind.
Zu ihnen gehört auch Leptin, ein Peptidhormon das hauptsächlich von den Adipozyten (Fettzellen) gebildet wird. Es kann z. B. direkt auf Knochenzellen wirken, da Osteoblasten, Osteoklasten und Chondrozyten (Knorpelzellen) Leptinrezeptoren haben. Die genauen Wirkungen auf den Knochenstoffwechsel sind beim Menschen jedoch noch nicht eindeutig geklärt.

Osteoporose

Laut einem Bericht der International Osteoporosis Foundation von 2024 ereignen sich deutschlandweit jährlich mehr als 831.000 Fragilitätsfrakturen und 5,6 Millionen Menschen sind von Osteoporose betroffen, davon 4,5 Millionen Frauen.[45]
Osteoporose ist eine Erkrankung des Skelettsystems, bei der die Knochendichte und Mikroarchitektur zu Ungunsten der Stabilität abnehmen, was zu einer gesteigerten Frakturgefährdung führt. Unterschieden wird zwischen der primären Osteoporose Typ 1, die bei Frauen nach den Wechseljahren auftritt und hauptsächlich hormonell bedingt ist, und der primären Osteoporose Typ 2, die Männer und Frauen ab über 70 betrifft (durch altersbedingte Veränderungen im Knochenstoffwechsel).
Die sekundäre Osteoporose hingegen kann auch schon in jungen Jahren vorkommen und hat als Ursache andere Primärerkrankungen, Medikamente oder Hormonstörungen (und wird deswegen hier nicht weiter thematisiert).

Symptome
Osteoporose ist anfangs nicht schmerzhaft, daher wird sie oft erst nach einer Fraktur diagnostiziert: Erst wenn Knochenbrüche vorliegen, treten meist heftige Schmerzen auf. Starke Rückenschmerzen können immer auch ein Zeichen für Wirbelbrüche sein, die teilweise schon eine Weile zurückliegen können.
Im späteren Stadium kann es dann zu Kyphose und Größenverlust kommen.

45 https://www.capturethefracture.org/news/zwei-drittel-der-hochrisikopatienten-fur-osteoporose-bleiben-deutschland-unbehandelt-20240226 (Abgerufen am 31.12.2024)

Osteoporose ist bestimmt durch

- Eine verminderte Knochendichte mit Mineralverlust.
- Eine gestörte Mikroarchitektur, bei der die innere Struktur, z. B. die Trabekel porös und instabil werden.
- Erhöhte Frakturanfälligkeit, besonders der Wirbelkörper, Becken, Handgelenk, Hüfte und des Oberschenkelknochens (Femur).

Ursachen/Risikofaktoren für eine Osteoporose[46]

- Missverhältnis zwischen Knochenaufbau (Osteogenese) durch Osteoblasten und Knochenabbau (Osteolyse) durch Osteoklasten durch hormonelle Veränderungen wie Östrogen, Progesteron und Testosteronmangel
- Nährstoffmangel: Vor allem ein Mangel an Kalzium- und Vitamin-D beeinträchtigen die Knochenmineralisierung.
- Bewegungsmangel
- Ernährungsfehler: eine sehr protein- oder phosphatreiche Ernährung (Übersäuerung)
- Auch Lebenstilfaktoren wie Rauchen und übermäßiger Alkoholkonsum erhöhen das Osteoporoserisiko.
- Genetische Faktoren, bzw. eine familiäre Veranlagung scheinen auch eine Rolle zu spielen.
- Erkrankungen und Medikamente, wie eine Schilddrüsenüberfunktion, chronische Niereninsuffiziens oder die langfristige Einnahme von Glukokortikoiden, Protonenpumpenhemmern, oder Aromatasehemmern, können die Entstehung einer Osteoporose fördern.
- Chronische Übersäuerung
- Ein Mangel an Magensäure kann die Aufnahme anderer knochenrelevanter Nährstoffe wie Zink und Phosphat beeinträchtigen.

Knochendichtemessung (Osteodensitometrie)

Die DXA-Knochendichtemessung (Abkürzung für Dual Energy X-Ray Absorptiometry) ist eine spezielle Röntgenmethode, mit der der Mineralgehalt der Knochen bestimmt werden kann.
Sie gilt als Standardverfahren zur Knochendichtemessung, mit einer mäßigen Strahlenbelastung.und hoher Aussagekraft.
Das Ergebnis wird als T-Score oder T-Wert in Standardabweichungen angegeben und vergleicht die Werte der Knochendichte der Patientin mit den Standardwerten junger, gesunder Frauen (im Alter von 25–35 Jahren).

46 World Health Organization. (2003). Prevention and management of osteoporosis: Report of a WHO scientific group (WHO Technical Report Series, No. 921, p. 31). World Health Organization. https://iris.who.int/bitstream/handle/10665/42841/WHO_TRS_921.pdf?sequence=1 (Abgerufen am 02.01.2025)

Laut WHO-Definition gilt:

- T-Wert von 0 bis minus 1: Normale Knochendichte
- T-Wert von minus 1 bis minus 2,5: Verringerte Knochendichte (Osteopenie)
- T-Wert ab minus 2,5: Osteoporose liegt vor

Etwas ungenauer, dafür ohne Röntgenstrahlenbelastung, sind die Untersuchungen mittels quantitativer Ultraschallmessung (QUS) , die meist die Knochendichte an Fersen und Fingern ermittelt.
Die Quantitative Computertomographie (QCT) liefert hingegen Schichtaufnahmen verschiedener Körperteile, mit genauesten Aufnahmen der Knochenstruktur, bis hin zu den Trabekeln im Knocheninneren. Sie ist aufwendig und mit einer erhöhten Strahlenbelastung verbunden.

Doch letztendlich sind die Knochendichtemessung und auch die WHO-Definition nur Marker und können trügen. Zum einen können auch andere klinische Ursachen eine veränderte Knochendichte verursachen. Zum anderen können Osteoporose-bedingte Frakturen auch auftreten, wenn der von der WHO definierte Wert von minus 2,5 noch nicht erreicht ist.
Nach der S3 Leitlinie von 2023 sollte die konventionelle Behandlung nicht alleine nach dem DXA-Score, sondern nach dem Risiko-Score erfolgen.[47]

Es ist sogar umstritten, ob die Knochendichtemessung an gesunden Frauen überhaupt spätere Knochenbrüche voraussagen kann, ebenso wie es keine Studien gibt, die nachweisen konnten, dass eine Zunahme der Knochendichte durch eine Hormontherapie zu nennenswerten Abnahmen an Frakturen führt.[48]

Risiko – Score

Das Risiko, an Osteoporose zu erkranken, bzw. für Osteoporose bedingte Knochenbrüche, hängt also von verschiedenen Faktoren ab. Während einige direkt negativ auf den Knochenstoffwechsel wirken, erhöhen andere das Sturzrisiko. Der Risikorechner der S3 Leitlinie umfasst über 100 Risikofaktoren, zu ihnen zählen z. B.:

- Alter
- weibliches Geschlecht
- eine frühe Menopause

47 Dachverband Osteologie e. V. (2024). S3-Leitlinie: Prophylaxe, Diagnostik und Therapie der Osteoporose bei postmenopausalen Frauen und bei Männern. Version 2.1, gültig bis 30.06.2029. AWMF-Registernummer 183-001. https://register.awmf.org/assets/guidelines/183_Osteologie/183-001anw_S3_Prophylaxe-Diagnostik-Therapie-der-Osteoporose_2024-06.pdf (Abgerufen am 02.01.2025)

48 Fischer, H. (2022). Mein Kompass durch die Wechseljahre (S. 131). München: Herbig in der Kosmos Verlags GmbH.

- Rauchen, erheblicher Alkoholkonsum
- Diabetes
- Hyperthyreose
- Hyperparathyreoidismus
- Niereninsuffizienz
- Untergewicht, Mangelernährung
- chronisch entzündliche Darmerkrankungen (Morbus Crohn und Colitis ulcerosa)
- Magenverkleinerung, -resektomie
- Kalzium-und Vitamin-D-Mangel
- chronische Medikamenteneinnahme (z. B. Kortison, Opioide oder Protonenpumpenhemmer)
- neurologische Erkrankungen wie Parkinson, Multiple Sklerose, Demenz
- allgemeine Sturzneigung
- Immobilität, Bettlägerigkeit
- osteoporose-bedingte Brüche in der Vorgeschichte
- familiäre Veranlagung

Tipp: Basierend auf den Daten der Leitlinie gibt es vom Berufsverband für Orthopädie und Unfallchirurgie die kostenlose App „Osteoporose Risiko Wissen" (Appstore/ Google Play Store). Sowohl medizinische Fachleute, als auch Laien, können mit ihr ein individuelles Risiko für Osteoporose bedingte Knochenbrüche berechnen.

Prophylaxe und Therapie von Osteoporose

In der Basistherapie und Prophylaxe geht es vor allem darum, das Risiko zu senken.
Ein wesentlicher Baustein dafür ist die Lebensführung:
Knochengesunde Ernährung, gute Versorgung mit Vitamin D und Kalzium, meiden von Noxen wie Nikotin und Alkohol und, ganz wichtig: Sport und Bewegung.
Die medikamentöse Therapie basiert im wesentlichen auf zwei Therapieprinzipien, sie bremst den Knochenabbau mit antiresorptiven, die Osteoklasten hemmenden Wirkstoffen, oder sie fördert den Knochenaufbau mit osteoanabolen Wirkstoffen.

Ein kurzer Überblick über die Wirkstoffe der gängigsten Osteoporosemedikamente
Am häufigsten eingesetzt werden die Knochenabbau hemmenden Bisphosphonate. Zu ihren gefürchteten Nebenwirkungen bzw. Komplikationen gehören unter anderem: Hypocalcämie, Osteomalazie, Nekrosen des Kieferknochens, Magen-Darm-Beschwerden wie Durchfall, Übelkeit und Erbrechen.

Ähnlich von der Wirkung und Nebenwirkung ist Denosumab – ein monoklonaler Antikörper.

Romosozumab, auch ein monoklonaler Antikörper und seit Dezember 2019 zur Behandlung von postmenopausalen Frauen mit Osteoporose bei deutlich erhöhtem Risiko für Knochenbrüche zugelassen, wirkt dual: antiresorptiv und knochenaufbauend, hat ähnliche Nebenwirkungen und erhöht u. a. das Risiko für kardiovaskuläre Erkrankungen

Raloxifen gehört zu den SERM (selektive Östrogenrezeptor-Modulator) und wirkt wie die Östrogene hemmend auf die Osteoklasten. Es erhöht u. a. das Thromboserisiko.

Parathormon-Analoga stimulieren u. a. die Osteoblasten und reduzieren die renale Kalziumausscheidung.

Die Hormonersatztherapie mit Östrogenen birgt unter Umständen ein erhöhtes Risiko für Brustkrebs und kardiovaskuläre Probleme, deshalb werden sie zur Behandlung einer postmenopausalen Osteoporose in der Regel nur noch verordnet, wenn spezifische Osteoporosemedikamente kontraindiziert sind.[49]

Therapieansätze zur Knochengesundheit und bei Osteoporose

An erster Stelle: Risikofaktoren reduzieren bzw. abstellen

Medikamente überprüfen

Nicht notwendige Medikamente, die das Risiko erhöhen, sollten überprüft, gegebenenfalls abgesetzt oder ersetzt werden (nach Absprache mit der Ärztin). Hierzu zählen insbesondere Kortikosteroide und Protonenpumpenhemmer (PPI).

Nikotinverzicht

Rauchen gilt als Risikofaktor für Osteoporose. Nikotin und andere toxische Stoffe im Tabak

- verringern die Calciumaufnahme.
- erhöhen die Osteoklastenaktivizät.
- reduzieren die Knochendurchblutung, was Heilung und Nährstoffversorgung verschlechtert.

49 Gelenk-Klinik. (o. J.). Osteoporose: Ursachen, Diagnose und Therapie der Knochenschwäche. https://gelenk-klinik.de/gelenke/osteoporose.html (Abgerufen am 02.01.2025)

- steigern den oxidativen Stress und begünstigen chronische Entzündungen.
- beeinträchtigen die Umwandlung von Vitamin D in seine aktive Form.

Alkoholkonsum stark reduzieren

Chronisch erhöhter Alkoholkonsum

- schädigt den Knochenstoffwechsel über mehrere Mechanismen.
- erhöht das Sturzrisiko (und damit das Frakturrisiko).
- ist mit einer höheren Prävalenz für Osteoporose verbunden.

Bewegung

Moderate Belastung der Knochen aktiviert die Osteoblasten, hierfür ist gezieltes Krafttraining geeignet. Die Stärkung der Muskulatur und die Verbesserung der motorischen Fähigkeiten, aber auch des Gleichgewichtsinnes und der Koordination, können das Sturzrisiko vermindern und Frakturen vorbeugen.

Ernährung

Eine basen-betonte Ernährung unterstützt die Knochengesundheit. Je weniger industriell verarbeitet und mit je weniger Schadstoffen belastet, desto besser. Deshalb empfehle ich grundsätzlich, sich vollwertig mit Bioprodukten zu ernähren sowie Zucker und andere Säurebildner stark zu reduzieren.

Mittelmeerdiät

Eine mediterrane Ernährungsweise, mit z. B. viel Gemüse, Obst und großen Mengen an Oliven und Olivenöl, mäßig Fisch und wenig Fleisch und Milchprodukten, hat einen deutlich positiven Einfluss auf die Knochendichte und die Muskelmasse. Das zeigen mehrere Studien, eine davon mit 103 Frauen in den Wechseljahren: Je besser die Frauen sich an die mediterrane Diät hielten, desto mehr verbesserte sich ihre Knochendichte und nahm die Muskelmasse zu.[50]

Diese positiven Effekte sind vermutlich auch auf die reichlich enthaltenen sekundären Pflanzenstoffe zurückzuführen, die eine wichtige Rolle für die Knochengesundheit spielen. Insbesondere das polyphenolreiche Olivenöl scheint hierbei eine zentrale Rolle einzunehmen.[51]

50 The Endocrine Society. (2018, March 18). Mediterranean diet is linked to higher muscle mass, bone density after menopause. ScienceDaily. https://www.sciencedaily.com/releases/2018/03/180318144826.htm (Abgerufen am 03.01.2025)

51 CORDIS. (2010, Juli 28). A Mediterranean diet rich in olive oil may protect your bones. https://cordis.europa.eu/article/id/34955-a-mediterranean-diet-rich-in-olive-oil-may-protect-your-bones/de (Abgerufen am 03.01.2025)

Calcium/Kalzium

Ob eine kalziumreiche Ernährung oder eine Calcium-Supplementierung bei Osteoporose sinnvoll ist, ist umstritten: Zwar zeigen Kurzzeitstudien eine verminderte Abnahme der Knochendichte bei postmenopausalen Frauen, langfristig lässt sich jedoch kein gesenktes Frakturrisiko, insbesondere für Hüftfrakturen, nachweisen.[52]

Die Empfehlung viele Milchprodukte zu sich zu nehmen, geistert beharrlich durch alle möglichen Veröffentlichungen zum Thema Osteoporose. Milch enthält Calcium, Phosphor und Vitamin D – alles wichtige Nährstoffe für die Knochengesundheit, die mit Hilfe der enthaltenen Laktose und des Milcheiweißes gut vom Körper aufgenommen werden können.

Dennoch ist der Nutzen nicht unumstritten:

- Viele Menschen vertragen Laktose oder Milcheiweiß nicht besonders gut.
- Konventionelle Milch kann Rückstände von Medikamenten oder Hormonen enthalten.
- Einige Studien zeigen sogar Hinweise auf ein erhöhtes Fraktur- und Sterberisiko bei hohem Milchkonsum.[53]

Prof. Dr. Thomas Rau (langjähriger Leiter der Paracelsus-Klinik Lustmühle in der Schweiz) weist außerdem auf eine andere Ursache hin:
Nicht der Calciummangel, sondern eine Übersäuerung, etwa durch übermäßigen Konsum tierischer Eiweiße, könne die Calciumreserven belasten, da der Körper Calcium zur Neutralisation von Säuren heranzieht.[54] (Calcium → siehe *Therapiebausteine, S. 208*)

Phosphat

Phosphor ist essenziell für die Mineralisierung von Knochen und Zähnen, die Zellmembranstruktur (Phospholipide) sowie die Energieproduktion (ATP). Etwa 85 % des Phosphors sind in den Knochen gebunden, überwiegend als Phosphat.
Der tägliche Bedarf liegt bei ca. 700 mg, ähnlich wie beim Calcium und und kann bei gesunder Ernährung mit frischen, unverarbeiteten Lebensmitteln problemlos gedeckt werden, da Phosphat in vielen natürlichen Lebensmitteln enthalten ist.

52 Feskanich, D., Willett, W. C., & Colditz, G. A. (2003). Calcium, vitamin D, milk consumption, and hip fractures: A prospective study among postmenopausal women. American Journal of Clinical Nutrition, 77(2), 504–511. https://doi.org/10.1093/ajcn/77.2.504 (Abgerufen am 02.01.2025)

53 Deutsches Ärzteblatt. (2014, 29. Oktober). Milch könnte Fraktur- und Sterberisiko im Alter erhöhen. https://www.aerzteblatt.de/nachrichten/60658/Milch-koennte-Fraktur-und-Sterberisiko-im-Alter-erhoehen (Abgerufen am 02.01.2025)

54 Rau, T. (2000). Milch als Kalziumlieferant unentbehrlich? Paracelsus-Klinik Lustmühle.https://www.swissveg.ch/kalzium?language=de (Abgerufen am 02.01.2025)

Problematisch wird es durch die stark erhöhte Aufnahme von anorganischem Phosphat, wie es in vielen verarbeiteten Lebensmitteln vorkommt, z. B. in Wurstwaren, Käse, Backwaren, Softdrinks und Fertiggerichten. Diese Phosphate, etwa in Form von Phosphorsäure, werden im Darm nahezu vollständig aufgenommen, im Gegensatz zu Calcium. Sie können das Verhältnis von Kalzium zu Phosphor im Körper aus dem Gleichgewicht bringen, den Knochenstoffwechsel negativ beeinflussen und die Nieren belasten.
Da auf Verpackungen meist nicht angegeben wird, wie viel Phosphat enthalten ist, ist es schwierig, die tatsächliche Aufnahme zu kontrollieren. Deshalb ist es sinnvoll, industriell verarbeitete Lebensmittel grundsätzlich zu vermeiden oder stark zu reduzieren.

Vitamin D

(→ siehe *Therapiebausteine, S. 213*)

Vitamin D_3 reguliert die Calcium und Phosphataufnahme und Ausscheidung in Darm und Niere. Ein Vitamin D Defizit kann sich negativ auf die Knochenstabilität auswirken, deshalb ist ein ausreichender Vitamin D -Spiegel hier besonders wichtig.
Der Dachverband Osteologie empfiehlt zur Vorbeugung von Osteoporose eine tägliche Zufuhr von 800 Internationalen Einheiten (IE) Cholecalciferol, wobei eine Dosierung von 2.000 bis 4.000 IE pro Tag nicht überschritten werden sollte.
Diese Einnahmeempfehlung bezieht sich vor allem auf die Wintermonate oder auf Zeiten mit geringer Sonnenlichtexposition, z. B. durch Auftragen von Sonnenschutzmitteln mit hohem Lichtschutzfaktor.[55]

Magnesium

(→ siehe *Therapiebausteine, S. 208*)

Auch Magnesium ist für die Knochenstabilität und Knochenmineraldichte entscheidend. Etwa 60 % des gesamten Magnesiums im Körper befinden sich in den Knochen. Untersuchungen zeigen, dass eine passende Magnesiumsubstitution, bei zuvor diagnostiziertem Magnesiumdefizit das Osteoporose-Frakturrisiko verringert.
Außerdem ist Magnesium notwendig für die Umwandlung von Vitamin D3 in seine biologisch aktive Form Calcitriol.[56]

55 Dachverband Osteologie e. V. (o. J.). 9. Therapie. In: Leitlinien der DVO. https://leitlinien.dv-osteologie.org/kapitel/9-therapie/(Abgerufen am 04.01.2025)

56 Rondanelli, M., Faliva, M. A., Tartara, A., Gasparri, C., Perna, S., Infantino, V., Riva, A., Petrangolini, G., & Peroni, G. (2021). An update on magnesium and bone health. Biometals : an international journal on the role of metal ions in biology, biochemistry, and medicine, 34(4), 715–736. https://doi.org/10.1007/s10534-021-00305-0

Schüssler Salze

Zur Unterstützung der Knochengesundheit, zur Anregung des Mineralstoffhaushalts und zur Verbesserung der Mineralienresorption können Schüßler-Salze ergänzend eingesetzt werden. Bewährt haben sich z. B. folgende Mittel:

- Calcium fluoratum D12 (Schüßler-Salz Nr 1)
- Calcium phosphoricum D6 (Schüßler-Salz Nr 2)
- Magnesium phosphoricum D6 (Schüßler-Salz Nr 7)
- Silicea (Schüßler-Salz Nr. 11)

Kollagen

(→ siehe *Therapiebausteine, S. 223*)

Typ-I-Kollagen ist sowohl entscheidend für die Festigkeit als auch die Elastizität des Knochengewebes, mit zunehmendem Alter nimmt die Kollagenproduktion ab.

Kollagen kann auch über die Nahrung, zum Beispiel durch den Verzehr von Knochenbrühe oder Fischhaut aufgenommen werden. Kollagenhydrolysat wird in Form von Nahrungsergänzungsmitteln angeboten.

Vitamin C

Essenziell für die Kollagensynthese im Körper ist vor allem Vitamin C. So kann ein ausreichender Vitamin C-Spiegel helfen, die Knochengesundheit zu erhalten und das Risiko von Knochenbrüchen bei Osteoporose zu reduzieren.

Sekundäre Pflanzenstoffe

Verschiedene sekundäre Pflanzenstoffe haben sich als unterstützend in der Prophylaxe und Therapie der Osteoporose erwiesen. Sie können den Knochenabbau hemmen, den Aufbau fördern, Entzündungen lindern und die Mineralstoffaufnahme verbessern:[57]

- **Flavonoide**: Antioxidativ und entzündungshemmend, fördern den Knochenaufbau und hemmen den Abbau. Enthalten u. a. in Äpfeln, Blaubeeren, Trauben, Zwiebeln und grünem Blattgemüse (z. B. Quercetin, Kaempferol).
- **Isoflavone** (z. B. Genistein, Daidzein): Wirken östrogenähnlich und fördern nachweislich die Knochendichte. Wichtige Quellen sind Rotklee, Soja, Kichererbsen und Lupinen.
- **Polyphenole**: Antioxidativ und knochenstärkend durch Förderung der Osteoblastenaktivität. Enthalten in Trauben (Resveratrol), Soja und Rotklee (Coumestrol) sowie Leinsamen und Sesam (Lignane).

57 Deutscher Osteoporose Verlag. (2024). Phytotherapie bei Osteoporose. (DOV).

- **Saponine**: Unterstützen den Knochenstoffwechsel, z. B. durch Diosgenin in Yamswurzel und Bockshornklee.
- **Bitterstoffe**: Indirekt wichtig für die Knochengesundheit, da sie die Verdauungssäfte anregen und so die Mineralstoffaufnahme verbessern. Enthalten in vielen Heilpflanzen und bitteren Lebensmitteln.

Heilpflanzen

Equisetum arvense, Ackerschachtelhalm (Zinnkraut)
wurde schon im Mittelalter zur Heilung von Knochenerkrankungen angewandt. Studien zeigen, dass das enthaltene Silizium die Einlagerung von Kalzium in die Knochenmatrix fördert und somit die Knochendichte erhöhen kann.[58]

- Reich an **Kieselsäure (Silizium)** fördert er die Kollagenbildung und verbessert die Mineralisierung der Knochen und unterstützt das Bindegewebe.
- Enthält u. a. Kalium, Kalzium und Magnesium, **Flavonoide, Saponine und Alkaloide**.

Brennnessel (Urtica diocia)

- sehr Mineralienreich, blutreinigend, entschlackend, hilft Calcium in die Knochen einzulagern
- vielseitig einsetzbar, auch bei Erkrankungen der Knochen und Gelenke wie Arthritis, Osteoporose, Arthrose

Beinwell (Symphytum officinale)
Schon der Name sagt alles über die Bedeutung für die Knochen: „Bein“ ein altes Wort für Knochen, „well“ das Wort für Heilung, so wurde diese Heilpflanze schon in der Antike und später von Hildegard von Bingen zur Behandlung von Wunden, Knochenbrüchen und Geschwüren eingesetzt.
Die enthaltenen Pyrrolizidinalkaloide sind in hohen Dosen lebertoxisch und im Verdacht krebserregend zu sein. Deshalb wird Symphytum hauptsächlich äußerlich, in Form von Umschlägen oder Salben angewandt.

- Wirkt entzündungshemmend, schmerzlindernd und abschwellend.
- Vor allem das enthaltene Allantoin fördert die Zellregeneration und beschleunigt die Heilung von Gewebe.
- Beinwell hilft bei Prellungen, Verstauchungen, Brüchen und Arthrose, Schmerzen und Schwellungen deutlich zu reduzieren.

58 Corletto, F. (1999). Female climacteric osteoporosis therapy with titrated horsetail (Equisetum arvense) extract plus calcium (Osteosil calcium): Randomized double-blind study. Minerva Ortopedica e Traumatologica, 50(5), 201–208. https://www.minervamedica.it/en/journals/minerva-orthopedics/article.php?cod=R14Y1999N05A0201 (Abgerufen am 04.01.2025)

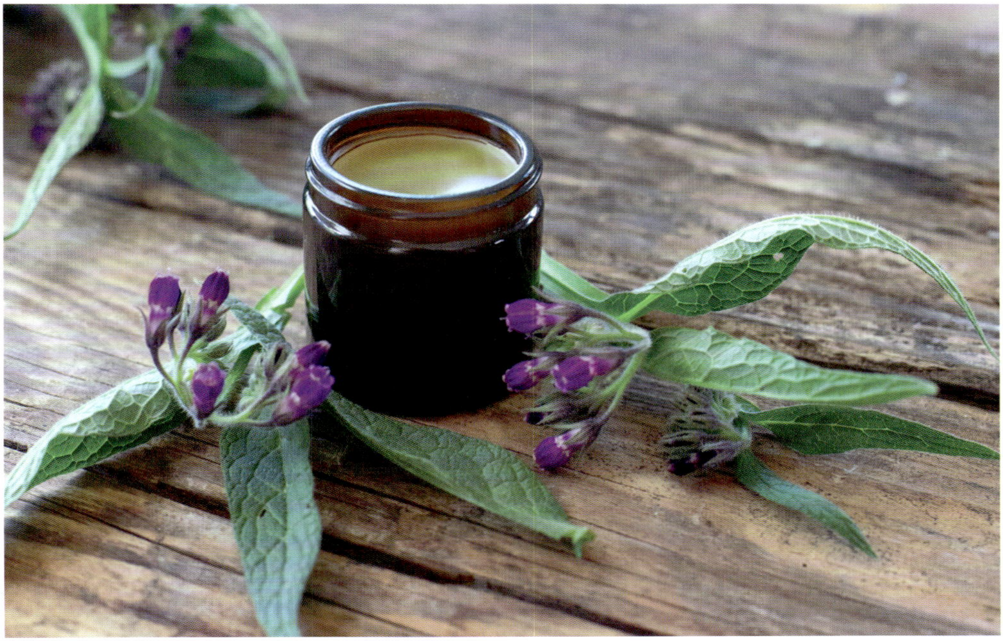

Fertigpräparate

- Kyttasalbe® (enthält leider Parabene)
- Traumaplant® Schmerzcreme

Arnika (Arnica montana)
Eine der bekanntesten Heilpflanzen bei Verletzungen wie Prellungen, Stauchungen und Knochenbrüchen. Sie hat sich sowohl äußerlich, etwa als Salbe oder Umschlag, als auch innerlich in homöopathischer Potenz (z. B. Arnika C30) bewährt.
Fertigpräparate: z. B. Weleda Arnika Gelee

Kurkuma (Curcuma longa)
Des Hauptwirkstoff Curcumin gehört zur Klasse der Polyphenole. Abgesehen von seinen entzündungshemmenden, antioxidativen und antimikrobiellen Eigenschaften, fördert er die Aktivität der Osteoblasten.

Rotklee (Trifolium pratense)
Isoflavonreich, östrogenähnlich, unterstützt auch postmenopausal den Knochenstoffwechsel und kann dem Knochenabbau entgegenwirken.[59] (→ siehe *Therapiebausteine, S. 188*)

Sanikel (Sanicula europaea)
Der Name „Bruchkraut" dieser einst wichtigen Heilpflanze der Volksmedizin deutet es an: Sanikel hat einen Bezug zu Knochen, vor allem bei schlecht heilenden Brüchen. Eingesetzt werden kann er z. B. als Bestandteil von Osteoporoseteemischungen (Saniculae herab) oder Tinkturen (sanicula-europea-Urtinktur).[60]

Bioidentische Hormone bei Osteoporose

Insbesondere bei Frauen mit deutlichem Hormonmangel, kann die Behandlung mit bioidentischen Hormone, insbesondere Estradiol und Progesteron, den Knochenabbau verlangsamen und die Knochendichte stabilisieren. Eine individuell abgestimmte Dosierung, mit entsprechenden Laborkontrollen ist auch hier sinnvoll.

59 Carstens-Stiftung. (o. J.). Osteoporose: Rotklee plus Probiotika verzögert den Knochenabbau. https://www.carstens-stiftung.de/artikel/osteoporose-rotklee-plus-probiotika-verzoegert-den-knochenabbau.html (Abgerufen am 05.01.2025)

60 Madejsky, M. (2015). Lexikon der Frauenkräuter (5. Aufl., S. 217 ff.). AT-Verlag.

Gewichtszunahme

Ein großes und komplexes Thema: Schönheitsideale und „Bodyshaming"[61] tun ihr Übriges, so dass die körperlichen Veränderungen, die die Wechseljahre häufig begleiten, teilweise als sehr belastend empfunden werden.
Tatsächlich leiden viele Frauen in den Wechseljahren unter einer Gewichtszunahme, die sich jeder Einflussnahme über die Ernährung zu entziehen scheint. Pauschale Ernährungsempfehlungen und Diäten helfen deshalb meist nicht weiter.[62]

Verschiedene Faktoren spielen dabei eine Rolle und es kommt zu komplexen Wechselwirkungen

- Der Stoffwechsel verlangsamt sich, aber auch der Kalorienbedarf, da die Eizellenproduktion und das energieintensive monatliche Auf – und Abbauen der Gebärmutterschleimhaut wegfallen. Das sollte entsprechend bei der Nahrungsaufnahme berücksichtigt werden.
- Zu den hormonell bedingten Umbauprozessen gehört auch, dass Muskelgewebe abgebaut wird und proportional mehr Fettgewebe hinzu kommt.
- Besonders, wenn die Eierstöcke ihre Hormonproduktion nahezu einstellen und die Nebenniere eigentlich die (angemessene) Hormonproduktion übernehmen müsste, aber dazu nicht ausreichend in der Lage ist, kommt es zu einem veränderten Fettverteilungsmuster: Um die Körpermitte herum, sowie an Hüften und Brüsten, sammelt sich vermehrt sogenanntes endokrines Fettgewebe an. Endokrin, weil in den Fettzellen vermehrt dass Enzym Aromatase enthalten ist, das zur Umwandlung von Testosteron in Östrogen beiträgt.

Einerseits ist ein bisschen Bauchfett also gar nicht so verkehrt und kann sogar helfen, den Östrogenspiegel aufrecht zu erhalten.
Andererseits kommt es auf die Menge und das Verhältnis zum bremsenden Progesteron und muskelaufbauenden Testosteron an, damit kein Teufelskreis entsteht: Ein verstärkter Umbau von Testosteron zu Östrogen, fördert den Abbau von Muskel- und den Aufbau von Fettgewebe. Vor allem das viszerale Fett, das sich um die Bauchorgane ansammelt, gilt als Risikofaktor für metabolische Störungen wie Diabetes Typ 2 und Herz-Kreislauf-Erkrankungen, da es nicht nur Hormone, sondern auch entzündungsfördernd Substanzen produziert.

61 Der Begriff Bodyshaming setzt sich aus Body (Körper) und Shaming (Beschämung) zusammen. Er beschreibt das Herabsetzen oder Kritisieren eines Körpers aufgrund gesellschaftlicher Schönheitsideale, oft mit negativen Folgen für das Selbstwertgefühl. Verbreitet wurde der Begriff vor allem durch soziale Medien und die Body-Positivity-Bewegung.

62 Kapoor, E., Collazo-Clavell, M. L. & Faubion, S. S. (2017) Weight Gain bei Women at Midlife: A Concise Review of the Pathophysiology and Strategies for Management.Mayo Clinic,92(10), 1552-1558. https://doi.org/10.1016/j.mayocp.2017.08.004 (Abgerufen am 12.01.2025)

Auch die Hormone Insulin und Cortisol spielen eine entscheidende Rolle, denn die Wechselwirkungen zwischen Insulin, Cortisol und den Geschlechtshormonen sind vielfältig:

Insulin

Insulin wird von der Bauchspeicheldrüse produziert und spielt eine Schlüsselrolle im Kohlenhydrat- und Fettstoffwechsel: Es reguliert die Aufnahme von Glukose aus dem Blut in die Zellen, senkt so den Blutzuckerspiegel und fördert die Fettspeicherung.

In den Wechseljahren kann es zu einer erhöhten Insulinresistenz kommen – ein weiterer Teufelskreis:

- Östrogen ist wichtig für die Sensitivität der Insulinrezeptoren. Der Östrogenrückgang führt entsprechend zu einer verminderten Glukoseaufnahme in die Zellen, wodurch der Blutzuckerspiegel ansteigt.
- Hyperinsulinämie: Die Bauchspeicheldrüse versucht zu kompensieren, indem sie die Insulinproduktion hochfährt. Es kommt zu erhöhten Insulinspiegeln im Blut, einer Hyperinsulinämie, was eine Insulinresistenz begünstigt.
- Viszerales Fettgewebe setzt vermehrt freie Fettsäuren frei, die wiederum die Insulinwirkung in Leber und Muskelzellen hemmen und gleichzeitig zu einer verstärkten Glukoneogenese (neue Glukosebildung) und Lipogenese (Fettsynthese) in der Leber führen, was den Blutzuckerspiegel weiter erhöht.

Cortisol und Stress

Cortisol, das Hauptstresshormon, kann ebenfalls eine große Rolle bei der Gewichtszunahme spielen. Chronischer Stress und/oder erhöhte Cortisolspiegel, wie sie häufig in den Wechseljahren auftreten, können wiederum den Appetit (besonders auf kalorienreiche Lebensmittel) erhöhen und die Fettspeicherung begünstigen.

- Cortisol fördert die Umverteilung von Fettgewebe in den Bauchbereich und begünstigt den Muskelabbau.
- Cortisol wirkt als Antagonist für Insulin, indem es die Glukoseproduktion in der Leber steigert und die Glukoseaufnahme in peripheren Geweben hemmt (um mehr Energie bereitzustellen).
- Die Kombination aus erhöhtem Cortisol und niedrigem Östrogen verschärft eine Insulinresistenz.

„Bodyshaming" kann zusätzlichen psychischen Stress verursachen, was wiederum zu ungesunden Verhaltensweisen, wie restriktiven Diäten oder übermäßigem Sport aber auch vermehrtem „Frustfressen" führen kann.

Schilddrüse
Eine nachlassende Schilddrüsenfunktion, die den Stoffwechsel verlangsamt, kann ebenfalls an der Gewichtszunahme beteiligt sein, deshalb sollten die Schilddrüsenwerte immer überprüft werden.

Weitere beteiligte Hormone
Leptin
Leptin wird hauptsächlich im Fettgewebe produziert und signalisiert dem Hypothalamus, dass genügend Energie in Form von Fettreserven vorhanden ist und wirkt regulierend auf das Hungergefühl. Ein hoher Leptinspiegel signalisiert Sättigung und reduziert den Appetit, ein niedriger löst Hunger aus.
Bei einem sehr hohen Anteil an Körperfett, mit entsprechend hohen Leptinspiegeln, kann es aber zu einer Leptinresistenz kommen, bei der das Gehirn die Leptinsignale nicht mehr effektiv wahrnimmt und kein Sättigungsgefühl auslöst.

Ghrelin
Ghrelin wird im Magen produziert und löst im Gehirn das Hungergefühl aus. Es steigt vor den Mahlzeiten an und fällt nach dem Essen ab.
Chronischer Stress und besonders Schlafmangel können Ghrelin erhöhen, was zu übermäßigem Essen und Gewichtszunahme führt.[63]

Therapieansätze zur Gewichtskontrolle in den Wechseljahren

Die Wechseljahre sind ein natürlicher Prozess, der sichtbare Veränderungen mit sich bringt. Mir ist es wichtig, meinen Patientinnen aufzuzeigen, dass diese Veränderungen normal sind und den Stress, etwa durch Bodyshaming, oder ein ungesundes Schönheitsideal zu reduzieren. Ein individuell abgestimmter Therapieansatz, der neben der Ernährung auch den Darm, die Leber-Galle-Funktion, den Schlaf, das Stressmanagement, die Hormonbalance, aber auch die Psyche mit berücksichtigt, hilft dabei, den Körper nicht als Feind zu empfinden, sondern ein positives Körpergefühl zu entwickeln – unabhängig von der Waage.

63 Schmid, S. M., Hallschmid, M., Jauch-Chara, K., Born, J., & Schultes, B. (2008). A single night of sleep deprivation increases ghrelin levels and feelings of hunger in normal-weight healthy men. Journal of sleep research, 17(3), 331-334. https://doi.org/10.1111/j.1365-2869.2008.00662.x (Abgerufen am 12.01.2025)

Bewegung und aktive Stimulation

- **Krafttraining für den Muskelerhalt:** Der Verlust an Muskelmasse senkt den Grundumsatz, optimaler Weise sollten mindestens zweimal pro Woche alle großen Muskelgruppen gezielt trainiert werden. Kraftsport unterbricht den Teufelskreis von Muskelabbau und Fettaufbau, unterstützt die Knochengesundheit und kann einer Insulinresistenz vorbeugen.
- **Ausdauertraining zur Stärkung von Herz und Kreislauf:** Ein zusätzliches 20- bis 30-minütiges Ausdauertraining (z. B. Joggen, Radfahren oder Nordic-Walking) unterstützt den Stoffwechsel und fördert die Fettverbrennung.
- **Kältereize als Stoffwechsel-Booster:** Kältereize, sei es durch kalte Duschen oder gezielte kalte Wasseranwendungen, regen die Bildung von braunem Fettgewebe an[64]. Dieses Gewebe enthält viele Mitochondrien, die für die Wärmeproduktion und einen aktiven Stoffwechsel sorgen. Ergänzend tragen solche Kälteanwendungen zur Gefäßstärkung bei.

Stressmanagement und Hormonbalance

- **Stress reduzieren und Cortisol regulieren:** Entspannungsverfahren wie Yoga, Meditation, progressive Muskelentspannung oder auch Spaziergänge in der Natur helfen, den Stresslevel zu senken und die Nebennieren zu unterstützen.
- **Hormonbalance:** Hormonwirksame Heilpflanzen und/oder bioidentische Hormone im Low-dose-Bereich, abhängig von weiteren Beschwerden und entsprechend des Hormonbefundes, helfen den Stoffwechsel zu aktivieren.
- **Schilddrüse im Blick behalten:** Eine funktionell gut eingestellte Schilddrüse ist essenziell für einen aktiven Stoffwechsel.
- **Darmgesundheit fördern:** Untersuchungen zeigen, dass das Darmmikrobiom einen erheblichen Einfluss auf das Körpergewicht haben kann. Eine ballaststoffreiche Ernährung und gegebenenfalls der Einsatz von genau passenden Pro- und Präbiotika können dazu beitragen, die Darmflora ins Gleichgewicht zu bringen.[65]

Individuelle Ernährungsstrategien

Weil es so viele unterschiedliche Ernährungsansätze gibt, die sich teilweise diametral widersprechen, setze ich hier besonders auf eine individuelle Beratung. Ich bespreche mit der Patientin, welches ihre persönlichen Stellschrauben sind und welche Maßnahmen sie wie in ihrem Alltag umsetzen kann. Wichtig ist mir, dass die Ernährung kein zusätzlicher Stressfaktor wird und der Genuss nicht zu kurz kommt.

64 Hollstein, T. Gewichtsreduktion: Braunes Fett – der Kalorienkiller. Deutsches Ärzteblatt. https://www.aerzteblatt.de/archiv/gewichtsreduktion-braunes-fett-der-kalorienkiller-e4861425-cfe2-4ce9-a98f-534474c22984 (Abgerufen am 12.01.2025)

65 Koudelka, M. (o. J.). Einfluss der Darmflora auf das Gewicht. Allergosan. https://www.allergosan.com/at/blog/einfluss-der-darmflora-auf-das-gewicht (Abgerufen am 12.01.2025)

Hier einige Stichpunkte, (als Inspiration und zur weiteren Recherche):

- **Ballaststoffreich und gründlich kauen:** Eine ballaststoffreiche Ernährung unterstützt die Verdauung, das Darmmikrobiom und das Sättigungsgefühl und hilft, den Blutzuckerspiegel zu stabilisieren.
  Langsames, bewusstes Kauen signalisiert dem Körper, dass ausreichend Nahrung ankommt. Außerdem wird durch das gründliche Kauen die Nahrung optimal zerkleinert, die Freisetzung präbiotischer Fasern verstärkt und die Diversität der Darmflora gefördert.
- **Regelmäßige Mahlzeiten – Vorsicht bei zu strengen Fastenregeln:** Ein strukturierter Essrhythmus hilft, den Blutzuckerspiegel stabil zu halten.
  Zu lange Fastenintervalle oder eine stark reduzierte Kalorienzufuhr können in den Wechseljahren schnell nach hinten losgehen: Sie aktivieren die Hypothalamus-Hypophysen-Nebennieren-Achse (HHN-Achse), steigern die Cortisolausschüttung und setzen den Körper zusätzlich unter Stress. Entsprechend werden viszerales Bauchfett, Muskelabbau, Heißhunger und ein sinkender Grundumsatz unter Umständen begünstigt. Bei Energie- und Eiweißmangel wird die Schilddrüsenfunktion ausgebremst: Die Konversion von T4 zu aktivem T3 sinkt, der Stoffwechsel verlangsamt sich, und der gewünschte Gewichtsverlust bleibt aus. 14:10-Intervallfasten ist für viele Frauen praktikabel, ohne den Stoffwechsel zu stressen. Längere Fastenintervalle als maximal 16:8 sind aus meiner Sicht nicht empfehlenswert.
- **Reduktion von (Industrie-)Zucker und Alkohol:** Sie wirken sich nicht nur ungünstig auf den Insulinhaushalt aus, sondern fördern auch Entzündungsprozesse.
- **Finger weg von „light"-Produkten:** Produkte, die zwar kalorienreduziert sind, denen es aber an Genuss und Nährstoffdichte fehlt, können das Essverhalten negativ beeinflussen und enthalten häufig ungesunde Zusatzstoffe.
- **Gesunde Fette und Kohlenhydrate:** Anstelle von fettarmen Produkten setze ich auf hochwertige Fette (z. B. Omega-3-reiche Lebensmittel, Walnuss- und Olivenöl) sowie auf komplexe, resistente Kohlenhydrate, die eine konstante Energieversorgung sichern und die Darmgesundheit unterstützen.
- **Resistente Stärke** entsteht z. B. durch Retrogradation, wenn stärkehaltige Lebensmittel nach dem Kochen langsam abkühlen. Dabei lagern sich die Stärkemoleküle zu kristallinen Strukturen um, die für Verdauungsenzyme im Dünndarm schwer zugänglich sind. Die Stärke gelangt so weitgehend unverändert in den Dickdarm, wo sie als Ballaststoff wirkt und den nützlichen Darmbakterien als Futter dient. So werden Nudeln, Reis und Kartoffeln, die abgekühlt und mindestens 12 Stunden im Kühlschrank stehen gelassen wurden, z. B. in Form von Kartoffel-, Nudel-, oder Reissalat zu Darmgesunden Nahrungsmitteln. Ein leichtes Aufwärmen zerstört diesen Effekt kaum, starkes Erhitzen hingegen kann die Kristallstruktur wieder auflösen.

- **Eiweißreiche Kost für den Muskelaufbau:** Proteine aus pflanzlichen Quellen und/oder qualitativ hochwertigen tierischen Produkten unterstützen den Erhalt und Aufbau der Muskulatur, z. B.: Hülsenfrüchte, Nüsse, Lupinen, Leinsamen, Hanfsamen und Tofu
- **Mediterrane Küche als Vorbild:** Eine Ernährung, die reich an frischem Obst, Gemüse, Vollkornprodukten, gesunden Fetten und mageren Proteinen ist, liefert wertvolle Bausteine für einen aktiven Stoffwechsel.
- **Mikronährstoffdefizite ausgleichen:** Ein Mangel an Mikronährstoffen kann sowohl den Stoffwechsel, als auch das Essverhalten negativ beeinflussen – und zwar nicht nur, weil der Körper dadurch nach mehr Energie verlangt, sondern auch, weil er versucht, Defizite an wichtigen Nährstoffen auszugleichen.
  - Fehlen dem Körper wichtige Mikronährstoffe, wie z. B. bei einer Ernährung mit geringer Mikronährstoffdichte (z. B. bei einem Übermaß an leeren Kalorien), oder einer gestörte Nährstoffaufnahme im Darm, können verstärkt Essattacken auftreten, weil der Körper versucht, den Mangel zu kompensieren.
  - Ausserdem sind Vitamine wie B-Vitamine (insbesondere B6, B12) und Mineralstoffe wie Magnesium, Zink und Eisen zentral für den Energiestoffwechsel und die Regulation von Hunger- und Sättigungssignalen.
- **Bitterstoffe:** Sie regen die Produktion von Verdauungssäften an, fördern die Magenmotilität und unterstützen so eine effiziente Verdauung. Dadurch wird nicht nur die Nährstoffaufnahme verbessert, sondern auch der Blutzuckerspiegel stabilisiert.

Therapiebausteine für die Wechseljahre

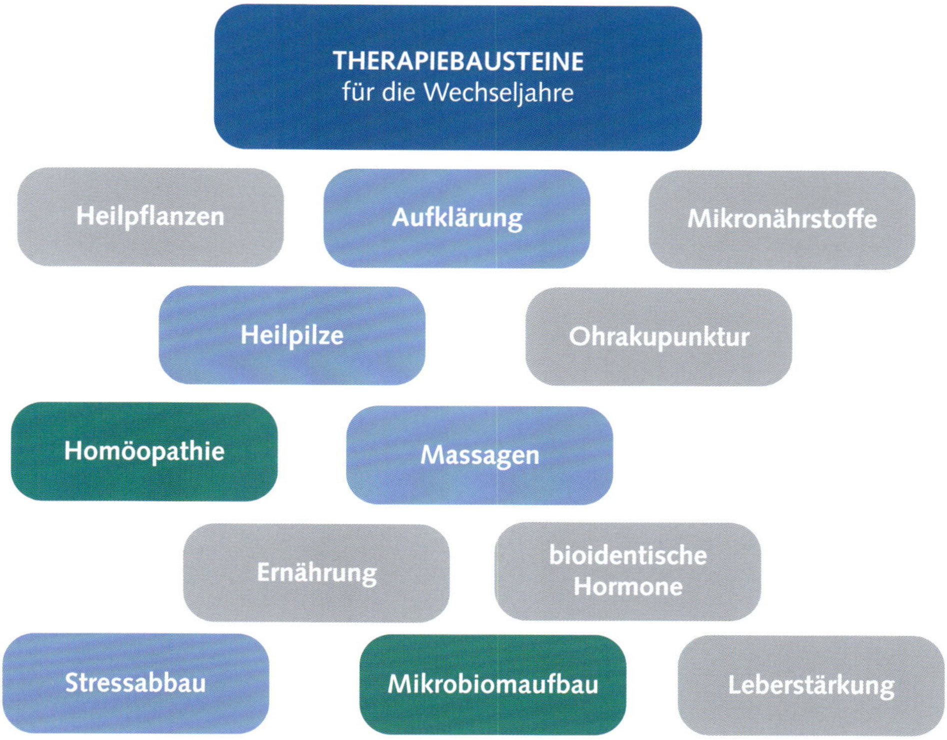

Abb. 6: Therapiebausteine

In diesem Kapitel stelle ich viele der bereits erwähnten Heilpflanzen, Mikronährstoffe, bioidentischen Hormone und andere naturheilkundliche Mittel noch einmal ausführlicher vor, ergänzt um Anwendungsmöglichkeiten, die sich in meiner täglichen Praxisarbeit bewährt haben. Diese sind als Beispiele zu verstehen, ebenso wie die Dosierungsempfehlungen, die ich nur vereinzelt und bewusst zurückhaltend angebe. Denn: Es gibt keine Standardlösung. Die passende Dosierung und das richtige Mittel unterscheiden sich von Frau zu Frau – abhängig von individuellen Beschwerden, Lebenssituation, Verträglichkeit und auch vom jeweiligen Präparat. Deshalb gilt auch hier: Naturheilkundliche Therapien sollten immer individuell abgestimmt und sorgfältig angepasst werden.
Die Übersicht erhebt keinen Anspruch auf Vollständigkeit, sondern bezieht sich auf die Therapieverfahren, mit denen ich schwerpunktmäßig arbeite.

Bioidentische Hormone in der Therapie

So viel wie nötig, so wenig wie möglich!

Auch wenn es in diesem Buch nicht primär um bioidentische Hormone gehen soll, wenn die Rede von Therapiestrategien für die Wechseljahre ist, kommt man an einer Auseinandersetzung mit dem Thema „bioidentische Hormon-Substitution“ nicht vorbei.

Und wenn wir uns eingehender mit der Pathophysiologie der vielen Wechseljahres-Symptome beschäftigen, dann könnte frau schnell zu dem Schluss kommen, dass eine Substitution der vermeintlich fehlenden Hormone, die Lösung aller Probleme darstellt! Warum also nicht ab einem bestimmten Alter einfach bioidentische Hormone nehmen und fertig?

Weil es so einfach eben oft nicht ist: Je intensiver und länger ich mich in meiner Praxis mit dem Thema „bioidentische Hormone“ beschäftige, desto vorsichtiger werde ich, was den Umgang damit betrifft.

Bioidentische Hormone werden kontrovers diskutiert: Von den einen verpönt, von anderen als „must have“ für Frauen ab den Wechseljahren gefeiert. Dr. med Sheila de Liz schreibt in ihrem sehr populären Wechseljahres Ratgeber von einem „goldenen Fenster“, ein Zeitfenster, in dem Frauen spätestens mit der Substitution mit bioidentischem Estradiol, Progesteron und oft auch Testosteron beginnen sollten, um Altersgebrechen entgehen zu können.[66]
Die These, Frauen seien nach der Menopause „Hormonmangelwesen“, weil sie evolutionär nie so alt geworden seien, ist weder historisch noch biologisch haltbar.
Der oft zitierte Mythos, Menschen seien früher nur 30 Jahre alt geworden, ist statistisch irreführend. Diese Zahl beschreibt die durchschnittliche Lebenserwartung bei Geburt, die durch hohe Kindersterblichkeit stark verzerrt wird. Wer jedoch die Kindheit überlebte, hatte durchaus gute Chancen, 60 Jahre oder älter zu werden. Das belegen zahlreiche Studien an heutigen Jäger- und Sammlergruppen sowie archäologische Funde.[67]
Die postmenopausale Lebensphase ist daher kein medizinisches Artefakt moderner Langlebigkeit, sondern ein natürlicher und sinnvoller Bestandteil des menschlichen Lebenszyklus.

---

66 de Liz, S., Woman on Fire, Rowohlt, 4. Auflage 2020, s. 164 ff

67 Gurven, M., & Kaplan, H. (2007). Longevity among Hunter-Gatherers: A Cross-Cultural Examination. Population and Development Review, 33(2), 321–365. http://www.jstor.org/stable/25434609 (Abgerufen am 20.03.2025)

Evolutionär gesehen sind postmenopausale Frauen auch keineswegs „funktionslos" – im Gegenteil: Modelle wie die Großmutter-Hypothese[68] zeigen, dass sie durch Unterstützung ihrer Kinder und Enkel den Fortpflanzungserfolg ihrer Linie wesentlich steigern. Diese soziale, kognitive und fürsorgende Rolle macht die Menopause biologisch sinnvoll, nicht defizitär.[69]
In meiner Praxis erlebe ich immer häufiger, dass Frauen verunsichert sind, ob sie eine Therapie mit bioidentischen Hormonen beginnen müssen, um gesund und vital älter zu werden, obwohl sie gar keine oder kaum Beschwerden haben. Andererseits wollen viele Frauen einfach keine (hochdosierten) Hormone einnehmen.
Und natürlich kommen auch viele Frauen zu mir, die bereits eine Behandlung mit bioidentischen Hormonen erhalten, also eine Hormonersatztherapie (HRT) durchführen – hier ist es besonders wichtig, mögliche Neben- und Wechselwirkungen zu verstehen.

Verschreibungspflichtige Bioidentische Hormone

Bioidentische Hormone sind in der Regel verschreibungspflichtig – und das aus gutem Grund: Sie sind hochwirksam und nicht frei von Nebenwirkungen. Eine falsche oder zu hohe Dosierung kann das empfindliche hormonelle Gleichgewicht erheblich stören, Symptome verstärken und andere Organsysteme beeinflussen.
Der Hormonstoffwechsel, insbesondere der Abbau über die Leber, ist noch nicht vollständig erforscht. Nebenwirkungen können auch durch hormonelle Metaboliten (Abbauprodukte) entstehen, die schwer messbar sind, aber biologische Wirkung entfalten können.
In der konventionellen Medizin kommen vor allem hochdosierte Fertigpräparate zum Einsatz. Estradiol wird dabei meist transdermal angewendet, z. B. als Gel (z. B. Gynokadin®).
Progesteron wird bei Frauen in den Wechseljahren in der Regel oral in Kapselform verordnet, etwa als Progestan® oder Famenita®. Es wird bei Frauen mit Gebärmutter häufig begleitend zu Estradiol gegeben, um dessen wachstumsfördernder Wirkung auf die Gebärmutterschleimhaut entgegenzuwirken.
Nach einer Hysterektomie wird hingegen meist ausschließlich Estradiol verordnet.

Estriol hingegen wird neben der Anwendung als Vaginalcreme (z. B. Estriol Wolff®) auch in Form von Vaginalzäpfchen oder -tabletten verordnet, um die Schleimhäute im Genitalbereich vor Atrophie zu schützen.

68 Hawkes, K., O'Connell, J. F., Jones, N. G., Alvarez, H., & Charnov, E. L. (1998). Grandmothering, menopause, and the evolution of human life histories. Proceedings of the National Academy of Sciences of the United States of America, 95(3), 1336–1339. https://doi.org/10.1073/pnas.95.3.1336 (Abgerufen am 20.03.2025)

69 https://royalsocietypublishing.org/doi/10.1098/rspb.2007.1028 Shanley, D. P., Sear, R., Mace, R., & Kirkwood, T. B. (2007). Testing evolutionary theories of menopause. Proceedings. Biological sciences, 274(1628), 2943–2949. https://doi.org/10.1098/rspb.2007.1028 (Abgerufen am 20.03.2025)

In der Heilpraktiker*innenpraxis stehen uns diese Präparate aufgrund der Verschreibungspflicht nicht zur Verfügung. Viele Patientinnen wenden sie jedoch bereits an, da sie von Gynäkolog*innen verordnet wurden.
Deshalb sollten auch wir Heilpraktiker*innen mit Wirkweise, Neben- und Wechselwirkungen vertraut sein.
Die unkontrollierte Anwendung dieser hochdosierten, potenten Hormone ist meiner Meinung nach nicht unproblematisch. Eine regelmäßige Verlaufskontrolle – idealerweise per Speicheltest bei transdermaler Anwendung (→ siehe *Labordiagnostik, S. 62*) – ist dringend zu empfehlen, um eine Überdosierung oder auch Hormondysbalancen zu vermeiden.

Zur Erinnerung

- Hormone wirken in kleinsten Dosierungen im Körper.
- Die Hormonrezeptoren der Zellen regulieren „down" und werden regelrecht abgeschaltet, wenn zu viele Hormone im Blut sind.
- Bedingt durch den Hormonsyntheseweg kann z. B. ein überschüssiges Progesteron letztendlich in Estradiol weiter synthetisiert werden.
- Es können verschiedene Hormonmetaboliten entstehen, die wiederum die Hormonwirkungen beeinflussen.

Nicht missverstehen

Höher dosierte bioidentische Hormone können medizinisch notwendig und sinnvoll sein – z. B. bei vorzeitigem Ovarialversagen, nach Operationen oder Bestrahlung, oder bei sehr belastenden Beschwerden.
Doch dauerhaft Dosierungen zu verwenden, die deutlich über dem natürlichen Spiegel gebärfähiger Frauen liegen, erscheint nicht plausibel, schon gar nicht in der Postmenopause. Nicht selten sehe ich dann unphysiologisch hohe Hormonwerte im Speichel, sogar oft noch nachdem das Präparat schon Wochen vorher abgesetzt wurde.

Besonders bei Gel- oder Creme-Anwendungen neigen viele Frauen dazu, „etwas mehr" zu verwenden, da die äußere Anwendung harmlos erscheint.
Wie unterschiedlich beispielsweise eine „erbsengroße Menge" ausfallen kann, zeigt sich regelmäßig in meiner Praxis.

Häufig sind die Dosierungen deutlich zu hoch – mit potenziell gravierenden Folgen: Überdosierungen können das Hormonsystem aus dem Gleichgewicht bringen und zu Symptomen führen, die paradoxerweise wie typische Mangelerscheinungen wirken: z. B. Hitzewallungen, Schlafstörungen, innere Unruhe, Herzklopfen oder emotionale Instabilität.

Die Ursache liegt dabei oft in einer Downregulation der Hormonrezeptoren durch die dauerhaft zu hohen Hormonspiegel. Eine Normalisierung kann langwierig sein und dauert nicht selten viele Monate, wenn nicht sogar über ein Jahr, in der die Hormone in kleinen Schritten ausgeschlichen werden, häufig mit Symptomrückfällen die sehr belastend sind (und manchmal klappt es auch gar nicht).

Neben den hochdosierten Fertigpräparaten gibt es individuell in Apotheken hergestellte Hormoncremes, die meist niedriger dosiert sind. Diese können – je nach Wirkstoffgehalt – verschreibungspflichtig sein (z. B. bei Konzentrationen oberhalb einer D4-Verdünnung). Beispiele hierfür sind:

- Progesteroncremes mit 1–3 %
- Estradiolcremes mit 0,01–0,1 %

Bei manchen Emulsionssystemen lässt sich die Dosiermenge zusätzlich über die sogenannte Hubgröße anpassen: Durch spezielle Dosierringe zwischen Flasche und Pumpspender kann die abgegebene Menge pro Hub reduziert werden – eine hilfreiche Option zur Feindosierung.

Wichtiger Hinweis für die Praxis

Als Heilpraktiker*innen dürfen wir keine Änderungen an der Dosierung von verschreibungspflichtigen, ärztlich verordneten Hormonpräparaten vornehmen. Patientinnen sollten solche Anpassungen immer mit ihrer behandelnden Ärztin besprechen.

Was jedoch möglich und sinnvoll ist

Wir können das Ausschleichen oder Anpassen der Hormontherapie mit begleitenden Maßnahmen und gezielter Labordiagnostik unterstützen.

Die Rimkus®-Methode

Der Vollständigkeit halber möchte ich kurz auf die Rimkus®-Methode eingehen. Sie ist ist ein Verfahren zur Behandlung hormoneller Beschwerden, mit individuell dosierten, bioidentischen Hormonen in Kapselform. Die Rimkus®-Kapseln werden ausschließlich von zertifizierten Ärzt*innen verschrieben und anschließend von spezialisierten Apotheken nach dem aktuellen Hormonstatus der Patientin individuell hergestellt. Die Methode, bei der Hormone ausschließlich oral verabreicht werden, fokussiert sich stark auf die Korrektur von Laborparametern, die in regelmäßigen Abständen kontrollierten werden.

Verschreibungsfreie bioidentische Hormone

In meiner Praxis empfehle ich häufig die Anwendung verschreibungsfreier bioidentischer Hormone in Form sogenannter Low-Dose-Varianten, etwa als D4-Creme oder spagyrisches Mundspray (eine Eigenrezeptur der Markapotheke Greiff). In der D4-Verdünnung ist noch eine nachweisbare Menge des Wirkstoffs enthalten, die Dosierung ist jedoch so niedrig, dass das Risiko einer Überdosierung sehr gering ist.

Anwendung und Dosierung

Das Anheben der Hormonspiegel mit einer D4-Creme erfordert meist etwas Geduld.

- **Progesteron D4** wird oft in höheren Mengen benötigt, z. B. 2–5 Hübe an 5 Tagen[70] pro Woche (bzw. eingepasst in die zweite Zyklushälfte).
- **Estradiol D4** hingegen wirkt meist schon bei 1–2 Hüben an 5 Tagen pro Woche (bzw. ab dem 8. Zyklustag), und die Laborwerte steigen in der Regel schneller in einen altersgerechten Bereich.

Damit es nicht zu einer Estradioldominanz kommt, empfehle ich bei Estradiol-Anwendung meistens auch eine begleitende Progesteron-Gabe.

70 Bei der Gabe von bioidentischen Hormonen , ganz besonders natürlich bei höher konzentrierten Cremes, ist es sinnvoll, ein bis zwei Tage pro Woche eine Anwendungspause einzulegen, um der Leber Gelegenheit zu geben, mögliche Überschüsse abzubauen.

Anwendungskontrolle
Auch bei niedriger dosierten D4-Präparaten ist es hilfreich, die Wirkung nicht nur über das subjektive Befinden, sondern auch ab und zu durch Speichelhormontests zu überprüfen.
Beispiele verschreibungsfreier Hormonpräparate (über herstellende Apotheken):

- **Progesteron D4** (Creme, Globuli, Spagyrik-Mundspray)
- **Estradiol D4** (Creme, Globuli, Spagyrik-Mundspray)
- **Estriol D4** (Creme, Globuli, Spagyrik-Mundspray, Ovula)
- **Testosteron D4** (Creme, Globuli, Spagyrik-Mundspray)
- **DHEA D4** (Creme, Globuli, Spagyrik-Mundspray)
- **Pregnenoloncreme** bis 1 %
- **Cortisolcreme** bis 0,5 %

Phytohormone

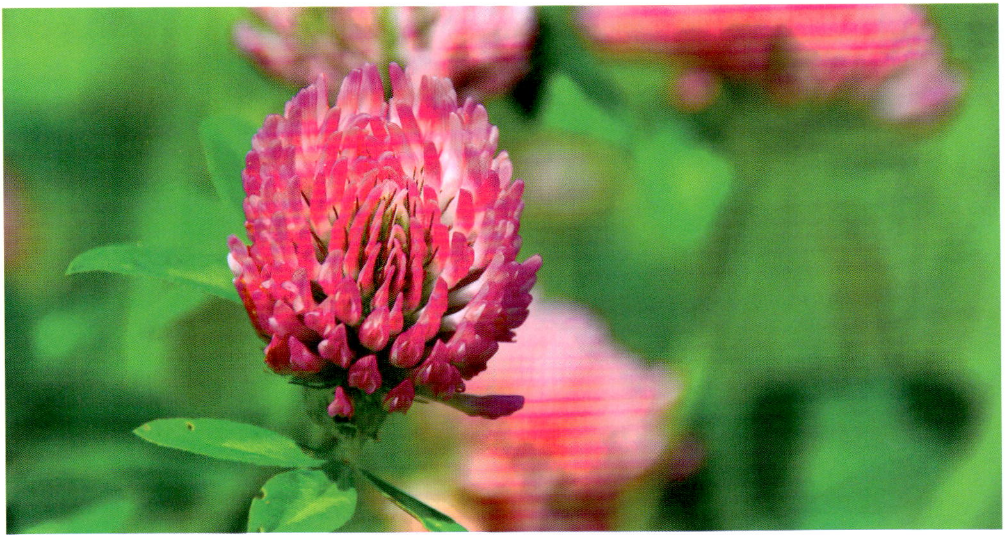

Viele Pflanzen enthalten Hormone oder hormonähnliche Wirkstoffe, die den menschlichen Hormonen ähneln und teilweise an bestimmten menschlichen Hormonrezeptoren andocken können und so eine hormonartige Wirkung erzielen. Sie können daher unter Umständen eine gute Alternative zu den bioidentischen Hormonen aus dem Labor sein. Diese Phytohormone werden oft als Phytoöstrogene, Phytoprogesterone und Phytotestosterone bezeichnet, da sie in ihrer Struktur und Funktion dem menschlichen Östrogen, Progesteron und Testosteron ähneln.

Das sind die wichtigsten Phytohormone und ihre Wirkungen:

Phytoöstrogene

Sogenannte Phytoöstrogene ähneln strukturell und funktionell den menschlichen Östrogenen: Sie können im Körper östrogenartige Wirkungen ausüben, indem sie an Östrogenrezeptoren binden. Besonders die Isoflavone und Stilbene wirken als sogenannte Phyto-SERM (selektive Östrogenrezeptor-Modulatoren) da sie an den α- und β-Estrogen-Rezeptoren sowohl agonistisch als auch antagonistisch wirken. Sie zeigen eine höhere Affinität zu den β-Rezeptoren (ER-β), die tendenziell eine regulierende, eher hemmende Wirkung auf die Genexpression haben.

Wichtige Phytoöstrogene sind

Flavonoide
Sie sind eine große Klasse sekundärer Pflanzenstoffe, die in vielen pflanzlichen Lebensmitteln wie Obst und Gemüse vorkommen, mit antioxidativen und entzündungshemmenden Eigenschaften. Viele Flavonoide wirken auch auf die Knochengesundheit indem sie den Knochenabbau hemmen und Knochenaufbau fördern.
Beispielhaft sind hier das Quercetin was reichlich unter anderem in Äpfeln, Blaubeeren Trauben, Zwiebeln und Buchweizen enthalten ist, sowie Kaempferol (kommt viel in grünem Blattgemüse vor).

Isoflavone
Sie gehören ebenfalls zur Gruppe der Flavonoide. Zu ihnen zählen Genistein und Daidzein, die hauptsächlich in Sojabohnen und anderen Hülsenfrüchten vorkommen.

- Isoflavone können Wechseljahres-Symptome lindern.[71]
- Sie haben potenzielle Schutzwirkungen gegen Osteoporose und kardiovaskuläre Erkrankungen.[72]
- Isoflavone zeigen antioxidative und entzündungshemmende Eigenschaften.

71 Rohr, U. D., Metka, M., Nadjafi, C., & Clementi, W. (2008). Wirkungen von Isoflavonen beim Menschen – Überblick und Diskussion. Journal für Gynäkologische Endokrinologie, 2(3), 23–31 (Ausgabe Österreich)/22–31 (Ausgabe Schweiz). https://www.kup.at/kup/pdf/7358.pdf (Abgerufen am 05.01.2025)

72 Phytotherapie bei Osteoporose, Deutscher Osteoporose Verlag (DOV) 2024, S.29 ff

Vorkommen

Pflanzen mit hohem Isoflavongehalt und ihre Hauptisoflavone sind:

- Sojabohnen und Sojaprodukte sind die reichste Quelle für Isoflavone. Sie enthalten hohe Konzentrationen von Genistein, Daidzein, Glycitein.
- Rotklee (Trifolium pratense): Formononetin, Biochanin A, Genistein, Daidzein
- Kichererbsen (Cicer arietinum) enthalten moderate Mengen an Isoflavonen und sind eine gute pflanzliche Proteinquelle: Biochanin A, Daidzein.
- Lupinen (Lupinus spp.): Genistein, Daidzein

Achtung: Daidzein und Genistein können *in vitro* und in Tierversuchen die Thyroidperoxidase (TPO) hemmen, ein Enzym, das an der Synthese der Schilddrüsenhormone beteiligt ist. Bei Frauen mit Schilddrüsenunterfunktion daher nur mit Bedacht anwenden.

Polyphenole

Auch sie sind für ihre antioxidativen, entzündungshemmenden und gesundheitsfördernden Eigenschaften bekannt. Sie spielen aber auch für die Knochengesundheit eine wichtige Rolle. Polyphenole wirken auf vielfältige Weise auf den Knochenstoffwechsel, unter anderem fördern sie die Osteoblasten und bremsen die Osteoklasten.[73]

Zu den wichtigsten Polyphenolen gehören:

Resveratrol (reichlich in Trauben enthalten), Coumestrol (viel in Sojabohnen und Klee) und Lignane (in Leinsamen und Sesam).

Lignane

Eine besondere phytoöstrogene Wirkung kommt auch den Lignanen, die zur Gruppe der Polyphenole gehören, zu.

Sie können im Darm durch die Darmflora in bioaktive Metaboliten wie Enterodiol und Enterolacton umgewandelt werden. Je nach Hormonspiegel im Körper, können sie an den Östrogenrezeptoren sowohl östrogenartige, als auch antiöstrogene Wirkungen erzielen. Auch deshalb wird diskutiert, ob sie bei hormonabhängigen Krebsarten, insbesondere bei Brustkrebs, eine antikanzerogene Wirkung haben und die Sterblichkeitsrate senken könnten.[74,75]

---

73 Phytotherapie bei Osteoporose, Deutscher Osteoporose Verlag (DOV) 2024 S.43

74 Deutsches Krebsforschungszentrum. (2011, 12. September). Pflanzeninhaltsstoff senkt Brustkrebs-Sterblichkeit (Pressemitteilung Nr. 49, von Koh). https://www.dkfz.de/de/presse/pressemitteilungen/2011/download/dkfz_pm_11_49.pdf (Abgerufen am 20.01.2025)

75 Carstens-Stiftung. (o. J.). Lignane – Pflanzenhormone, die das Leben verlängern. https://www.carstens-stiftung.de/artikel/lignane-pflanzenhormone-die-das-leben-verlaengern.html (Abgerufen am 23.11.2024)

Ihre (phyto-)östrogene Wirkung kann besonders bei Hitzewallungen und Schlafstörungen in den Wechseljahren hilfreich sein.
Darüberhinaus haben sie eine antioxidative Wirkung und gelten als cholesterinsenkend und entzündungshemmend und sind deshalb zur Prävention von Herz-Kreislauferkrankung interessant.
Es gibt auch Studien[76], die darauf hinweisen, dass sie den Blutzuckerspiegel regulieren, die Insulinsensibilität verbessern können.

Vorkommen
Die reichhaltigsten natürlichen Quellen von Lignanen sind:
- Leinsamen (Linum usitatissimum)
- Sesam (Sesamum indicum)

Phytoprogesterone

Phytoprogesterone sind pflanzliche Verbindungen, die strukturell dem Progesteron ähneln und im Körper eine progesteronartige Wirkungen ausüben können. Zu ihnen zählt Diosgenenin.

Diosgenenin
Diosgenin wird auch als pflanzliches Progesteron bezeichnet. Es ähnelt dem menschlichen Progesteron und wird im Labor als Ausgangsstoff zur Herstellung bioidentischer Hormone verwandt. Es ist ein Steroid-Sapogenin, das in mehreren Pflanzenarten vorkommt, hauptsächlich in den Wurzeln und Rhizomen.

Zu den reichhaltigsten Quellen gehören:
- Yamswurzeln, besonders die mexikanische Yamswurzel (Dioscorea villosa)
- Bockshornklee (Trigonella foenum-graecum)
- Schwarze Bohnensorte (Phaseolus vulgaris)

76 Kavyani, Z., Pourfarziani, P., Jafari Kakhki, A. M., Sedgh Ahrabi, S., Moridpour, A. H., Mollaghasemi, N., Musazadeh, V., & Faghfouri, A. H. (2023). The effect of flaxseed supplementation on glycemic control in adults: An updated systematic review and meta-analysis of randomized controlled trials. Journal of Functional Foods, 110, 105816. https://doi.org/10.1016/j.jff.2023.105816, (Abgerufen am 14.07.2025)

Obwohl bisher nicht nachgewiesen werden konnte, dass Diosgenin von der menschlichen Leber direkt zu Progesteron verstoffwechselt werden kann, wird es dennoch von einigen Frauen bei Progesteronmangel als Gel oder Creme mit Erfolg angewandt.[77] Studien haben unter anderem vielversprechende Wirkungen von Disogenin bei Krebs, zur Neuroprotektion, bei Atherosklerose, Asthma und zur Knochengesundheit gezeigt.[78]

Progesteron in Pflanzen

Es scheint eher selten zu sein, dass Pflanzen reines Progesteron enthalten. Allerdings gibt es einige Berichte, die das Vorkommen von Progesteron in bestimmten Pflanzen belegen, z. B.[79]:

- Walnuss (Juglans regia): Vor allem Walnussblätter enthalten Progesteron.[80]
- Gemeiner Wacholder (Juniperus communis): Progesteron wurde auch in den Beeren des Gemeinen Wacholders gefunden.
- Gemeine Buche (Fagus sylvatica): Es wurde Progesteron in den Blättern der Gemeinen Buche nachgewiesen.
- Gemeiner Beinwell (Symphytum officinale): Progesteron wurde in den Wurzeln des Gemeinen Beinwells entdeckt.

Es gibt bisher keine Nachweise, dass die Progesteronmengen für eine therapeutische Wirkung ausreichen. Deshalb werden in der Regel eher Pflanzen eingesetzt, die zwar kein Progesteron aber progesteronartige Verbindungen wie das Diosgenin in hohen Mengen enthalten. Wie zum Beispiel die Yamswurzel.

77 MedLexi. (o. J.). Diosgenin. https://medlexi.de/Diosgenin (Abgerufen am 06.01.2025)

78 Semwal P, Painuli S, Abu-Izneid T, et al. Diosgenin: An Updated Pharmacological Review and Therapeutic Perspectives. Oxid Med Cell Longev. 2022;2022:1035441. Published 2022 May 29. doi:10.1155/2022/1035441 https://pmc.ncbi.nlm.nih.gov/articles/PMC9168095 (Abgerufen am 06.01.2025)

79 Sedaghathoor, S., Khadijeh Abbasnia Zare, S., & Shirinpur-Valadi, A. (2024). Progesterone and steroids in/on plants. IntechOpen. doi: 10.5772/intechopen.1005671 https://www.intechopen.com/chapters/1187533 (Abgerufen am 06.01.2025)

80 P. Chemineau, A. L. Lainé, D. Gennetay, C. Porte, D. Chesneau, C. Laclie, G. Goudet, M. Meunier, M. Delmas, M. L. Greil, P. Liere, A. Pianos, A. Bernard, E. Dirlewanger, J. A. Delgadillo, M. Keller, The walnut tree as a source of progesterone for reproductive control in goats, animal,Volume 19, Issue 1, January 2025, 101392https://www.sciencedirect.com/science/article/pii/S175173112400329X Abgerufen am 02.02.2025

Phytotestosteron

Phytotestosterone ähneln strukturell dem Testosteron und erzielen im Körper eine testosteronartige Wirkungen. Sie können den Muskelaufbau fördern und potenziell antidepressive sowie neuroprotektive Eigenschaften haben.
Zu den wichtigsten Phytotestosteronen gehören die Ecdysteroide. Sie kommen z. B. in Spinat und Quinoa vor. Spinat macht also doch stark, wie schon der Comic-Matrose Popeye wusste.[81]

Phytosterole

Phytosterole (auch Phytosterine) sind eine Gruppe chemischer Verbindungen in Pflanzen, mit ähnlicher Struktur und ähnlichen Funktionen, wie bei Tieren und Menschen das Cholsterin. Sie sind vor allem in pflanzlichen Ölen, Nüssen und Samen zu finden.

Wirkung

- cholesterinsenkend: Da sie mit Cholesterin um die Aufnahme im Darm konkurrieren und so zu einer Senkung des Gesamtcholesterinspiegels im Blut beitragen, reduzieren sie das Risiko von Herz-Kreislauf-Erkrankungen. Deswegen werden sie teilweise bestimmten Lebensmittel wie Margarine zugesetzt (die dann als cholesterinsenkend beworben werden dürfen). Allerdings scheint es bestimmte genetische Veranlagungen zu geben, die zu einer zu hohen Anreicherung der Phytosterine im Blut führen können, was wiederum als gesundheitsschädlich gilt.[82]
- antioxidativ: Als Antioxidantien neutralisieren sie freie Radikale und reduzieren Zellschäden und Entzündungen.
- immunmodulierend: Phytosterole haben immunmodulierende Eigenschaften, indem sie die Aktivität z. B. der T-Zellen und der Killerzellen erhöhen.
- entzündungshemmend: Gleichzeitig wirken sie entzündungshemmend, durch die Hemmung proinflammatorischer Zytokine.
- Stärkung der Knochendichte: Sie tragen zum Erhalt der Knochendichte bei, indem sie die Aktivität der Osteoblasten fördern und die der Osteoklasten bremsen.
- Senkung des Dihydrotestosteronspiegels: Phytosterole hemmen die Aktivität des Enzyms 5α-Reduktase, das Testosteron in Dihydrotestosteron (DHT) umwandelt.

81 Deutsche Apotheker Zeitung. (2019, Juli). Spinat macht stark. https://www.deutsche-apotheker-zeitung.de/daz-az/2019/daz-28-2019/spinat-macht-stark (Abgerufen am 06.01.2025)

82 Scholz, M., Horn, K., Pott, J., Gross, A., Kleber, M. E., Delgado, G. E., … & März, W. (2022). Genome-wide meta-analysis of phytosterols reveals five novel loci and a detrimental effect on coronary atherosclerosis. Nature Communications, 13(1), 143. https://doi.org/10.1038/s41467-021-27706-6 (Abgerufen am 08.01.2025)

- Antikanzerogen: In Studien wurden sogar antikanzerogene Eigenschaften gefunden, nämlich, dass Phytosterole das Wachstum bestimmter Krebszellen hemmen können, indem sie u. a. Apoptose indizieren und die Proliferation von Tumorzellen reduzieren.

Die wichtigsten Phytosterole sind

- **Stigmasterol**
  Aufgrund seiner vielfältigen medizinische Wirkungen[83] ist es auch bei der Behandlung von Frauen in den Wechseljahren interessant: Stigmasterol gilt als eine Vorstufe des pflanzlichen Progesterons und kann einer Östrogendominanz entgegenwirken.
- **Beta-Sitosterol**
  Auch das Phytosterol Beta-Sitosterol ähnelt strukturell dem Cholesterin und ähnelt in seiner Wirkung dem Stigmasterol.
  Es wird besonders bei Männern bei benigner Prostatahyperplasie eingesetzt, da es die Aktivität des Enzyms 5α-Reduktase reduzieren kann, das Testosteron in Dihydrotestosteron (DHT) umwandelt.
  Aus diesem Grund ist es auch für Frauen mit erhöhten DHT-Spiegeln sehr interessant.
- **Campesterol**
  Auch das Phytosterol Campesterol ähnelt strukturell sehr dem Cholesterin. Es hat eine ähnliche, aber schwächere Wirkung als Stigmasterol und Beta-Sisterol.

Vorkommen

Phytosterole kommen in vielen Pflanzen vor, besonders reichhaltig sind sie zu finden in:

- Pflanzenölen
  - Sojaöl: besonders reich an Stigmasterol
  - Rapsöl
  - Sonnenblumenöl
  - Maisöl
- Nüssen und Samen
  - Sesam: reich an Phytosterolen
  - Pistazien
  - Kürbiskerne: oft in Prostataheilmitteln eingesetzt
- Heilpflanzen und Extrakte (die besonders bei Prostatahyperplasie eingesetzte werden)
  - Sägepalme (Serenoa repens) – besonders reich an Beta-Sisterol
  - Afrikanische Pflaume (Pygeum africanum)
  - Brennnesselwurzel (Urtica dioica)

83 Bakrim, S., Benkhaira, N., Bourais, I., Benali, T., Lee, L. H., El Omari, N., Sheikh, R. A., Goh, K. W., Ming, L. C., & Bouyahya, A. (2022). Health Benefits and Pharmacological Properties of Stigmasterol. Antioxidants (Basel, Switzerland), 11(10), 1912. https://doi.org/10.3390/antiox11101912 (Abgerufen 12.01.2025)

- Gemüse und Früchten
  - Avocado: enthält viele Phytosterole, darunter Stigmasterol
  - Grünkohl, Spinat, Möhren: enthalten unterschiedliche Phytosterole und unterschiedlichen Mengen
  - Heidelbeeren und Himbeeren
- Getreiden
  - besonders in Weizenkeimen und Kleie

Heilpflanzen für die Wechseljahre

Hier folgt eine Übersicht bewährter Heilpflanzen und ihrer Anwendungsmöglichkeiten bei typischen Wechseljahresbeschwerden in alphabetischer Reihenfolge. Die genannten Präparate und Dosierungen dienen als Beispiele und Orientierungshilfe.

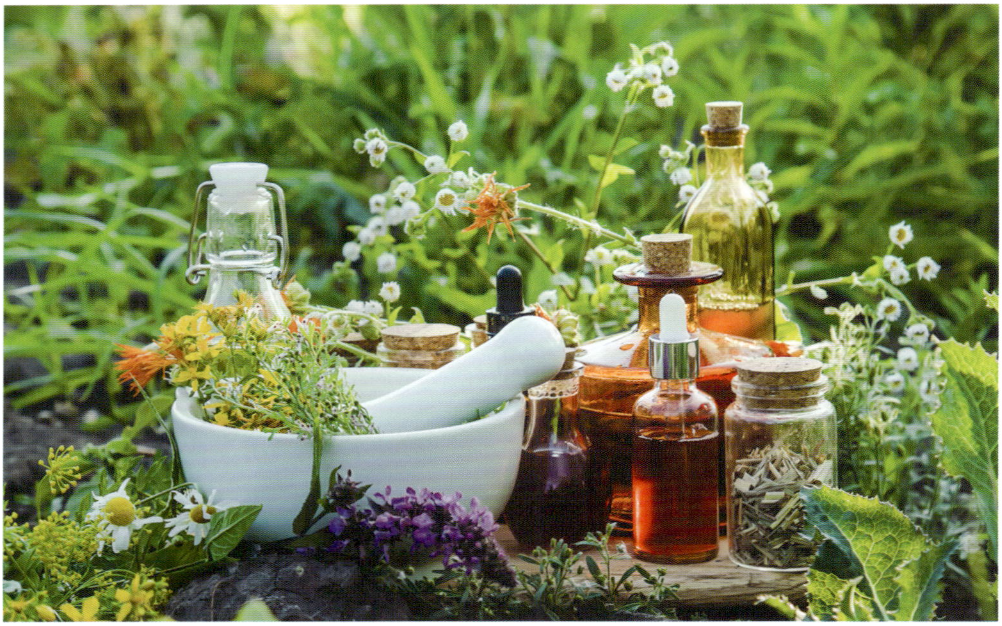

Ackerschachtelhalm (Equisetum arvense)

Der Ackerschachtelhalm (Zinnkraut) und wurde schon im Mittelalter zur Heilung von Knochenerkrankungen benutzt.
Hildegard und Roger Kalbermatten empfehlen ihn „...bei all jenen Zuständen, bei denen die Fähigkeit zur Struktur – oder Formgebung geschwächt ist." Sowohl körperlich, als auch im Denken, bzw. Ordnungssinn. Aber auch bei „... der Abhängigkeit von starren Strukturen, Normen und Ordnungen".[84]
Für mich ist der Ackerschachtelhalm deshalb genau dann eine besonders passende Wechseljahres-Heilpflanze, wenn es darum geht, die innere und äußere Struktur und Flexibilität zu stärken (oder neu zu definieren).

Inhaltsstoffe/Wirkstoffe

- Kieselsäure (Silicium) bis zu 10 %: Unterstützt Haut, Haare, Nägel und das Bindegewebe. Studien zeigen, dass das enthaltene Silizium die Einlagerung von Kalzium in die Knochenmatrix fördert und somit die Knochendichte erhöhen kann.[85]
- Flavonoide: antioxidativ und entzündungshemmend
- Saponine: Entwässerung, durchblutungsförderung
- Phenolsäuren: entzündungshemmend
- Mineralstoffe: Magnesium, Kalzium, Kalium

Wirkung

- entwässernd: Fördert die Harnausscheidung und unterstützt die Nierenfunktion.
- Bindegewebe stärkend: Fördert die Regeneration von Haut, Haaren und Nägeln.
- entzündungshemmend: Unterstützt die Heilung von Hautentzündungen und Wunden.
- knochenstärkend: Anregung der Kollagenbildung, verbessert die Kalziumaufnahme in die Knochenmatrix.
- antioxidativ

Einsatzmöglichkeit in den Wechseljahren besonders bei

- Ödemen, z.B. durch Östrogendominanz (kontraindiziert bei Ödemen durch eingeschränkte Herz- oder Nierenfunktion)
- rezidivierenden Blasenentzündungen
- Gelenkbeschwerden (auch entzündlichen und oder rheumatischen)

---

84 Kalbermatten, R., & Kalbermatten, H. (2011). Pflanzliche Urtinkturen: Wesen und Anwendung (5. Aufl., S. 41). AT Verlag.

85 Corletto, F. (1999, Oktober). Female climacteric osteoporosis therapy with titrated horsetail (Equisetum arvense) extract plus calcium (osteosil calcium): Randomized double blind study. Minerva Ortopedica e Traumatologica, 50(5), 201–208. https://www.minervamedica.it/en/journals/minerva-orthopedics/article.php?cod=R14Y1999N05A0201 (Abgerufen am 04.01.2025

- Osteoporose
- schwachem Bindegewebe
- brüchigen Nägeln, Haarausfall
- Hautproblemen

Anwendung

- kurmäßige Anwendung von 4–6 Wochen, nicht dauerhaft (Gefahr von Kaliumverlust durch Diurese sowie Vitamin B1 Mangel bei übermäßiger Anwendung durch das gering enthaltene thiaminabbauende Enzym Thiaminase)
- Vorsicht auch bei eingeschränkter Nierenfunktion
- eventuelle Wechselwirkungen u. a. mit Diuretika, Blutverdünnern und Herzmedikamenten beachten.

Innerlich z. B.:

- als Tee: 1–2 Teelöffel getrocknetes Kraut in 250 ml Wasser 15 Minuten lang kochen (um die Kieselsäure auszulösen), abseihen, 2–3 Tassen täglich oder alternativ mit kochendem Wasser überbrühen, 10 Minuten ziehen lassen, abseihen (wenn die Wirkung der Kieselsäure nicht im Vordergrund steht)
- als Urtinktur: z. B. Ceres Equisetum arvense Ø 1–3x täglich 2–5 Tropfen in einem halben Glas Wasser oder Schachtelhalmtee (Urtinkturen anderer Hersteller benötigen ggfs. höhere Dosierungen)

Äußerlich:

- Umschläge auf Wunden, Ekzeme oder Gelenke legen.
- Haarspülung mit Schachtelhalmtee
- als Badezusatz

Angelika (Angelica archangelica u. A. sinensis)

Die imposante, meist zweijährige Engelwurz, kann bis zu zwei Meter hoch werden. Die getrocknete Wurzel hat eine lange Tradition in der Volksmedizin, sie erwärmt den ganzen unteren Menschen; besonders die chinesische Art regt Eisprung und Östrogenproduktion an und ist Bestandteil asiatischer Frauentees und von Komplexmitteln.
Margret Madejsky nennt Engelwurz „die Lichtbringerin für Bauch und Seele“.[86]

86 Madejsky, M. (2015). Lexikon der Frauenkräuter (5. Aufl., S. 48). Aarau/München: AT Verlag.

Heide Fischer beschreibt sie sogar als eine Heilpflanze, die es vermag, einen Engel zur Rettung in Zeiten der Not loszuschicken.[87]
Ich verordne sie gerne meinen Wechseljahrespatientinnen, die eine Stärkung auf allen Ebenen brauchen.

Inhaltsstoffe/Wirkstoffe der Wurzel
Ätherisches Öl (α- und β-Phellandren sowie α-Pinen), Bitterstoffe, Gerbstoffe, Cumarine und Furanocumarine (wie Osthol und Osthenol, Xanthotoxin, Angelicin, Imperatorin und Archangelin), Harze, Pektin

Wirkung
- verdauungsfördernd: Galle treibend, regt die Magensaft- und Bauchspeichelsekretion an.
- durchblutungsfördernd
- durchwärmend
- Anregung der Keimdrüsen
- krampflösend
- entzündungshemmend
- nervenstärkend, unterstützend bei innerer Unruhe und Angstzuständen

Einsatzmöglichkeit in den Wechseljahren besonders bei
- physischen und psychischen Schwächezuständen
- als Nerventonikum, bei Ängsten oder Panikattacken
- Verdauungsstörungen, Völlegefühl, Blähungen
- stressbedingten Magenbeschwerden
- in der Prämenopause, um die Funktion der Eierstöcke und das Östrogen zu stärken

Anwendung
Innerlich:
- als Tee: Etwa 1 TL der getrockneten Wurzel (Angelicae radix) mit heißem Wasser (nicht kochend) übergießen, 10 Minuten ziehen lassen, abseihen, 2 – 3 Tassen pro Tag, vor dem Essen
- als Urtinktur: Angelica archangelica Ø: 1 – 3x täglich 2–5 Tropfen vor dem Essen in wenig Wasser einnehmen

87 Fischer, H. (2019). Frauenheilpflanzen (S. 63–64). München: Herbig Verlagsbuchhandlung.

Äußerlich:

- Angelika, ätherisches Öl in der Aromatherapie, oder in einem Trägeröl für Massagen oder Einreibungen
- Archangelica, ethanol. Decoctum 10 %Salbe von Weleda, für Einreibungen (z. B. Bauch und unterer Rücken, zum Durchwärmen, auch bei Krämpfen)

Nebenwirkungen

- Furanocumarine wirken fototoxisch, die regelmäßige Anwendung von Angelika kann die Haut lichtempfindlicher machen und Sonnenbrand begünstigen.

Ashwagandha (Withania somnifera)

Die ayurvedische Heilpflanze Ashwagandha, auch als Schlafbeere, Winterkirsche oder indischer Ginseng bekannt, findet seit mehreren tausend Jahren Verwendung in der traditionellen indischen Medizin und gilt dort als Alleskönner. Genutzt wird vor allem die Wurzel, die übrigens nach Pferd riechen soll und teilweise auch die Blätter. Ashwaganda gilt als Adaptogen, hilft also dem Organismus, sich an Stresssituationen anzupassen.

Wichtige Wirkstoffe

Withanolide (steroidale Lactone, z. B. Withaferin A), Alkaloide, Saponine, Flavonoide, Polyphenole.

Wirkung

- reguliert die Stresshormonachse (Hypothalamus-Hypophysen-Nebennieren-Achse)
- Senkung eines erhöhten Cortisolspiegels
- Reduktion von stressbedingten Ängsten und Schlafstörungen
- Regulation der Schilddrüse
- Unterstützung des Nervensystems und der kognitiven Funktionen
- Unterstützung der hormonellen Balance (Erhöhung von Estradiol, Reduktion von FSH und LH)
- Libido stärkend

Anwendung in den Wechseljahren

- hormonell ausgleichend besonders bei Estradiolmangel mit klimakterischen Symptomen, wie Hitzewallungen, Schlafstörungen[88]
- Stressanfälligkeit
- erhöhtem Cortisolspiegel[89]
- Ängsten
- Libidomangel
- kognitiven Beschwerden wie Konzentrationsstörungen, Gedächtnisstörungen
- leichter Schilddrüsenunterfunktion
- Gelenkbeschwerden

Anwendung/Präparate

- Traditionelle ayurvedische Zubereitung: Churna (Pulver, das pur oder z. B. mit Ghee, Milch oder Wasser eingenommen wird).
- standardisierte Extrakte, mit einem definierten Withanolidgehalt (z. B. 5 %), mit Dosierungen von 300– 600 mg täglich, in Form von Kapseln, Tabletten, Tropfen, Pulver

Achtung: Obwohl Ashwagandha meist gut vertragen wird, weißt das Bundesinstitut für Risikobewertung (BfR) darauf hin, dass insbesondere unregulierte Präparate potenziell Leberschäden und Beschwerden wie Übelkeit, Erbrechen verursachen können.[90] Es warnt Kinder, Schwangere, Stillende und Personen mit einer Lebererkrankung vor der Einnahme. Auch Wechselwirkungen mit Medikamenten (z. B. blutzuckersenkende, blutdruckregulierende oder immunsuppressive Präparate) sind möglich und sollten ärztlich abgeklärt werden. Eine Rolle spielt hier sicher auch, der unterschiedliche und unkontrollierte Gehalt verschiedener Präparate an Wirkstoffen und besonders an Alkaloiden.

88 Studien (z. B. Gopal et al., 2021) zeigten, dass bei perimenopausalen Frauen eine 8-wöchige Supplementierung (2 × 300 mg täglich) zu einer signifikanten Reduktion von klimakterischen Symptomen, einer Verbesserung der Lebensqualität und zu hormonellen Anpassungen (Erhöhung von Estradiol, Reduktion von FSH und LH) führte: Gopal, S., Ajgaonkar, A., Kanchi, P., Kaundinya, A., Thakare, V., Chauhan, S., & Langade, D. (2021). Effect of an ashwagandha (Withania Somnifera) root extract on climacteric symptoms in women during perimenopause: A randomized, double-blind, placebo-controlled study. The journal of obstetrics and gynaecology research, 47(12), 4414–4425. https://doi.org/10.1111/jog.15030 (Abgerufen am 17.02.2025)

89 Eine Studie von Chandrasekhar et al. (2012) zeigte, dass 60 Tage Supplementierung mit 600 mg Ashwagandha-Extrakt den Cortisolspiegel signifikant senkte und das subjektive Stressempfinden reduzierte: Chandrasekhar K, Kapoor J, Anishetty S. A prospective, randomized double-blind, placebo-controlled study of safety and efficacy of a high-concentration full-spectrum extract of ashwagandha root in reducing stress and anxiety in adults. Indian J Psychol Med. 2012;34(3):255-262. doi:10.4103/0253-7176.106022, (Abgerufen am 17.02.2025)

90 https://www.bfr.bund.de/cm/343/ashwagandha-schlafbeeren-praeparate-mit-moeglichen-gesundheitsrisiken.pdf (Abgerufen am 17.02.2024

Brennnessel (Urtica diocia)

2022 zur Heilpflanze des Jahres gekürt, zählt die Brennnessel zu den vielseitigsten heimischen Heilpflanzen. Die mineralienreichen Brennnesselblätter sind besonders für ihre blutreinigende und harntreibende Wirkung bekannt. Auch für die Wechseljahre ist sie eine wertvolle Heilpflanze für die Blutbildung, sowie entzündungshemmend und entschlackend bei Gelenkbeschwerden. Ausserdem unterstützt sie die Knochengesundheit.

Ihre Samen sind quasi ein heimisches Superfood und werden auch als Brennnesselnüsschen bezeichnet. In der Volksheilkunde finden sie als ein Stärkungstonikum zur Rekonvaleszenz Verwendung und unterstützen bei Männern die Samenbildung. Weil Ihnen eine Libido fördernde Wirkung nachgesagt wird, werden sie manchmal sogar als „Wiesenviagra" bezeichtnet.

Interessant für die Wechseljahre ist auch die Brennnesselwurzel, die unter anderem reich an Phytohormonen wie Sisterol und Lingnanen ist und deshalb auch bei einem hohen Dihydrotestosteronspiegel eingesetzt werden kann.

Inhaltsstoffe/Wirkstoffe

- Blätter, u. a.: Chlorophyll, Mineralstoffe wie Kieselsäure, Kalium, Kalzium, Eisen, Vitamin C, Flavonoide, biogene Amine
- Samen: fettes, linolsäurereiches Öl, Vitamin E und Carotinoide
- Wurzel: Phytosterole wie β-Sitosterol, Campesterol und Stigmasterol, sowie Lingnane

Einsatzmöglichkeit in den Wechseljahren besonders bei

- Blutarmut durch Hypermenorrhoe (z. B. kurmäßig als Tee, Frischpflanzenpressaft, oder Gemüse)
- stoffwechselfördernd, entzündungswidrig und entschlackend bei Hautproblemen und Gelenkbeschwerden (Blätter und Wurzel)
- knochenstärkend zur Osteoporoseprofilaxe
- Haarausfall, Akne mit Überschuss an Dihydrotestosteron (Brennnesselwurzel)
- Erschöpfung (Samen)
- durchspülen der Harnwege bei Blasenentzündungen

Anwendung/Präparate

- Tee: Getrocknete Blätter und Kraut (Urticae folium/herba), etwa 1 TL/Tasse, mit heißem Wasser übergießen, 10 Minuten ziehen lassen, abseihen, 2–3 Tassen pro Tag
- getrocknete Wurzel: (Urticae radix): etwa 1 TL/Tasse, 10 Minuten sieden lassen, abseihen, 2–3 Tassen pro Tag, vor dem Essen

- als Brennnesselpresssaft, z. B. Brennnesselsaft Schoenenberger, kurmäßig 3x täglich 10 ml
- als Urtinktur: Ceres Urtica dioica Ø: 1–3x täglich 2–5 Tropfen in einem halben bis einem Glas Wasser trinken.
- Prostagutt® duo Weichkapseln mit Brennnesselwurzel- und Sägepalmenextrakt (der „Offlabel-Use“ muss den Patientinnen erklärt werden, da es ein Arzneimittel für die Prostata ist)

Beifuß (Artemisia vulgaris)

Die Pflanze der Mondgöttin Artemis ist eine der wichtigsten Frauenheilpflanzen für den Zyklus und in der Geburtshilfe. Vor allem wirkt sie durchblutungsfördernd für den Unterleib, was sie auch in den Wechseljahren und danach noch zu einem wertvollen Frauenkraut macht.

Inhaltsstoffe/Wirkstoffe

- Ätherische Öle (wie Thujon, Cineol, Kampfer, und Borneol), Bitterstoffe (Sesquiterpene wie Absinthin), Flavonoide, Gerbstoffe, Cumarine.
- Beifuß wirkt: Appetitanregend, verdauungsfördernd, tonisierend, Gallenfluss fördernd, menstruationsauslösend, geburtseinleitend.

Einsatzmöglichkeit in den Wechseljahren besonders bei

- Verdauungsstörungen, Völlegefühl, Blähungen
- zum Tonisieren der Gebärmutter
- Beckenbodenschwäche
- In der Prämenopause regt sie den Eisprung an und fördert die Menstruation und unterstützt einen regelmäßigen Zyklus.

Tipp: Um den Eisprung bzw. einen regelmäßigen Zyklus zu unterstützen wende ich den Beifuß gerne rhythmisch nur in der ersten Zyklushälfte an und wechsle dann in der zweiten Zyklushälfte zu Alchemilla.

Nicht anwenden (oder nur mit Vorsicht) bei zu starken Blutungen z. B. in der Perimenopause und in der Schwangerschaft.

Anwendung/Präparate

- Tee: getrocknetes Kraut (Artemisia herba), etwa 1 TL pro 1/4 Liter, mit kochendem Wasser übergießen, max. 5 Minuten ziehen lassen, abseihen, 2–3 Tassen pro Tag, kurmäßige Anwendung

- Tinktur: z. B. Ceres Artemisia vulgaris Ø 1–3x täglich 2–5 Tropfen in wenig Wasser einnehmen.
- Ätherisches Öl: in stark verdünnter Form zur Massage des Unterbauchs bei Menstruationsschmerzen oder der Fußsohlen bei kalten Füßen
- Bäder: Ein warmes Sitz- oder Fußbad mit Beifuß kann entspannend, erwärmend und durchblutungsfördernd wirken.

Damiana (Turnera diffusa/Turnera aphrodisiaca)

Diese aus Mexiko stammende Heilpflanze, die schon bei den Maya u. a. zur Fruchtbarkeitsförderung und als Aphrodisiakum Verwendung fand, wirkt durchblutungsfördernd und entspannend auf die Genitalien und den Kopf, sinnesanregend und leicht anxiolytisch und euphorisierend – bei allen Geschlechtern.
Beste Vorraussetzungen, um die Libido zu stärken, besonders für Frauen, die sich angespannt und verkrampft fühlen.

Inhaltsstoffe
- Flavonoide, ätherische Öl wie Cineol, Gerbstoffe, Koffein

Libidoanregende Wirkung durch
- Stabilisierung des Testosteronspiegels
- Verbesserung der genitalen Durchblutung (auch der Schwellkörper)
- Intensivierung der sexuellen Erregung
- Förderung emotionaler Gelassenheit durch Beeinflussung von GABAergen und glutamatergen Neuronen im Zentralen Nervensystem

Einsatzmöglichkeit in den Wechseljahren besonders bei
- Libidomangel
- Menstruationskrämpfen
- verspanntem Beckenboden

Präparate/Anwendung
- Tee (Damiana folia), auch in Mischungen
- Damiana-Urtinktur (DHU)
- Tabletten:
  Dr. Böhm® Damiana (225 mg), libiLoges® (225 mg), Cefagil ® (25 mg)

Erd-Burzeldorn (Tribulus terrestris)

Wird auch Burzeldorn oder Erdsternchen genannt und wird ebenfalls in verschiedenen Kulturen zur Steigerung der Libido und Verbesserung der Sexualfunktion angewandt.

Wirkstoffe
Steroidale Saponine (Protodioscin), Flavonoide und Phytosterole

Wirkung
- Libidostärkend: Studien haben gezeigt, dass die Einnahme von Tribulus terrestris eine positive Auswirkung auf die Libido bzw. die sexuelle Funktion bei postmenopausalen Frauen haben kann. [91]
- Testosteronsteigernd, anabol: Während Nahrungsergänzungsmittel mit Erd-Burzeldorn damit werben, sie würden die Testosteronproduktion anregen und den Muskelaufbau fördern, lässt sich das in Studien bisher nicht überzeugend verifizieren.

Anwendung/Präparate
Erd-Burzeldorn wird zur Zeit in Deutschland nur als Nahrungsergänzungsmittel angeboten, z. B. Tribulus Terrestris Extrakt in Kapselform von Sunday Natural.

Frauenmantel (Alchemilla vulgaris)

Obwohl der Frauenmantel seit Jahrhunderten zu den wichtigsten Frauenheilkräutern gehört, gibt es wenige wissenschaftliche Untersuchungen zu seiner Wirkung in der Frauenheilkunde. So ist Alchemilla vulgaris bisher auch nur für Magen-Darm-Erkrankungen, als eine leicht stopfende Gerbstoffdroge monografiert.

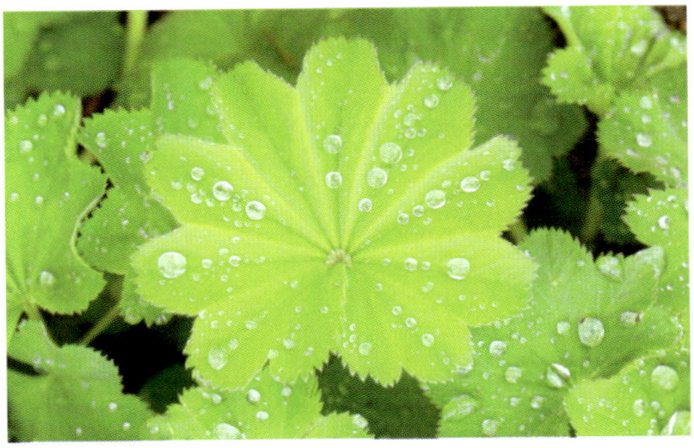

Was ihrer großen Bedeutung und Potenz in der Frauenheilkunde aber überhaupt nicht gerecht wird, denn sie ist die Frauenpflanze schlechthin. Magret Madejsky nennt sie „die Allesheilerin unter den Frauenkräutern“ und beschreibt, dass es ihr Wesen sei, „das

91 Postigo S, Lima SM, Yamada SS, dos Reis BF, da Silva GM, Aoki T. Assessment of the Effects of Tribulus Terrestris on Sexual Function of Menopausal Women. Rev Bras Ginecol Obstet. 2016;38(3):140-146. doi:10.1055/s-0036-1571472https://pmc.ncbi.nlm.nih.gov/articles/PMC10309463/pdf/10-1055-s-0036-1571472.pdf (Abgerufen am 28.01.2025)

Frausein in all seinen Facetten zu erleichtern, die Hormone auszugleichen, die Gebärmutter zu kräftigen und die Leibesfrucht zu bewahren."[92]
Obwohl die Inhaltsstoffe nicht unbedingt auf eine hormonregulierende Wirkung hin deuten, gilt sie als gestagenartig. Ihre Signatur zeigt ganz deutlich, dass sie auch eine Schutzpflanze ist: Sie hilft, sich besser abzugrenzen und gibt eine schützende Hülle, wie ein weiches Mäntelchen oder Cape (symbolisiert durch ihre Blätter). Dem Guttationstropfen, der sich in der Blattmitte sammelt, wurden alchemistische Kräfte zugesprochen. Eine Studie aus dem Jahr 2022 unterstützt jetzt die seit Jahrhunderten in der traditionellen Volksmedizin beobachteten Heilwirkungen und deutet sogar auf eine starke antitumorale Aktivität und genprotectives Potential hin. Vermutlich wird die Wirkung durch synergistische Effekte der Inhaltsstoffe erzielt.[93]

Inhaltsstoffe u. a.
- Gerbstoffpflanze (überwiegend Ellagtannine), Flavonide und Bitterstoffe, geringe Mengen an Salicylsäure, Phytosterine

Wirkung
- adstringierend
- leicht hämatostyptisch
- leicht gestagenisierend
- leicht stopfend
- entzündungshemmend, antiviral, krampflösend
- In der erstenZyklushälfte unterstützt sie den Eisprung, in der zweiten Zyklushälfte den Gelbkörper.

Einsatzmöglichkeit in den Wechseljahren besonders bei
- prämenopausal bei PMS, Unterleibsbeschwerden, Menstruationskrämpfen, Geburtsnachbereitung, Durchfall, Stärkung der weiblichen Rhythmen
- Hitzewallungen mit Schweißausbrüchen: gleicht überschießende Wärmeprozesse aus, kühlend
- Rhythmusverlust bzw. Symptomverschlechterung durch äußere Einflüsse wie Stress, Reisen, Ernährungsumstellung
- Schutzmantel, umhüllend, wenn die Bemutterung fehlt
- Zwischenblutungen, mittzyklischen Schmierblutungen

92 Madejsky, M. (2015). Lexikon der Frauenkräuter (5. Aufl., S. 102). Aarau/München: AT Verlag.
93 Jelača, S., Dajić-Stevanović, Z., Vuković, N., Kolašinac, S., Trendafilova, A., Nedialkov, P., Stanković, M., Tanić, N., Tanić, N. T., Acović, A., Mijatović, S., & Maksimović-Ivanić, D. (2022). Beyond Traditional Use of Alchemilla vulgaris: Genoprotective and Antitumor Activity In Vitro. Molecules (Basel, Switzerland), 27(23), 8113. https://doi.org/10.3390/molecules27238113, (Abgerufen am 13.10.2024)

Präparate/Anwendung
- Tee (Alchemillae herba), auch in Mischungen z. B. 3x täglich 1 Tasse frisch aufgebrühten Tee (2–4 g Droge)
- CERES Alchemilla vulgaris Urtinktur 3x 2–5 Tropfen, oder Alchemilla vulgaris-Urtinktur (DHU) 2–3x 10 Tropfen

Granatapfel (Punica granatum)

Der Granatapfel, der auch als Paradiesapfel bekannt ist, steht mythologisch für Fruchtbarkeit und Liebe. Botanisch gesehen ist die kernreiche Frucht des Granatapfelbaumes aber weder ein Apfel, noch eine Frucht, sondern eine Beere.
In den Granatapfelsamen findet sich Estron, das schwächer wirksame Östrogen, das auch im menschlichen Körper vorkommt. Der Samenextrakt hilft bei Wechseljahresbeschwerden, laut einer Studie der Universität Wien von 2012 vor allem bei den vegetativen Symptomen, während der Granatapfelsaft besonders wegen der antioxidativen Eigenschaften beliebt ist[94]. Er eignet sich gut, um die Ernährung in den Wechseljahren anzureichern, seine sehr schmackhaften Kerne könne eine leckere Ergänzung im Salat, im Müsli, Obstsalat oder auch in andere Gerichten sein.

Wirkstoffe Fruchtfleisch/Saft (anti-oxidativ, entzündlich und anti-cancerogen)
- Vitamine (C, B) , Mineralstoffe (Kalium, Kalzium, Eisen, Phosphor)
- sehr reich an Polyphenolen (Phenolcarbonsäuren, Ellagitannine, Flavonoide)

Wirkstoffe Samen
- fettes Öl mit mehr als 80 % mehrfach ungesättigten Fettsäuren, davon 60 % der seltenen Punicinsäure
- Phytosterole
- Estron

Einsatzmöglichkeit in den Wechseljahren besonders bei
- Hitzewallungen, vegetativen Beschwerden, Schlafstörungen (Granatapfelsamenöl, -tinktur)
- trockenen Vaginalschleimhäuten (Granatapfelsamenöl-Vaginalkapseln),
- äußerlich, zur Hautpflege bei trockener Haut (häufig Bestandteil in Naturkosmetik gegen Falten), feuchtigkeitsbindend und regenerierend

94 Netzwerk Frauengesundheit. (o. J.). Granatapfelsaft und Granatapfelsamen – Heilmittel für Frauen. https://www.netzwerk-frauengesundheit.com/granatapfelsaft-und-granatapfelsamen-heilmittel-fuer-frauen/(Abgerufen am 01.02.2025)

Präparate/Anwendung

Innerlich:

- bio Granatapfelkernöl, kaltgepresst als Öl
- Granatapfelextrakt Kapseln
- Granatapfeltinktur: Auszug aus den frischen oder getrockneten Kernen (nicht im Handel, sie kann leicht selbst angesetzt werden[95]).

Äußerlich:

- delima® feminin Vaginalzäpfchen (Pekana) kurmäßige Anwendung über einen Zeitraum von mindestens 6 Wochen
- Granatapfelsamenöl (Primavera, Bioladen)
- Pflegeöle mit Granatapfel z. B. Weleda, delima

Ernährung

Die frischen Kerne im Müsli, Salat, oder anderen Gerichten (Samen mitessen!).

Gut zu wissen: In Laborstudien (in vitro) konnten aromatasehemmende Effekte von Granatapfel auf Zellkulturen sowie eine Reduktion der Östrogenproduktion beobachtet werden. So zeigte die Punicinsäure eine anticancerogene Wirkung, indem sie andere Östrogene daran hindert, sich an Rezeptoren zu binden und östrogensensitive Brustkrebszellen besonders stark am Wachstum hemmte: In östrogenabhängigen Brustkrebszelllinien zeigte sich teils eine deutliche Hemmung der Proliferation. Die in vitro Daten sind vielversprechend und legen nahe, dass bestimmte Granatapfelkomponenten das Potenzial haben könnten, das aromataseabhängige Zellwachstum zu hemmen. [96] Es gibt aber noch keine anerkannten klinischen Studien, die die Beobachtungen in vivo verifizieren und deren Relevanz für die Prävention oder Therapie von östrogenabhängigem Brustkrebs und Prostatakrebs bestätigen[97].

Herzgespann (Leonurus cardiaca)

Die Pflanze der Herzensruhe wird schon mindestens seit dem Mittelalter bei Herzrhythmusstörungen, Herzrasen, Herzschwäche, sowie Verdauungsbeschwerden und Magen-Darmkrämpfen angewandt.

95 Margret Madejsky, Lexikon der Frauenkräuter, AT-Verlag, 5.Auflage 2015, S. 120

96 Netzwerk Frauengesundheit. (o. J.). Granatapfelsaft und Granatapfelsamen – Heilmittel für Frauen. https://www.netzwerk-frauengesundheit.com/granatapfelsaft-und-granatapfelsamen-heilmittel-fuer-frauen/(Abgerufen am 01.02.2025)

97 Krebsinformationsdienst. (o. J.). Granatapfel bei Krebs – was ist dran? Deutsches Krebsforschungszentrum. https://www.krebsinformationsdienst.de/fachkreise/nachrichten/detail/granatapfel-bei-krebs-was-ist-dran (Abgerufen am 02.02.2025

Inhaltsstoffe

- Iridoidglykoside, Flavonoide, Bitterstoffe wie Diterpene, Betaine wie Stachydrin (kardioprotektive und hormonelle Wirkung), Kaffeesäureverbindungen, Leonurin (ein Pseudoalkaloid mit gefäßerweiternden, beruhigenden und uterusstimulierenden Eigenschaften)

Anwendung in den Wechseljahren

- vegetative bzw. nervöse Herzbeschwerden ohne organischen Befund, Palpitationen, Herzrhythmusstörungen, Herzängste, Bluthochdruck
- auch im Zusammenhang mit einer (leichten) Schilddrüsenüberfunktion
- leichte Depressionen
- Blähungen, Verdauungsbeschwerden

Präparate/Anwendung

- Tee: Leonuri cardiacae herba (sollte als Mischung verordnet werden und nicht mehr als 30–40 % davon ausmachen)
- Leonuri-cardiacae-Urtinktur (DHU)
- Fertigmischungen: Oxacant® sedativ Liquid, Dr. Klein (mit Weißdorn, Baldrian, Melisse, Herzgespannkraut)

Hirtentäschel (Capsela Bursa pastoris)

Das Hirtentäschel wird traditionell für seine blutstillenden Eigenschaften geschätzt. Neben der Anwendung in der Frauenheilkunde, findet es bei Blutungen aller Art Anwendung, z. B. auch bei Nasenbluten. Diese Eigenschaft macht es besonders für die Perimenopause interessant, in der einige Frauen unter besonders starken und schwächenden Blutungen, mit viel Blutverlust leiden.

Inhaltsstoffe

- Amine (gefäßverengend), Flavonoide, Aminosäuren und Proteine, Saponine, Mineralien)

Wirkung

- gefäßverengend, gefäßverdichtend, blutstillend, Gebärmutter tonisierend,
- hilft dabei, die Energie bei sich zu behalten

Anwendung in den Wechseljahren
- Hypermenorrhoe, Metrorrhagie, Menorrhagie
- Charakteristik: starke Menstruationsblutung, eher dunkel, schubweise fließend, oft mit Schwäche, schlechte Selbstfürsorge, schlechte Abgrenzung: Die Energie geht für andere raus („für andere ausbluten").

Präparate/Anwendung
- Styptisat® 400 mg, überzogenen Tabletten (Fa. Ysat Bürger)
- Bursa pastoris-Urtinktur (Ceres, DHU)
- Tee/Kraut: Bursae pastoris herba (lagerungsempfindlich!)

Hopfen (Humulus lupulus)

Hopfen wird seit Jahrhunderten als Konservierungs- und Aromastoff im Bier verwendet. Er ist bekannt für seine schlaffördernde, entspannende Wirkung, aber er enthält sogar eines der stärksten Phytoöstrogene und ist ein wichtiges Heilkraut für die Wechseljahre: Zubereitungen aus den frischen (weiblichen) Hopfenzapfen wirken östrogenartig.

Wirkstoffe
- Harze mit Bitterstoffen (Hopfenbittersäuren), ätherische Öle, Flavonoide, u.a. das 8-Prenylnaringenin (8PN).

Wirkung
- östrogenisierend: 8PN hat eine sehr hohe Bindungsaffinität an den Estrogenrezeptor α (ER-α)und fördert z. B. das Brustwachstum bei Männern
- entspannend und einschlaffördernd
- libidofördernd bei Frauen (reduzierend bei Männern)

Anwendung in den Wechseljahren
- Östrogenmangel (und Folgesymptome)
- Hitzewallungen[98]
- Schlafstörungen
- Rhythmusverlust
- Spannungszustände

98 Ärzte Zeitung. (2024, 7. November). Den Herausforderungen mit Hopfenextrakt begegnen. Ärzte Zeitung. https://www.aerztezeitung.de/Nachrichten/Den-Herausforderungen-mit-Hopfenextrakt-begegnen-454114.html (Abgerufen am 01.02.2025)

Anwendung/Präparate

- Tee aus weiblichen Hopfenblüten (Lupuli flos, Apotheke/Kräuterhaus), oder in Teemischungen
- Humulus-Lupus-Urtinktur (Ceres, DHU) z. B. abends 5 Tropfen
- Hopfen-Extrakt-Kapseln (Allcura)
- Gynmunal Vaginal Gel (mit Hyaluronsäure + Hopfen)
- Eine weitere Alternative, für Frauen, die Bier mögen: ein alkoholfreies Bio-Bier (es sollte aus einer Biobrauerei sein, die noch mit frischem Hopfen braut, z. B. Neumarkter Lammsbräu), abends.

Cave: Auch wenn die Studienlage dazu unklar ist, besteht potenziell die Gefahr, dass Hopfen bei östrogenabhängigen Brustkrebszellen (ER-positive Tumoren) wachstumsfördernd wirkt, da er die ER-abhängige Zellproliferation aktiviert.

Leinsamen (Linum usitatissimum)

Flachs beziehungsweise Lein ist eine der ältesten Kulturpflanzen überhaupt. Die Samen des Flachses sind für ihre Schleimstoffe und das reichlich enthaltene fette Öl bekannt. Aber sie enthalten auch Phytoöstrogene wie Lingnane, die sanft östrogenisierend wirken.
Die Wirkungen von Leinsaat in der Frauenheilkunde wurden leider noch wenig systematisch erforscht. Aus der Erfahrungsheilkunde wissen wir, was für ein hervorragendes Heilmittel Leinsamen in den Wechseljahren ist.

Inhalts-/Wirkstoffe
Ballaststoffe, Schleimstoffe (Polysaccharide), Omega-3-Fettsäuren: Alpha-Linolensäure, Lignane, Vitamine wie B1, B2, B6 und E, Mineralstoffe wie Kalium, Magnesium, Eisen und Kalzium.

Wirkung

- Verdauungsförderung: Die Schleimstoffe binden Wasser im Darm, quellen auf und unterstützen so die Darmpassage. Der Schleim wirkt reizlindernd auf die Darmschleimhaut, z. B. bei Reizdarm.
- Herz-Kreislauf-Gesundheit: Die im Öl enthaltenen Omega-3-Fettsäuren können entzündungshemmend wirken und das Herz-Kreislauf-System unterstützen.
- Lignane aus frisch geschrotetem Leinsamen, wirken als milde Phytoöstrogene, indem sie von der Darmflora zu Enterodiol und Enterolacton (schwach östrogene Metaboliten) verstoffwechselt werden.

Anwendung in den Wechseljahren

Innerlich:

- Hormonbalance (z. B. bei Hitzewallungen, Schlafstörungen): Lingnane, bzw. deren Stoffwechselprodukte Enterodiol und Enterolacton unterstützen die Hormonbalance und und können sowohl bei niedrigem Östrogenspiegel in der Postmenopause unterstützen, als auch bei einer Östrogendominanz, denn sie besetzten die Estrogenrezeptoren. Sie gelten nach bisherigem Kenntnisstand auch als sicher bei östrogensensitiven Brusttumoren. Um die östrogenisierende Wirkung der Lingnane zu erhalten, muss der Leinsamen (frisch) geschrotet werden (ganze Leinsamen passieren unverdaut den Verdauungstrakt und geben keine Lingnane ab). Dafür wird die Leinsaat mit dem Mörser oder einer Küchenmaschine zerkleinert und kann dann gut verschlossen im Kühlschrank max. zwei Wochen aufbewahrt werden. Davon täglich ein bis zwei Esslöffel, z. B. übers Müsli, oder den Salat streuen.
- verdauungsfördernd: Hierfür wird der ganze Leinsamen mit reichlich Flüssigkeit eingenommen (sonst wirkt er stopfend), 1–2x täglich einen Esslöffel.
- Bei trockenen Schleimhäuten: Leinschleim kann bei regelmäßiger Anwendung helfen trockene Schleimhäute zu regenerieren, dazu 2 Esslöffel zerstoßener oder geschroteter Leinsamen in 200 ml Wasser kalt oder oder warm (nicht kochen) einweichen. Ziehen lassen, abseihen und den Schleim als Tee trinken oder z. B. mit in den Joghurt geben.
- Bei Sodbrennen, z. B. als Tee wie beschrieben
- vorbeugend als Gefäßschutz: Leinöl wird bei Kontakt mit der Luft schnell ranzig, sollte deshalb schnell verbraucht und im Kühlschrank aufbewahrt werden.

Äußerlich:

- bei Gelenkbeschwerden: als feuchtwarme Auflagen aus geschroteten Leinsamen
- bei trockenen, gereizten Vaginalschleimhäuten: als Spülung mit abgeseihtem lauwarmen Leintee
- bei trockenen, gereizten Augen: als feuchtwarme Auflagen aus geschroteten Leinsamen in einem Mullsäckchen

Übrigens: Leinsamen enthalten (je nach Sorte) cyanogene Glycoside, die im Körper zu Blausäure umgewandelt werden können. Die potenziell schädlichen Substanzen werden aber durch die Magensäure bzw. durch Erhitzen größtenteils unschädlich gemacht. Ein täglicher Verzehr von 2–3 Esslöffeln gilt daher als unbedenklich.

Löwenzahn (Taraxacum officinale)

Der Löwenzahn mit seiner vielfältigen Wirkung gehört zu den gut erforschten und bekanntesten Heilpflanzen. Auch wenn er keinen spezifischen Bezug zu den Wechseljahren, hat, ist er vor allem aufgrund seiner leber- und stoffwechselanregenden Eigenschaften eine meiner am häufigsten verordneten Heilpflanzen und fehlt in fast keinem Therapieplan zu Beginn jeder Wechseljahresbehandlung. Deshalb hat er auch hier seinen Platz mehr als verdient.

Wirkstoffe

- Bitterstoffe (Taraxacin, Sesquiterpenlactone), Flavonoide, Triterpene , Carotinoide, Vitamine (Vitamin C, Vitamin E, Vitamine aus der B-Gruppe, Vitamin K.), Mineralstoffe (wie Kalium, Kalzium, Kupfer und Zink), Inulin (Wurzel): ein präbiotischer Ballaststoff, der die Darmflora unterstützt.

Wirkung

- verdauungsfördernd (steigert die Bildung der Verdauungssäfte wie Magensäure und Galle)
- stoffwechselaktivierend
- anregend auf Leber und Galle
- unterstützend bei der Leberentgiftung
- diuretisch, lymphentlastend, blutreinigend
- entzündungshemmend und antioxidativ
- krebshemmend

Anwendung in den Wechseljahren

- Unterstützung des Hormonmetabolismus, auch des Abbaus von Hormonüberschüssen, in der Leber (z. B. auch bei einer Hormonersatztherapie)
- Verdauungsbeschwerden wie Völlegefühl und Blähungen
- Müdigkeit und Erschöpfung
- Entgiftung
- Gelenkbeschwerden
- Hautprobleme
- Fettstoffwechselstörungen
- Gewichtsregulation

Präparate/Anwendung

- Tee/Kraut: Löwenzahn Wurzel und Kraut (Taraxaci radix cum herba)
- als Pulver in Kapsel oder Tablettenform

- Löwenzahn-Tinktur: Taraxacum officinale-Urtinktur (Ceres, DHU)
- Frischpresssaft – Anwendung z. B. kurmäßig zur Entgiftung (Schoenenberger)
- als Bestandteil vieler Bittermittel, Teemischungen
- frisch, z. B. als Frühjahrskur: die jungen grünen Blätter als Salat, oder im Smoothie

Maca (Lepidium meyenii)

Maca ist keine heimische Pflanze, sondern wächst in Höhenlagen von bis zu 4.000 Metern in den peruanischen Anden. Sie wird dort seit Jahrhunderten sowohl als nahrhaftes Gemüse, als auch als Heilpflanze verwendet. Sie gilt als Adaptogen und unterstützt die sexuelle Funktion und Fruchtbarkeit bei Männern (Verbesserung der Spermienqualität) und Frauen (Libidiosteigernd), ohne Phytoöstrogene zu enthalten.

Wirkstoffe
- Makamide und Macaene, Glucosinolate, Polysaccharide, Flavonoide, Phytosterine, Vitamine, Mineralstoffe und Aminosäuren

Wirkung
- adaptogene Eigenschaften: Hilft Stress zu bewältigen (moduliert die Funktion der Hypothalamus-Hypophysen-Nebennieren-Achse), gibt Energie.
- libidofördernd
- Verbesserungen der Spermienqualität bei Männern
- Neuroprotektion und Stimmungsaufhellung
- antioxidative und entzündungshemmende Wirkungen

Anwendung in den Wechseljahren
- Stimmungsschwankungen und depressive Verstimmungen
- Libidomangel
- typische Wechseljahresbeschwerden wie Hitzewallungen und Schlafstörungen
- als Adaptogen bei Erschöpfung und Stress und Energiemangel.

Präparate/Anwendung
Im Handel werden unterschiedliche Sorten als Nahrungsergänzungsmittel bzw. Superfood angeboten, wobei für Frauen vor allem das rote Maca empfohlen wird.
- Maca Pulver rot (Lepidium peruvianum): Kann in Wasser, Smoothies oder Säften eingerührt werden, z. B.: Bio Maca Rot Pulver roh (Sunday Natural).
- Kapseln/Tabletten: z. B. Unimedica Bio Maca Rot Kapseln
- Extrakt-Tropfen: Bio rotes Maca-Extrakt Tropfen (InnoNature)

Melisse (Melissa officinalis)

Den Namen Zitronenmelisse verdankt sie ihrem zitronigen Duft. Das diese beliebte Heilpflanze ausgleichend und beruhigend bei Nervosität wirkt, haben wir schon früh durch die Fernsehwerbung für den Klosterfrau Melissengeist gelernt.
Sie ist eine besänftigende Heilpflanze, auch für die Wechseljahre, wenn das Nervensystem dünn und empfindlich wird und schon Kleinigkeiten frau aus der Ruhe bringen können.
Roger Kalbermatten beschreibt die Melisse folgendermaßen:
„Ihr Wesen entspricht einer sanften, liebkosenden Berührung, es schenkt entspannte Ruhe, wenn Nervosität und Anspannung zu Magen-Darm-Störungen oder Herzbeschwerden führen."[99]

Wichtige Wirkstoffe

- Ätherische Öle wie Citral, Geranial, Nepal, Rosmarinsäure, Kaffeesäure, Flavonoide wie Luteolin, Quercetin, Apigenin und Kaempferol, Terpene

Wirkung

- beruhigend auf das zentrale Nervensystem
- krampflösend auf die glatte Muskulatur z. B. im Magen-Darm-Trakt
- antiviral

Anwendung in den Wechseljahren

- leichte krampfartige Beschwerden im Magen-Darm-Trakt, Blähungen und Völlegefühl
- leichte Menstruationskrämpfe
- nervöse Unruhe, Stresssymptome
- Einschlafstörungen
- psychovegetative Herzbeschwerden
- äußerlich auch bei Herpes

Präparate/Anwendung

- Tee/Melissenblätter: Melissa folium
- Tinktur: Melissa officinalis-Urtinktur (Ceres, Calendula Kräutergarten)
- ätherisches Öl (Primavera, Neumond, Achtung: Echtes ätherisches Melissenöl ist sehr teuer, 1 ml kosten um die 25 Euro, bei günstigeren Ölen handelt es sich deshalb häufig um ein Citronellaöl) z. B. als Bestandteil von Massageölen
- Fertigarzneimittel als Mischung z. B. Weleda Balsamischer Melissengeist

---

99 Kalbermatten, R., & Kalbermatten, H. (2011). Pflanzliche Urtinkturen: Wesen und Anwendung (5. Aufl., S 55). AT Verlag.

Mönchspfeffer (Vitex agnus-castus)

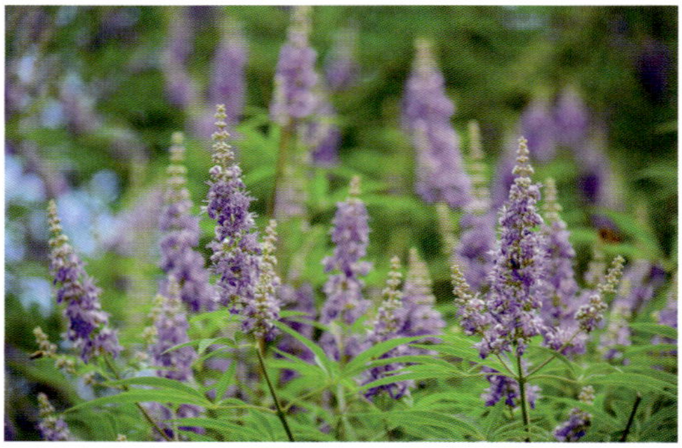

Der Mönchspfeffer, der in der Volksheilkunde auch als Keuschlamm (macht keusch wie ein Lamm), bekannt ist, gilt als Libido dämmend für Mann und Frau. Er zählt zu den hormonell ausgleichenden und gestagenisierenden Heilpflanzen, denn aufgrund seiner prolaktinsenkenden Wirkung, kommt es zu einer indirekten Erhöhung des Progesterons.
Er gehört zusammen mit der Traubensilberkerze, zu den Phytotherapeutika, die relativ häufig von Gynäkolog*innen verordnet werden, wenn es „etwas Pflanzliches" sein soll und ist deshalb relativ bekannt. Verwendet werden die Früchte (Agni casti fructus).
Er hilft vor allem dann, wenn die Symptome mit einem Progesteronmangel mit Prolaktinüberschuss zusammenhängen.

Inhalts-/Wirkstoffe (Früchte)

- Diterpene (Vitexilacton, Rotundifuran, Casticin), Iridoidglykoside (Agnusid und Aucubin), Flavonoide, Polyphenole, ätherische Öle (Cineol, Sabinen, Pinen)

Wirkung

- gestagenartig, ausgleichend, dopaminerg, prolaktinhemmend, Libido senkend bei Männern und teilweise auch bei Frauen
- Dopaminerge Wirkung: die Diterpene im Mönchspfeffer binden an die D2-Dopaminrezeptoren in der Hypophyse, das hemmt die Freisetzung von Prolaktin, (ähnlich wie pharmakologische Dopamin-Agonisten z. B. Bromocriptin oder Cabergolin).
- Ein hoher Prolaktinspiegel hemmt die Ausschüttung von Gonadotropin-Releasing-Hormon (GnRH) und somit die Produktion von FSH und LH und was letztendlich den Eisprung verhindert.
- Durch die Reduktion von Prolaktin wird die pulsatile Ausschüttung von LH (Luteinisierendes Hormon) und FSH (Follikelstimulierendes Hormon) gestärkt. So kann Mönchspfeffer bei Frauen mit Hyperprolaktinämie helfen, den Zyklus zu regulieren und den Eisprung und den Gelbkörper zu unterstützen.

Anwendung in den Wechseljahren vor allem in der Prä- und Perimenopause.

Indikationen
- Zyklussörungen: Lange Zyklen, Oligomenorrhoe, Dysmenorrhoe, Hypermenorrhoe
- PMS weinerlich, Stimmungsschwankungen, depressive Verstimmung (hoch dosieren)
- Brustspannen, Mastalgie
- Hyperprolaktinämie (hoch dosieren)
- Hitzewallungen

Präparate/Anwendung
- Mönchspfeffer-Früchte (Agni casti fructus), als Tee oder in Mischungen
- Mönchspfefferextrakt als Kapseln/Tabletten, z. B.:
- Agnolyt Madaus Kapseln 4 mg, Dr. Böhm® Mönchspfeffer 4 mg Filmtabletten
- Agnucaston (bionorica) 20 mg Kapseln, Dr. Böhm® Mönchspfeffer forte 20 mg Filmtabletten
- Mönchspfefferextrakt Tropfen/Tinktur:
- Agnolyt (Madaus), DHU Agnus-castus Urtinktur, Ceres Vitex Agnes Castus Dil D2, enthalten in Mischungen wie Phyto-L (Fa. Steierl)
- Alternativ: Die reifen Früchte ernten, trocknen und wie Pfeffer benutzen oder als Tee.

- Bei PMS + Dysmenorrhoe höher dosieren! Z. B. Agnucaston 20 mg 1–2x 1 (zum Prolaktinspiegel senken).
  - Für eine zuverlässige Wirkung wird eine Einnahme über mindestens 3 Monatszyklen empfohlen.

Achtung: Meist ist Mönchspfeffer gut verträglich, in der Praxis hatte ich aber auch Patientinnen, die mit Nebenwirkungen wie Magen-Darm-Beschwerden, Kopfschmerzen, Hautreaktionen und depressiven Verstimmungen auf hochdosierten Mönchspfeffer reagiert haben.

Nachtkerze (Oenothera biennis)

Sie stammt ursprünglich aus Nordamerika, wo sie in der indigenen Volksmedizin als Heilpflanze bekannt ist. Mittlerweile wächst sie nahezu weltweit. Ihre leuchtend gelben Blüten öffnen sich zum Abend hin. In der Naturheilkunde ist sie vor allem für ihr wertvolles Öl, das aus den Samen gewonnen wird, beliebt. Es ist besonders reich an essentiellen Omega-Fettsäuren.

Inhalts-/Wirkstoffe

- im Samen: Omega-6-Fettsäure Linolsäure (ca. 70 %), Omega-3-Fettsäure Gamma-Linolensäure (GLA) ca. 10 %, Ölsäure, Vitamin E
- in den Blüten bzw. Kraut oder Wurzeln: Phytosterole, Flavonoide und Gerbstoffe

Wirkung

- Besonders GLA unterstützt die Produktion von Prostaglandinen wie PE1 und wirkt immunregulierend und entzündungshemmend.
- Linolsäure trägt zum Erhaltung der Hautbarriere bei und wirkt sich positiv auf die Zellmembranfluidität aus.
- Aufgrund der Einflussnahme auf Prostaglandine wird diskutiert, dass Nachtkerzenöl auch bei hormonell bedingten Beschwerden – etwa im prämenstruellen Syndrom (PMS) oder in den Wechseljahren – unterstützend wirken könnte. Die Evidenz hierzu ist jedoch weniger robust.
- hautstoffwechselanregend
- leicht cholesterinsenkend

Anwendung in den Wechseljahren

- Hauterkrankungen wie atopische Dermatitis (Ekzeme, Neurodermitis) und trockene Haut
- Nachtkerzenöl wird traditionell zur Linderung von zyklischen Brustschmerzen/Brustspannen (Mastalgie) eingesetzt.
- prämenstruelles Syndrom (PMS)
- rheumatoide Arthritis, Gelenkbeschwerden

Präparate/Anwendung

- Bio-Nachtkerzenöl gibt es als Öl oder in Kapselform, es gibt viele verschiedene Produkte auf dem Markt. Die Einnahme-Empfehlung beträgt ca. 1.000 bis 3.000 mg pro Tag.
- oder äußerlich in Cremes oder Salben kombiniert mit anderen Bestandteilen
- anthroposophisches Mittel: Oenothera Argento Culta D 3 Dilution 100 ml Weleda

Pfefferminze (Mentha x piperita)

Die Pfefferminze ist eine der am häufigsten verwendeten Heilpflanzen weltweit. Verwendet werden vor allem die Blätter, aus denen ätherisches Öl gewonnen wird. Ihr Einfluss auf das Hormonsystem ist weniger bekannt.

Wirkstoffe

- Ätherisches Öl mit hohem Anteil an Menthol (30–50 %), weitere Inhaltsstoffe sind Menthon, Menthylacetat, Cineol und Flavonoide.

Wirkung

- antiandrogen durch Beeinflussung des freien Testosterons
- Regulierung der Hypothalamus-Hypophysen-Gonaden-Achse
- beruhigend und angstlösend über GABA-Rezeptoren
- Stabilisierung der HPA-Achse, somit unterstützend bei Stressverarbeitung
- Linderung hormonell bedingter Spannungskopfschmerzen
- spasmolytisch und cholagog auf den Verdauungstrakt
- antimikrobiell und entzündungshemmend

Anwendung in den Wechseljahren

- bei erhöhtem Androgeneinfluss (z. B. vermehrte Körperbehaarung, fettige Haut)[100]
- Zyklusunregelmäßigkeiten in der Perimenopause
- stressbedingte Schlafstörungen und Unruhe
- Spannungskopfschmerzen, insbesondere hormonell bedingt
- begleitend bei innerer Unruhe, Reizbarkeit und Stimmungsschwankungen

Präparate/Anwendung

- Tee aus getrockneten Pfefferminzblättern (2 Tassen täglich über mindestens 5 Tage zur hormonellen Wirkung)
- ätherisches Pfefferminzöl lokal bei Kopfschmerzen (z. B. auf Schläfen oder Nacken)
- standardisierte Extrakte in Kapselform zur allgemeinen Beruhigung oder bei Verdauungsbeschwerden (z. B. Mentha piperita Kapseln)

Achtung: Nicht in hohen Dosen über längere Zeit bei Kinderwunsch oder bestehendem Östrogenmangel sowie bei niedrigem Testosteronspiegel oder Hypophysenfunktionsstörungen einsetzen.

100 Akdosan, M., Tamer, M. N., Cüre, E., Cüre, M. C., Körolu, B. K., & Delibac, N. (2007). Wirkung von Spearmint (Mentha spicata Labiatae) Tees auf Androgenspiegel bei Frauen mit Hirsutismus.Phytotherapieforschung : PTR,21(5), 444–447. https://doi.org/10.1002/ptr.2074 (Abgerufen 24.04.2025)

Rhapontikrhabarber (Rheum rhaponticum)

Die auch als sibirischer Rhabarber bezeichnete Heilpflanze ist zwar mit unserem Garten-Rharbarber verwandt und hat äußerlich auch eine gewisse Ähnlichkeit, aber andere Wirk- und Inhaltsstoffe. Er stammt aus den gemäßigten Regionen Eurasiens. Medizinisch genutzt wird die Wurzel, aus der die Wirkstoffe in speziellen Verfahren ausgezogen werden.

Wirkstoffe
- Stilbene, wie Rhaponticin (bzw. Rhapontigenin) und Desoxyrhaponticin

Wirkung
- In mehreren Studien wurde gezeigt, dass sibirischer Rhabarber als selektiver Estrogen-Rezeptor Modulator (SERM) wirkt und Wechseljahresbeschwerden positiv beeinflussen kann. Er bindet vor allem an die ß-Estrogenrezeptoren und entfaltet dort eine östrogenähnliche Wirkung (z. B. an Knochen und Nervensystem), ohne die proliferativen Effekte z. B. auf Brust oder Endometrium zu haben.[101]

Anwendung in den Wechseljahren
- Östrogenmangel, „Östrogentäler"
- Hitzewallungen, besonders häufige kurze Wallungen, 1–3 Minuten lang, die gefolgt von Frösteln sind, auch ohne Schweiß
- Trockenheitssymptome: „ausgetrocknete" Frauen, Knitterfältchen, vaginale Trockenheit
- Schlafstörungen mit häufigem Aufwachen
- empfindliches vegetatives Nervensystem, Ängstlichkeit, Dünnhäutigkeit, Reizbarkeit
- Palpitationen, besonders in Ruhe, funktionelle Herzrhythmusstörungen
- Spannungsgefühle in der Brust
- Gewichtszunahme
- Kopfschmerzen (menstruations- oder menopausebedingten Kopfschmerzen und Migräne)
- Osteoporoseprophylaxe

Präparate/Anwendung
Zur Zeit gibt es in Deutschland nur ein Handelspräparat aus Rhaponthikrhabarber in Arzneimittelqualität:
- femi-loges® 1–2x täglich 1 Drg./ggfs. abends einnehmen (bis zu einem signifikanten Wirkeintritt können ein bis drei Monate vergehen)

101 https://loges-t3-10.s3.amazonaws.com/downloads/studienbooklet-femiloges.pdf (Abgerufen am 20.10.2024)

Achtung: Auch wenn die Stilbene des Rhapontikrhabarbers überwiegend an die ER-ß Rezeptoren binden, ist eine Einnahme bei östrogenabhängigen Tumoren noch unsicher, da noch nicht abschließend geklärt ist, ob und wie Rhapontikrhabarber das Wachstum eines östrogenabhängigen Tumors beeinflussen kann.

Rosenwurz (Rhodiola rosea)

Die als Adaptogen bekannte Heilpflanze aus der Familie der Dickblattgewächse wächst hauptsächlich in arktischen und subarktischen Regionen.

Wirkstoffe

- Rosavine (Rosavin, Rosarin, Rosin) – zentral für die adaptogene Wirkung – Salidrosid, Tyrosol

Wirkung

- Stressmodulation und HPA-Achse: Rhodiola kann die Ausschüttung von Stresshormonen (z. B. Cortisol) regulieren und so die Homöostase der Hypothalamus-Hypophysen-Nebennieren-Achse stabilisieren. Erhöhung der Stressresistenz und Reduktion von Müdigkeit bzw. Erschöpfung
- Neurotransmitter-Modulation: Verbesserung der Stimmung und kognitiver Funktionen
- Energie- und Leistungssteigerung durch Erhöhung der ATP-Produktion

Anwendung in den Wechseljahren

- Adaptogen zur Milderung von Stresssymptomen
- Stimmungsschwankungen
- Unterstützung der Erholungsfähigkeit
- bei depressiven Verstimmungen und Ängsten
- Verbesserung der kognitiven Leistung: Aufmerksamkeit, Konzentration und geistige Leistungsfähigkeit
- Verbesserung der körperlichen Leistungsfähigkeit

Anwendung/Präparate

- meist (standardisierter) Extrakt in Kapselform, z. B. rhodioLoges®, Rhodiola Intercell

Achtung: Rhodiola sollte lieber nicht abends eingenommen werden.

Rotklee (Trifolium pratense)

Der rote Wiesenklee wird seit Urzeiten als Heilpflanze verwendet. Seit einigen Jahren spielt er bei hormonellen Beschwerden aufgrund seiner reichlich enthaltenen Isoflavone auch eine Rolle als sogenanntes Phytoöstrogen und gilt diesbezüglich als heimischer Sojaersatz.

Inhaltsstoffe

- Isoflavone (Daidzein, Genistein, Formononetin, Biochanin A, Pratensein), Flavonoide, Gerbstoffe, Cumarine, Vitamine und Mineralien

Wirkung

- SERM: Die Isoflavone wirken sanft östrogen, indem sie an Östrogenrezeptoren binden, vor allem an den ER-β.
- modulierende Wirkung auf Aromatase
- knochenprotektiv
- gefäßprotektiv
- eireifung- und eisprungfördernd

Anwendung in den Wechseljahren

- Wechseljahresbeschwerden, vor allem durch Östrogenmangel
- Hitzewallungen
- Nachtschweiß
- Osteoporoseprophylaxe
- trockene (Vaginal-)Schleimhäute
- Lichen sclerosus
- hormonellbedingte Schlafstörungen

Anwendung/Präparate

- Pflanzenpulver in Kapseln
- standardisierte Extrakte in Kapselform oder Tabletten (Nahrungsergänzung, mit fest definierter Isoflavon-Dosis) z. B. Menoflavon-Kapseln (Melbrosin)
- Tee: Tripoli pratensis flos
- in vielen Kombipräparaten enthalten z. B. Genistein-Rotklee-Extrakt Heck Biopharma (mit Soja)
- Flüssigextrakte/Tinkturen: Rotklee Bio Kräuter-Urtinktur Trifolium pratense (z. B. Urdrogerie/Calendula-Kräutergarten)
- Sitzbäder mit Rotkleeblüten z. B. bei Lichen sclersosis oder trockenen Vaginal Schleimhäuten

- Rotkleesalben
- Vaginalovula, z. B. nach Margret Madejsky (Marienapotheke in Österreich)

Cave: Es wird kontrovers diskutiert, ob Rotklee die Aromatase hemmt (das Enzym zur Umwandlung von Testosteron in Estradiol) und eventuell sogar bedingt vor Brusttumoren schützt (auch weil es z. B. in Brust oder Gebärmutter mit Estradiol um die Bindung an den Rezeptoren konkurriert) oder aufgrund seiner östrogenisierenden Wirkung eher ein erhöhtes Krebsrisiko birgt. Es gibt auch Frauen, die auf die Anwendung von Rotkleepräparaten mit starkem Brustspannen reagieren.
Eine Anwendung bei einem ER-positiven Tumor in der Anamnese ist daher kontraindiziert; auch bei Myomen ist eher Vorsicht geboten.

In der S3-Leitlinie „Peri- und Postmenopause – Diagnostik und Interventionen" heißt es, dass Rotklee, beziehungsweise (30 bis 80 mg pro Tag) Isoflavone einen möglichen Nutzen gegen Hitzewallungen in den Wechseljahren haben, wobei das Risiko, dass die Zufuhr schadet, als gering eingeschätzt wird.[102]

Achtung: Daidzein und Genistein können die Thyroidperoxidase hemmen und eventuell dadurch eine Schilddrüsenunterfunktion verstärken.

Salbei (Salvia officinalis)

Salbei ist nicht nur ein beliebtes Küchengewürz, sondern wird seit Jahrhunderten in der Volksmedizin aufgrund seiner desinfizierenden Wirkung u. a. bei Wunden und Geschwüren oder zum Gurgeln bei Halsschmerzen eingesetzt. Durch seine milchbildungshemmende Wirkung wird er auch gerne zum Abstillen angewandt. In den Wechseljahren ist er vor allem wegen seiner schweißhemmenden Wirkung beliebt.

Inhaltsstoffe

- Ätherische Öle (z. B. Thujon, Cineol, Campher, Borneol, Linalool), Rosmarinsäure, Flavonoide, Triterpene, Phenolglykoside

Wirkung

- antimikrobiell, antientzündlich, spasmolytisch, östrogenisierend bzw. hormonmodulierend, schweißhemmend, milchbildungshemmend

102 Peri- and Postmenopause–Diagnosis and Interventions. Guideline of the German Society of Gynecology and Obstetrics (S-3 Level, AWMF Registry No. 015-062, October 2018).http://www.awmf.org/leitlinien/detail/ll/015-062.html (Abgerufen am 10.02.2025)

Anwendung in den Wechseljahren

- Schweißausbrüche, Nachtschweiße, Hitzewallungen: Salbei wirkt kühlend und ausgleichend bei Yang-Überschuss, auch im Zusammenhang mit einer leichten Schilddrüsenüberfunktion.
- Seelische Ebene: Er unterstützt die Orientierung in neuen Lebensphasen, fördert Offenheit und Empfänglichkeit gegenüber neuen Impulsen.

Präparate/Anwendung

- Tee: Salbeiblätter Salvia officinales folium
- Tabletten (Salvysat® Ysat Bürger 300 mg Filmtabletten)
- Salvia-officinalis Urtinktur (Ceres, DHU)
- Salbei Fluidextrakt (Salvysat® Flüssigkeit zum Einnehmen)

Schafgarbe (Achillea millefolium)

Auch die Schafgarbe, aufgrund ihrer Blattform auch „Augenbraue der Venus“ genannt, gehört zu den vielseitigsten Heilpflanzen mit jahrhundertealter Tradition in der Volksmedizin. Sie ist auch als „Bauchwehkraut“ bekannt, was auf gleich mehrere wichtige Indikationen deutet.

Wirkstoffe

- Ätherisches Öl mit mehr als 100 Einzelbestandteilen, (z. B. Azulen, Proazulen, Pinen, Sabinen, Cineol, Campher und Caryophyllen), Bitterstoffe (bittere Sesquiterpenlactone), Polyacetylene, Flavonoide und Phenolcarbonsäuren, Gerbstoffe

Wirkung

- spasmolytisch, bei krampfartigen Menstruationsbeschwerden und Magen-Darm-Beschwerden
- entgiftend
- magen-darm-stärkend, leberstärkend, den Gallefluß anregend
- entzündungswidrig, antibakteriell, antimykotisch
- blutstillend: bei Wunden und starken Menstruationsblutungen (hellrot). Cave: Bei Überdosierung kann die Wirkung "kippen" und die Blutung wird stärker und hellrot.
- Eine direkt gestagenisierende Wirkung, wie manchmal beschrieben, konnte bisher nicht nachgewiesen werden, ist aber vielleicht durch ihre evtl. östrogenmodulierenden Eigenschaften möglich. Die Forschung dazu steht noch aus.

Anwendung in den Wechseljahren

In den Wechseljahren verändern sich bei vielen Frauen die Prioritäten und sie beginnen, sorgfältiger mit ihren Kräften zu haushalten. Die Schafgarbe hilft dabei, Wesentliches vom Unwesentlichen zu unterscheiden und stärkt die Konzentration auf das Wesentliche.

- Hypermenorrhoe (besonders bei hellrotem Blut), Menorrhagie
- Dysmenorrhoe

Präparate/Anwendung

- Tee/Kraut: Millefolii herba, 1–2 Tassen täglich über mehrere Wochen trinken
- Millefolium Urtinktur (Ceres, DHU)
- ätherisches Schafgarbenöl (verdünnt z. B. bei Vaginalmykosen)
- Leberwickel (mit Teeaufguss oder ätherischem Öl)

Schneeball (Viburnum opulus)

Vor allem die Rinde des heimischen gemeinen Schneeballs, auch als Blutbeere oder Giftbeere bekannt, wird in der Volksmedizin zur Linderung von Uteruskrämpfen und bei drohendem Abort eingesetzt.

Wirkstoffe (Rinde)

- Phenolsäuren (z. B. Chlorogensäure), Flavonoide, Anthocyane, iridoide Glykoside (z. B. Viburnin), Cumarine (Scopoletin), Bitterstoffe, Tannine und Harze

Wirkung

- entzündungshemmend
- spasmolytisch, besonders auf die glatte Muskulatur des Uterus
- harntreibend

Anwendung in den Wechseljahren

- Eine Heilpflanze für die Prä- und Perimenopause, für Frauen, die vor und/oder während der Menstruation unter starken Krämpfen (wehenähnlich) leiden.[103]
- Eine weitere Charakteristik ist Durchfall zu Beginn der Menstruation und Schmerzausstrahlung in Rektum, Blase oder Oberschenkel.
- Dysmenorrhoe
- Dysmenorrhoe membranacea (schmerzhafte Blutung mit Abgang von Klumpen und Schleimfetzen)

103 Madejsky, M. (2015). Lexikon der Frauenkräuter (5. Aufl., S. 225). Aarau: AT-Verlag.

Präparate/Anwendung

Der gemeine Schneeball wird in der Regel als Tinktur eingesetzt. oder als Bestandteil von Komplexmitteln, oft als homöopathische Tiefpotenz, enthalten.

- Tinktur: Viburnum opulus Urtinktur (DHU)
- Globuli: DHU Viburnum opulus D4 Globuli
- Komplexmittel wie z. B. Synergon Komplex 131 Viburnum (Kattwiga), Hormeel® SNT (Heel)
- Phyto-Kombirezepturen wie z. B. FeminaBalance (Fa. Nahani)

Cave: Schneeball kann bei Überdosierung Übelkeit und Erbrechen verursachen. Er ist leicht giftig.

Schwarze Johannisbeere (Ribes nigrum)

Die schwarze Johannisbeere wird in der Phytotherapie manchmal auch als „pflanzliches Kortison" bezeichnet. Die Früchte sind vor allem reich an Vitamin C, Mineralstoffen und antioxidativen Anthocyanen. Aber auch die Blätter enthalten wertvolle Inhaltsstoffe und finden traditionell bei leichten Gelenkbeschwerden und bei Erkrankungen der Harnwege Verwendung. Die frischen Knospen kommen als Gemmomazerate z. B. zur Stärkung des Immunsystems zum Einsatz.

Wichtige Wirkstoffe

- Ätherische Öle, Flavonoide, Polyphenole, Gerbstoffe, Vitamine, Mineralstoffe, Aminosäuren

Wirkung

- Östrogenartige Wirkung: Anthocyanine aus Ribes nigrum wirken als Phytoöstrogene, binden vor allem an ER-β und zeigen in Studien und Tierversuchen östrogenähnliche Effekte, z. B. auf Uterus und Gefäße bei ovariektomierten Ratten – potenziell hilfreich bei Wechseljahresbeschwerden.[104]
- harntreibend
- entzündungshemmend
- schmerzhemmend
- Anregung der Cortisolausschüttung in den Nebennieren

104 Horie, K., Nanashima, N., Maeda, H., Tomisawa, T., & Oey, I. (2021). Blackcurrant (Ribes nigrum L.) Extract Exerts Potential Vasculoprotective Effects in Ovariectomized Rats, Including Prevention of Elastin Degradation and Pathological Vascular Remodeling. Nutrients, 13(2), 560. https://doi.org/10.3390/nu13020560 (Abgerufen am 17.02.2025)

Anwendung in den Wechseljahren
- Durchspülungstherapie bei Erkrankungen der Harnwege
- Gelenkbeschwerden, rheumatische Beschwerden
- Allergien
- als Phytoöstrogen bei Dyslipidämie und zum Gefäßschutz

Präparate/Anwendung
- Tinktur: Ribes nigrum Urtinktur (Ceres)
- Gemmomazerat (Knospenmazerat) z. B. von Heidak

Sojabohne (Glycine max L.)

Die Sojabohne ist besonders reich an Isoflavonen, vor allem Genistein und Daidzein, die als Phytoöstrogene wirken. Sie lösen östrogenähnliche Effekte aus, da sie an die entsprechenden Rezeptoren binden, insbesondere an ER-β.

Wichtige Wirkstoffe
- Genistein, Daidzein, Glycitein (Isoflavone)

Wirkung
- östrogenartige Effekte durch Bindung an Östrogenrezeptoren
- Linderung von Wechseljahresbeschwerden (z. B. Hitzewallungen)
- Unterstützung von Knochenstoffwechsel und kardiovaskulärer Gesundheit

Anwendung/Präparate
Die empfohlene Dosierung liegt meist zwischen 30 und 80 mg Isoflavonen pro Tag. Soja, bzw. Isoflavone sind ein häufiger Bestandteil von Nahrungsergänzunsmitteln/Fertigpräparaten für die Wechseljahre.

Cave: Auch für Soja ist die Anwendung bei einem ER-positiven Tumor in der Anamnese kontraindiziert und auch bei Myomen ist Vorsicht geboten.

Taigawurzel (Eleutherococcus senticosus)

Die Heilpflanze, die auch als „Sibirischer Ginseng" bezeichnet wird, hat botanisch nichts mit Ginseng gemein, sondern ist ein dorniger Strauch, der traditionell seit über 2000 Jahren in der Asiatischen Traditionellen Medizin verwendet wird. Er ist ein echtes Tonikum zur Stärkung der körperlichen und geistigen Leistungsfähigkeit. Als Nebenieren-Adaptogen hilft er dem Organismus dabei, sich adäquat an physische und psychische Belastungen anzupassen. Verwendet wird die Wurzel.

Wirkstoffe (Wurzel)
- Eleutheroside (Lingnane, Phenylpropane, Cumarine, Sterole), Kaffeesäure, Triterpensaponine, Polysaccharide

Wirkung
- adaptogene und Anti-Stress-Effekte
- reduziert Stress-induzierte Erschöpfung
- verbessert die Rekonvaleszenz
- steigert die körperliche und mentale Leistungsfähigkeit
- immunmodulierende, antivirale und antioxidative Wirkung
- blutzuckersenkende und lipidmodulierende Wirkung

Anwendung in den Wechseljahren
- Erschöpfung (ich verordne sie gerne als Kraftpflanze, für tieferschöpfte Frauen)
- Müdigkeit
- Brainfog
- Konzentrationsstörungen
- Stress
- Nebenierenschwäche
- immunstärkend auch komplementär bei Krebserkrankungen

Präparate/Anwendung
- Taigawurzel, Eleutherococci radix, als Pulver oder geschnitten
- Tinktur: Eleu Curarina® Tropfen (Harras Pharma)
- Kapseln: z. B. Sibirischer Ginseng Taigawurzel Extrakt von Sunday Natural

Traubensilberkerze (Cimicifuga racemosa)

Die Silberkerze ist ein traditionelles Heilmittel der amerikanischen Ureinwohner, wo sie auch Black Cohosh oder Squaw Root heißt. Sie ist wahrscheinlich das bekannteste Phytotherapeutikum für die Wechseljahre, da sie häufig von Gynäkolog*innen als pflanzliches Mittel bei Hitzewallungen, Schlafstörungen und Co. verordnet wird. Verwendet wird die Wurzel. Sie wirkt als SERM mit leicht agonistischer Wirkung am Knochen und antagonistischer Wirkung an Brust und Uterus (kein Phytoöstrogen!). Aber sie kann auch viel bei jüngeren Frauen bewirken, denn sie verbessert unter anderem die Eizellreifung. Vermutlich ist sie auch eine der am besten untersuchten Heilpflanzen in der moderne Gynäkologie, denn es gibt eine Reihe positiver Studien zu ihrer Wirksamkeit.[105]

Inhaltsstoffe

- Triterpenglycoside, Alkaloide/Cimicifugin, Harze, Bitterstoffe, Salizylsäure, Ameisensäure, u. v. m.

Wirkung

- Hemmung der temperatur- und kreislaufregulierenden Nervenzellen im Hypothalamus
- Dämpfung des LHRH Pulsgenerators im Hypothalamus
- verbessert die Eizellreifung (z. B. bei Kinderwunsch)
- periphere Durchblutungssteigerung und Gefäßerweiterung (Actein)
- blutdrucksenkende, antiphlogistische und hypoglykämische Effekte
- Beeinflussung des Serotoninstoffwechsels

Anwendung in den Wechseljahren

- Wechseljahres-Symptome durch Überforderung, „zu viel alleine tragen"
- getriebene Unruhe
- Durchschlafstörungen (Aufwachen 3:00–4:00), Wachliegen, oberflächlicher Schlaf
- Hitzewallungen, besonders 2. Nachthälfte
- Schmerzen vor dem Abbluten, ggf. Kreuzschmerzen, Spotting
- kurze Zyklen/Polymenorrhoe, 21–26 Tage, Hypermenorrhoe
- PMS mit Verstimmungszuständen (vor und während der Menstruation), aggressive Stimmungslabilität aus Überforderung
- vaginale Atrophie
- Ängste, z. B. die Angst nicht gesund zu werden

---

105 Henneicke-von Zepelin HH. 60 years of Cimicifuga racemosa medicinal products : Clinical research milestones, current study findings and current development. 60 Jahre Arzneimittel aus Cimicifuga racemosa : Meilensteine klinischer Forschung, aktuelle Studienergebnisse und derzeitige Entwicklung. Wien Med Wochenschr. 2017;167(7-8):147-159. doi:10.1007/s10354-016-0537-z https://pmc.ncbi.nlm.nih.gov/articles/PMC5409920(Abgerufen am 03.02.2025)

- Blähbauch
- Osteoporoseprofilaxe
- gilt mittlerweile als sicher anwendbar auch bei Brustkrebs (ggfs. in Absprache mit Onkolog*in)

Präparate/Anwendung
- z. B. zur Nacht über drei bis sechs Zyklen bzw. Monate – Cimicifuga wirkt langsam; evtl. anfangs (ein bis zwei Zyklen/Monate) Dosierung verdoppeln.
- in Tabletten/Kapselform: Klimadynon® (2,8 mg) von Bionorica, Remifemin (2,5 mg), Remifemin plus® (5 mg) von Schaper & Brümmer.
- Tinktur: Ceres Cimicifuga Dil D2 (bei empfindlichen Frauen)
- Komplexmittel mit Cimicifuga

Achtung: Die Silberkerze wurde vor einigen Jahren mit Leberwerterhöhungen in Verbindung gebracht, verursacht durch unsauber hergestellte Präparate. Deshalb ist es wichtig, auf apothekenpflichtige Präparate mit Zulassungsnummer und hohen Qualitätsstandards zu achten.

Yamswurz (Dioscorea villosa)

Die Yamswurzel, insbesondere die mexikanische Variante (Dioscorea villosa), wird traditionell in ihrer Heimat zur Linderung von Zyklusbeschwerden und Menstruationsschmerzen eingesetzt. Sie enthält das Steroidsaponin Diosgenin, eine Vorstufe des Hormons Progesteron, das früher isoliert und im Labor weiter für die Pille synthetisiert wurde.
Anders als im Labor soll der menschliche Körper das Diosgenin nicht eigenständig in Progesteron oder Östrogen verstoffwechseln können, da ihm dazu die passenden Enzyme fehlen. Eine direkte hormonelle Wirkung (also eine Umwandlung in Progesteron oder Östrogene im Körper) konnte wissenschaftlich bisher nicht belegt werden. Dennoch berichten viele Frauen, insbesondere bei PMS-Beschwerden, von positiven Effekten. Auch in meiner Praxis habe ich die Erfahrung gemacht, dass eine Yamswurzelcreme mit 3 % Diosgenin bei einigen Patientinnen durchaus eine progesteronähnliche Wirkung zeigte und sich sogar die Progesteronwerte im Speichel erhöhten. Bei anderen hingegen blieb eine Wirkung völlig aus.
Diosgenin selbst kann bereits eine schwache progesteronähnliche Wirkung haben, wenn auch deutlich geringer als bioidentisches Progesteron.

Inhaltsstoffe/Wirkstoffe

- Steroidale Saponine und Sapogenine (Diosgenin, Dioscin), Flavonoide (in geringen Mengen), mucilaginöse Substanzen (Polysaccharide) und Allantoin.

Wirkung

- progesteronähnlich
- krampflösend
- entzündungshemmend
- antirheumatisch
- harntreibend

Anwendung in den Wechseljahren

- vor allem in der Prä- und Perimenopause und bei einem Progesteronmangel, bzw. einer Östrogendominanz
- Hitzewallungen mit Schweißausbrüchen
- PMS
- Schmierblutungen

Präparate/Anwendung

- Yamswurzel kommt in vielen Nahrungsergänzungs-Komplexmitteln für die Wechseljahre vor, die besten Rückmeldungen bekomme ich aber von der äußerlichen Anwendung als Creme
- Kapseln, Tabletten, Pulver standardisiert auf einen bestimmten Diosgeningehalt
- Creme, z. B. Yamswurzelcreme 3 % (enthält 3 % Diosgenin aus der Yamswurzel) Marktapotheke Greiff

Homöopathische Mittel für die Wechseljahre

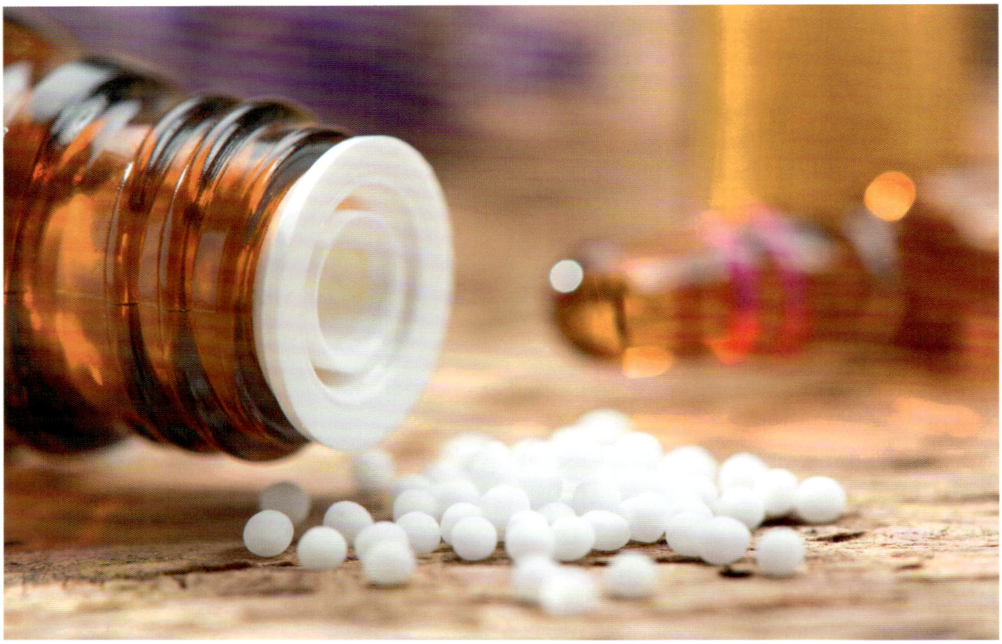

Natürlich lassen sich Wechseljahresbeschwerden auch im Rahmen einer homöopathischen Behandlung wunderbar begleiten. Die Auswahl eines passenden Mittels erfolgt klassischerweise individuell, auf Grundlage des konkreten Beschwerdebilds und der jeweiligen Modalitäten.

Da ich selbst nicht klassisch homöopathisch arbeite und ein Einzelmittel in der Regel nur nach ausführlicher Anamnese und Repertorisation bestimmt wird, möchte ich an dieser Stelle lediglich einige der häufigsten homöopathischen Arzneien nennen, die oft auch in Komplexpräparaten für die Wechseljahre enthalten sind.

In homöopathischen Repertorien werden diese Mittel teilweise unter Rubriken wie „Hitzewallungen", „emotionale Labilität", „Schweißausbrüche" oder „Knochenbeschwerden" geführt, jeweils mit Hinweis auf ihre Wertigkeit. Durch eine ausführliche Befragung werden individuelle Symptome und Besonderheiten (z. B. Verschlimmerung durch Wärme, Berührung oder zu bestimmten Tageszeiten) erfasst und mit den Arzneimittelbildern abgeglichen.

Belladonna

Aus den Blättern und Blüten der schwarzen der Tollkirsche – Atropa Belladonna

Indikationen, Leitsymptome, Modalitäten

- intensive Hitzewallungen: plötzlich, rotes Gesicht und Schweißausbrüche
- pulsierende Kopfschmerzen
- Verschlechterung durch Licht, Geräusche und Berührungen
- Modalitäten: Besserung bei kühlen Umschlägen und gedämpftem Licht/Dunkelheit

Calcarea carbonica

Mineralisches Mittel – Kalziumkarbonat

Indikationen, Leitsymptome, Modalitäten

- Schweißausbrüche, insbesondere im Kopfbereich, verbunden mit Kopfschmerzen
- Neigung zu Gewichtszunahme
- Müdigkeit
- Osteoporose
- Bluthochdruck
- Modalitäten: Verschlimmerung bei körperlicher Anstrengung und in warmer Umgebung

Causticum

Von Hahnemann entwickeltes Mittel, entstanden aus einer chemischen Reaktion

Indikationen, Leitsymptome, Modalitäten

- Inkontinenz, unwillkürlicher Harnverlust, etwa beim Lachen, Niesen oder Husten
- muskuläre Schwäche und chronische Verkrampfungen
- Osteoporose
- Modalitäten: Beschwerden verschlimmern sich durch Bewegung und Erregung.

Graphites

Mineralisches Mittel, Kohlenstoff in Form von Graphit

Indikationen, Leitsymptome, Modalitäten

- Hitzewallungen
- trockene, ungesunde Haut und Neigung zu Hauterkrankungen.

- oft chronische Beschwerden, die mit einer Verhärtung oder Verbackung des Gewebes einhergehen
- Stoffwechselprobleme
- Modalitäten: Symptome verschlimmern sich bei Feuchtigkeit oder lang anhaltender Wärme.

Lachesis (Lachesis muta)

Tierisches Mittel, aus dem Gift der Buschmeisterschlange

Indikationen, Leitsymptome, Modalitäten

- Hitzewallungen, oft mit Kopfsymptomen, pulsierendem Gefühl
- klopfende Kopfschmerzen
- Bluthochdruck
- Schlafstörungen
- Stimmungsschwankungen, depressive Verstimmung (besonders abends), intensive Gefühlsreaktionen
- Engegefühl, besonders um den Hals – schlechte Verträglichkeit enger Kleidung (Rollkragen etc.)
- verstärktes Unwohlsein nach dem Schlaf
- Modalitäten: Beschwerden bessern sich häufig durch kühlende Anwendungen und Ruhephasen, eher linksseitig

Nux vomica

Pflanzliches Mittel, aus den Samen des Strychnos nux-vomica-Baumes

Indikationen, Leitsymptome, Modalitäten
Nervosität, Reizbarkeit und stressbedingte Beschwerden

- erhöhter Blutdruck
- Beschwerden, die durch übermäßigen Konsum von Alkohol, Kaffee oder anderen Reizstoffen verstärkt werden
- Verdauungsstörungen
- Modalitäten: Symptome verschlimmern sich durch Überstimulation und äußere Reize.

Phosphorus

Mineralisches Mittel – Phosphor

Indikationen, Leitsymptome, Modalitäten

- Hitzewallungen (brennendes Gefühl), häufig im Rücken, verstärkt durch Gefühlsregungen
- Bluthochdruck
- Scheidentrockenheit

Pulsatilla

Kuhschelle, pflanzliches Mittel

Indikationen, Leitsymptome, Modalitäten

- Stimmungsschwankungen: Sensible Frauen, emotionale Labilität (schnelles Weinen)
- Weichheit (auch des Gewebes)
- Gewichtszunahme
- lockere Gelenke, Überdehnbarkeit der Bänder mit häufigem Umknicken
- sich schnell überhitzt fühlen
- Bedürfnis nach / Besserung durch frischer Luft

Sanguinaria canadensis

Kanadische Blutwurzel/Blutwurz, pflanzliches Mittel

Indikationen, Leitsymptome, Modalitäten

- Hitzewallungen, die vom Kopf ausgehen und sich nach unten ausbreiten
- starke Flushes
- Kopfschmerzen mit Brennen und Gesichtsrötung / dem Gefühl starker Hitze im Kopf
- Modalitäten: Verbesserung oft in kühler, ruhiger Umgebung.

Sepia

Tierisches Mittel, aus der Tinte des Tintenfischs

Indikationen, Leitsymptome, Modalitäten

- Hitzewallungen, besonders vom Bauchbereich/Körpermitte ausgehend
- mit Schweiß
- Gefühle der inneren/emotionalen Leere, Gleichgültigkeit, Depression

- Erschöpfung mit Überforderungsgefühl
- Libidoverlust
- Scheidentrockenheit
- Hautveränderungen (z. B. braune Flecken im Gesicht)
- Modalitäten: Beschwerden verschlimmern sich häufig durch Berührung oder in der Nacht.

Silicea

Mineralisches Mittel

Indikationen, Leitsymptome, Modalitäten

- Bindegewebsschwäche
- Osteoporose
- verzögerte Wundheilung.
- Modalitäten: Beschwerden bessern sich oft bei warmen Anwendungen, während kalte Reize die Symptome verstärken können.

Sulfur

Mineralisches Mittel – Schwefel

Indikationen, Leitsymptome, Modalitäten

- Hitzewallungen, besonders nachts, Verschlimmerung durch die Bettwärme
- oft begleitet von starkem Schwitzen
- Neigung zu Übergewicht und Stoffwechselstörungen, erhöhte Cholesterinwerte
- Symptome bessern sich durch kühlende Maßnahmen, insbesondere kalte Anwendungen.
- Osteoporose
- Bluthochdruck

Bewährte Kombinationspräparate bei Wechseljahresbeschwerden

Sogenannte Komplexmittel enthalten mehrere homöopathische Einzelmittel in niedrigen Potenzen, die sich in ihrer Wirkung verstärkend ergänzen und typische Beschwerdebilder gemeinsam abdecken. Anders als bei klassisch-homöopathischer Einzelmittelgabe steht hier weniger die individuelle Repertorisation im Vordergrund, sondern der gezielte Einsatz bei häufigen klimakterischen Symptomen.

- Klimaktoplant® N, DHU
  - Enthält Cimicifuga D2, Sepia D2, Ignatia D3 und Sanguinaria D6.
  - Eingesetzt bei Hitzewallungen, Herzklopfen, innerer Unruhe, Schlafstörungen und emotionaler Labilität.
  - Dosierung: 1 Tablette 3× täglich im Mund zergehen lassen.

- Similasan Wechseljahr-Beschwerden
  - Enthält Acidum sulfuricum D6, Lilium tigrinum D10, Sepia D6.
  - Geeignet bei Wallungen, Nervosität, Stimmungsschwankungen und Periodenbeschwerden.
  - Dosierung: 7 Globuli 3× täglich; bei akuten Beschwerden bis stündlich

- Steirofemin®, Fa. Steierl
  - Kombination aus Cimicifuga D3, Ignatia D4, Sanguinaria D6 und Sepia D8
  - Bei Hitzewallungen, Menstruationsunregelmäßigkeiten und emotionalen Beschwerden

- Ceres Frauenmantel Kombination
  - Mischung aus Alchemilla Ø, Lycopus europ. Ø, Ribes nigr. Ø, Salvia Ø
  - Bei klimakterischen und prämenstruellen Beschwerden, bei Neigung zu Nervosität, Hyperthyreose und Hitzewallungen

- Phyto-L, Fa. Steierl
  - Kombination aus Chellidonium majus D5, Silybum marianum D5, Vitex agnus-castus D5
  - Bei PMS, klimakterische Beschwerden in der Prä – und zu Beginn der Perimenopause

- Sérélys® Meno
  Phytoöstrogenfreies Präparat, daher auch geeignet bei hormonabhängigen Tumorerkrankungen. Enthält gereinigte Pollenextrakte.

- Menoelle®/Menoelle® plus (mit Safranextrakt)
  EstroG-100©-Extrakt, aus traditionellen koreanischen Frauenheilpflanzen, wie Seidenpflanze, roter Engelwurz und Brandkraut (ohne klassische Phytoöstrogene).

Mykotherapie – Heilpilze für die Wechseljahre

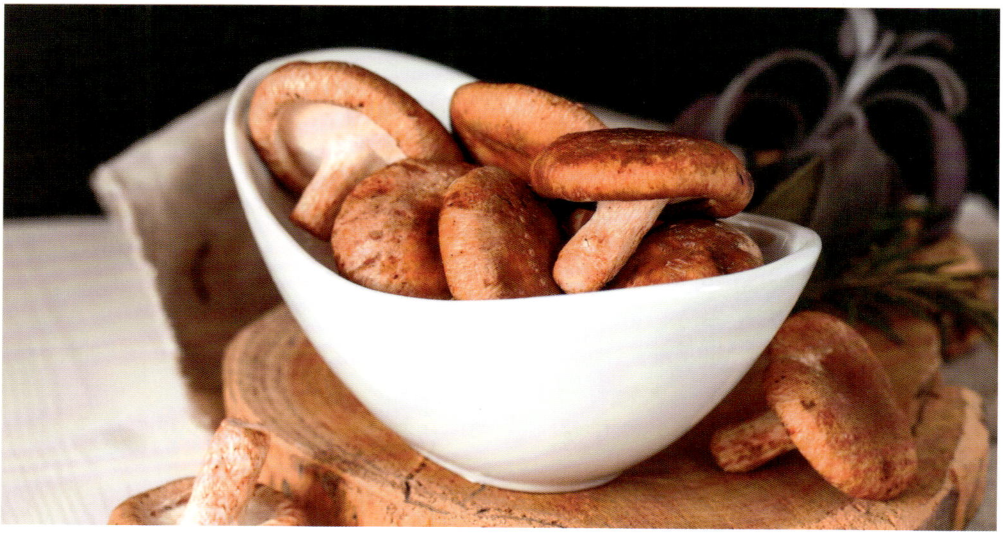

Heilpilze (auch Vitalpilze genannt) haben in der traditionellen asiatischen Medizin teilweise eine jahrtausendealte Tradition.
Die Mykotherapie, der gezielte therapeutische Einsatz von Heilpilzen, bietet viele Möglichkeiten, um auch die Beschwerden und Herausforderungen der Wechseljahre zu begleiten. Viele Heilpilze wirken adaptogen und helfen so dem Organismus besser auf Stress zu reagieren, ausserdem haben sie immunmodulierende und antioxidative Effekte, wirken neuroprotektiv, steigern die Entgiftungsleistung, sowie das Energie und Leistungsniveau.

Präparate/Anbieter
Ich bevorzuge Heilpilze in Bioqualität und aus deutschem Anbau – soweit möglich.
Ob Pilzpulver vom ganzen Pilz, oder ein Extrakt wirksamer ist, darüber streiten sich die Anbieter. Ich habe gute Erfahrungen mit dem Bio-Pilzpulver vom ganzen Pilz in Kapseln.
- Mycovital – Pilzpulver vom ganzen Pilz in Kapseln
- Hawlik – Pilzpulver und Extrakt in Kapseln

Die folgende Heilpilze setze ich gerne begleitend bei Beschwerden in den Wechseljahren ein:

Reishi (glänzender Lackporling, Ganoderma lucidum)

Der Vielseitige für das Hormonsystem und die Leber.

Wirkstoffe

- Triterpene, Polysaccharide, Sterole und Peptide.

Wirkung

- adaptogen, wirkt beruhigend und regulierend auf das vegetative Nervensystem, immunmodulierend, antioxidativ, entzündungshemmend

Anwendung in den Wechseljahren

- bei Fehlregulierungen des Vegetativums sowie Fehlregulierung der Schilddrüse mit: Herzrasen, Hitzewallungen, innere Unruhe, Nervosität, Schlaflosigkeit
- zur Leberstärkung und Entgiftung
- zur Förderung des hormonellen Gleichgewichts

Cordyceps sinensis (chinesischer Raupenpilz)

Hebt die Stimmung und den Energielevel.

Wirkstoffe

- Cordycepin, Adenosin, Polysaccharide.

Wirkung

- adaptogen, Energie- und Leistungssteigernd,
- regt die Produktion von Östrogen und Testosteron an
- milder MAO-Hemmer[106] (verlangsamt den Abbau verschiedener Neurotransmitter wie u. a. Dopamin und Serotonin)

Anwendung in den Wechseljahren

- Müdigkeit und Erschöpfung
- Stimmungsschwankungen, depressive Verstimmungen
- Libido steigernd

---

106 Das Enzym Monoamioxidase (MAO) ist für den Abbau von biogenen Aminen, wie den verschiedenen Neurotransmittern Noradrenalin, Adrenalin , Dopamin und Serotonin zuständig.

Hericium erinaceus (Löwenmähne)

Beruhigt und stärkt die Nerven.

Wirkstoffe

- Erinacine, Hericenone und Polysaccharide.

Wirkung

- Neuroprotektion: Fördert die Produktion von Nervenwachstumsfaktoren (NGF) und kann kognitive Funktionen unterstützen.
- beruhigend und regenerativ auf die Schleimhäute im Magen-Darmtrakt

Anwendung in den Wechseljahren

- Konzentrationsstörungen, Brainfog
- stressbedingte Ängste, Unruhe und Schlafstörungen
- Stimmungsschwankungen
- Schleimhautprobleme (Magen-Darm, Vagina, Blase)

Maitake (Grifola frondosa, Klapperschwamm)

Für stabile Knochen- und einen gesunden Fettstoffwechsel.

Wirkstoffe

- Ergosterol (Vorstufe von Vitamin D), Beta-Glucane (Maitake D-Fraktion), Vitamine und Mineralstoffe.

Wirkung

- fördert die Osteoblasten
- cholesterin- und triglyzeridsenkend
- blutzuckersenkend
- stoffwechselanregend

Anwendung in den Wechseljahren

- bei verminderte Knochendichte, Osteopososeprofilaxe
- Gewichtszunahme
- Cholesterinerhöhung
- Verbesserung der Fettverdauung

Auricularia (Mu-Err, Judasohr)

Unterstützt und befeuchtet alle Schleimhäute im Körper.

Wichtige Wirkstoffe

- Polysaccharide (Beta-Glucane), Polyphenole, Flavonoide, Mineralstoffe und Vitamine

Wirkung

- Befeuchtung der Schleimhäute
- antithrombotisch

Anwendung in den Wechseljahren

- trockene Schleimhäute, Vagina, Augen
- verstopfte Atemwege, Nebenhöhlen
- Magen-Darmtrakt: Verstopfung, Nahrungsunverträglichkeiten
- Blasenreizung
- Linderung von Schweißausbrüchen

Mikronährstoffe: Mineralien, Vitamine und Co.

Eine gute Versorgung mit essenziellen Biofaktoren wie Vitaminen, Mineralstoffen, Spurenelementen und Co. ist auch in den Wechseljahren besonders wichtig und kann helfen, Beschwerden zu lindern und Stoffwechselfunktionen aufrechtzuerhalten.
Im therapeutischen Alltag zeigt sich jedoch häufig eine unreflektierte Einnahme zahlreicher freiverkäuflicher Nahrungsergänzungsmittel. Viele Patientinnen bringen zum Erstgespräch eine ganze Sammlung an Präparaten mit, die auf Empfehlungen aus dem Internet, von Bekannten oder aus sozialen Medien beruhen, häufig ohne genaue Kenntnis über Zusammensetzung, Qualität oder Interaktionen. Dabei enthalten viele Produkte Zusatzstoffe wie Trennmittel, Konservierungsmittel oder künstliche Farbstoffe, die nicht immer unbedenklich sind. Auch hier ist weniger manchmal mehr.

In diesem Kapitel stelle ich Mikronährstoffe vor, die in der hormonellen Umstellungsphase eine besondere Relevanz haben können. Dosierungsempfehlungen erfolgen wieder nur orientierend, da die individuelle Indikation, die Bioverfügbarkeit sowie die Gesamtsituation der Patientin immer berücksichtigt werden müssen.
Statt einzelner Produkt- oder Markenempfehlungen liegt mein Fokus auf praxisrelevanten Kriterien für eine sinnvolle Auswahl und Anwendung von Mikronährstoffen (falls eine ausreichende Versorgung über eine optimierte Ernährung nicht gewährleistet ist).

Kalzium/Calcium (Ca)

Mengenmäßig ist Kalzium der wichtigste Mineralstoff im Körper und macht bei Erwachsenen ein bis zwei Prozent des Körpergewichtes aus. Davon sind 99 Prozent in Knochen und Zähnen gespeichert und etwa ein Prozent befindet sich im Blut und in den Organen, bzw. im Zwischenzellgewebe. Unser Körper benötigt täglich etwa 700–1000 mg Calcium pro Tag, optimaler Weise über die Ernährung aufgenommen, denn hochdosiertes Kalzium in Tablettenform kann Arteriosklerose begünstigen.

Kalzium ist ein essenzielles Mineral, das bei vielen zellulären Prozessen eine Schlüsselrolle spielt und an vielen enzymatischen Reaktionen als Co-Faktor beteiligt ist.
Es muss über die Nahrung zugeführt und mit Hilfe von Vitamin D im Darm aufgenommen werden.[107]

Die Rolle von Kalzium (in den Wechseljahren)

- **Knochenstoffwechsel:** Als wichtiger Bestandteil der Knochen und spielt es eine wesentliche Rolle im Knochenstoffwechsel. Es wird in der organischen Knochenmatrix zusammen mit Phosphat als Hydroxylapatit eingelagert und verleiht den Knochen ihre Festigkeit und Stabilität.
- **Nervensystem:** Als wichtiges Mineral für das Nervensystem, ist es an der Reizübertragung in Muskeln und Nerven beteiligt und unentbehrlich für die Signalübermittlung innerhalb von Zellen.
- **Zellmembran:** Als Bestandteil der Zellmembran, sorgt es für deren Stabilität.
- **Blutgerinnung:** Kalzium ist wichtig für die Aktivierung mehrerer Gerinnungsfaktoren. Es unterstützt die Umwandlung von Prothrombin in Thrombin und somit die Bildung eines stabilen Fibrinnetzes.
- **Muskulatur:** Kalzium ist an Kontraktion und Relaxation der glatten Muskulatur ebenso beteiligt, wie an der der Skelettmuskulatur. Darüber beeinflusst es nicht nur unsere Bewegung, sondern letztendlich auch Blutdruck, Verdauung, Blasenfunktion usw.
- **Herzfunktion:** Kalzium ist notwendig für die Kontraktion der Herzmuskulatur, trägt zur Erregungsleitung im Herzmuskelgewebe bei und beeinflusst Herzschlag und Herzrhythmus.
- **Säure-Basen-Haushalt:** Als basisches Mineral reguliert es den Blut-PH-Wert. Bei einem zu niedrigen pH-Wert, wird es aus den Knochen gelöst und dient als Puffer, um den pH-Wert auszugleichen.

107 Gröber, U. (2011). Mikronährstoffe – Metabolic Tuning, Prävention, Therapie (3. Aufl.). Stuttgart: Wissenschaftliche Verlagsgesellschaft. S. 208 ff.

Ein Calciummangel macht sich vor allem in Muskel- bzw. Fuß-, Hand-, Wadenkrämpfen bemerkbar, und erhöht auch das Risiko für Herz- Kreislauferkrankungen, neurologische Symptome und Knochenerkrankungen.

Allerdings lässt der Serumkalziumspiegel keine wirklichen Rückschlüsse auf eine ausreichende Versorgung zu, da der Kalziumaustausch im Körper einem komplizierten physiologischen Regelkreis von Parathormon und Calcitonin unterliegt, mit dem der Kalziumblutspiegel weitestgehend aufrechterhalten wird:

- Sinkt der Kalziumspiegel im Blut, stimuliert das Parathormon (PTH) der Nebenschilddrüse (PTH) die Osteoklasten, um Kalzium aus dem Knochen freizusetzen.
- Gleichzeitig fördert PTH die Umwandlung von Vitamin D in seine aktive Form, was die die Kalziumaufnahme im Darm verbessert.
- Ist der Blutkalziumspiegel wieder ausreichend, können Osteoblasten den Knochen wieder aufbauen und mineralisieren.
- Umgekehrt hemmt bei einem zu hohen Blutkalziumspiegel Calcitonin die Osteklastenaktivität und reduziert den Knochenabbau.
- Für die Kalziumaufnahme im Darm ist Vitamin D ein wichtiger Faktor.

Eine Hypercalcämie kann unter anderem durch Tumorerkrankungen (z. B. Knochenmetastasen), Hyperparathyreoidismus oder eine zu hohe Vitamin D Substitution zu stande kommen.

Kalzium kann nur begrenzt vom Körper aufgenommen werden: Pro Mahlzeit können etwa max. 500 mg Calcium resorbiert werden und etwa 700–1000 mg pro Tag. Optimaler Weise wird es über die Nahrung zugeführt.
Bestimmte Stoffe, wie Laktose, Milchsäure, Zitronensäure, Gluconat und Lysin erhöhen die Kalziumresorption.
Während andere Faktoren, z. B. viele Arzneimittel wie Antazida, Glucorticoide, L-Thyroxin, aber auch Vitamin-D-Mangel und Magnesiummangel, sowie ein Mangel an Magensäure, oder chronisch entzündliche Darmerkrankungen die Kalziumaufnahme erschweren.
Ein erhöhte Kalziumauscheidung kann u. a. durch Nierenerkrankungen bedingt sein.

Kalziumreiche Nahrungsmittel

- Milch und Milchprodukte wie Joghurt und Hartkäse enthalten tatsächlich viel Calcium, welches Aufgrund der enthaltenen Laktose gut vom Körper aufgenommen werden kann. Bei Milch- bzw. Laktoseunverträglichkeit ist das keine Option.
- kalziumreiche Mineralwasser: Auch aus Quellwasser wird Calcium ähnlich gut resorbiert, über den Tag verteilt getrunken.

Alternativ gibt es jede Menge kalziumreiche pflanzliche Nahrungsmittel, z. B.:

Kalziumreiche Gemüse/Wildkräuter pro 100 g

- Brennnessel 700 mg
- Löwenzahn 400 mg
- Grünkohl 210 mg
- Brokkoli 110 mg
- Rucola 150 mg

Kalziumreiche Samen/Kerne/Nüsse pro 100 g

- Sesamsamen: über 700 mg
- Chiasamen 500 mg
- Mohnsamen 1400 mg Kalzium
- Mandeln 250 mg
- Kichererbsen 120 mg
- Amaranth 200 mg
- Soja in Form von Tofu 100 mg

Kalziumpräparate

Wenn eine Einnahme von Kalzium erfolgt, sollte die max. Tagesdosis von 1000 mg wegen der besseren Verfügbarkeit auf mehrere Einzeldosen verteilt sein (oder in Wasser aufgelöst über denn Tag verteilt getrunken werden). Eine zusätzliche Einnahme von Magnesium (mind. im Verhältnis zwei (Ca) zu eins (Mg) oder Mg höher) oder Vitamin D ist sinnvoll.

Verschiedene Kalziumarten

- Calciumcarbonat: Höchster Anteil an elementarem Calcium, schwerer resorbierbar.
- Calciumcitrat, Calciumgluconat, Calciumlaktat sind besser resorbierbar, z. B. auch bei Magensäuremangel (deshalb für ältere Menschen besser geeignet).
- Weleda Aufbaukalk 1 (morgens) und 2 (abends) aus Muschelkalk

Schüsslersalze, zur Verbesserung der Kalziumverwertung

- Schüssler Salz Nr. 1 Calcium fluoratum – Das Salz für Bindegewebes, Gelenke und Haut.
- Schüssler Salz Nr. 2 Calcium phosphoricum – Das Salz für Knochen und Zähne.
- Schüssler Salz Nr. 22 Calcium carbonicum – Das Salz der Stärkung

Sango Meeres Koralle

Natürliches Kalziumpräparat, vorwiegend aus Calciumcarbonaten, mit idealem Calcium-Magnesium-Verhältnis von 2 : 1

Magnesium (Mg)

Auch der Tausendsassa Magnesium ist ein unverzichtbarer Mineralstoff, der an über 300 enzymatischen Prozessen beteiligt ist und zahlreiche Körperfunktionen beeinflusst.

Auch wenn als Referenzwert[108] ein Magnesium-Serumspiegel 0,8–1,1 mmol/l angegeben ist, schliessen auch hier Normwerte einen Mangelzustand nicht aus:
Nur etwa 1 % des gesamten Magnesiums im Körper, befindet sich im Blut, davon das meiste intrazellulär in den Erythrozyten. Aber auch der Norm-Vollblutwert von 1,38–1,50 mmol/l ist nicht immer aussagekräftig, denn der Blut-Magnesiumspiegel wird ähnlich dem des Calciums durch Freisetzung aus Speichern, wie Knochen (sie enthalten 60 % des Mg im Körper) und den Muskelzellen (sie enthalten 20 % des Mg im Körper) lange konstant gehalten.
Die Diagnose eines Magnesiumdefizits sollte sich also vor allem an einer Mangelsymptomatik, eventuellen Magnesiumräubern (z. B. bestimmten Arzneimittel) und Risikofaktoren orientieren.
Die empfohlene tägliche Magnesiumzufuhr liegt für Frauen bei 300–400 mg. In den Wechseljahren oder bei Stress kann ein erhöhter Bedarf bestehen.

Die Rolle von Magnesium (besonders in den Wechseljahren)

- **Knochengesundheit:** Magnesium reguliert den Calcium-Stoffwechsel und ist notwendig für die Umwandlung von Vitamin D in seine aktive Form (Calcitriol).
- **Muskulatur:** Magnesium reguliert den Muskeltonus und die neuromuskuläre Erregbarkeit. Ein Mangel kann zu Muskeln, Verspannungen und Ruhelosigkeit führen. Mg ist hilfreich bei nächtlichen Wadenkrämpfen, Menstruationskrämpfen, verspannten Muskeln.
- **Nervensystem und Stressbewältigung:** Magnesium ist essentiell für die nervale Erregungsleitung im ZNS. Es kann die Ausschüttung von Stresshormonen und Neurotransmittern regulieren. So fördert es die Entspannung und trägt zur Reduktion von Stress und Angstgefühlen bei.
- **Schlaf:** Mg ist beteiligt an der Melatonin-Synthese, es unterstützt den Schlaf und reduziert Unruhe.
- **Energie:** Es spielt eine Rolle bei der Produktion von ATP, verbessert den Energiestoffwechsel (auch in den Herzmuskelzellen).
- **Herz-Kreislauf:** Mg entspannt die glatte Muskulatur der Gefäßwände und wirkt darüber gefäßerweiternd und blutdrucksenkend. Als Kalziumantagonist stabilisiert es Herzmuskelzellen. Es hilft den Herzrhythmus zu regulieren.

108 Gröber, U. (2011). Mikronährstoffe: Metabolic Tuning – Prävention – Therapie (3. Aufl.). Stuttgart: Wissenschaftliche Verlagsgesellschaft, S. 217.

- **Ödeme:** Wichtig zur Regulation von Natrium, Kalium und Kalzium in den Zellen, zur Aufrechterhaltung des Elektrolythaushaltes und gegen Wasseransammlungen im Gewebe.
- Auch zur Migräneprophylaxe kann Magnesium hilfreich sein.

Magnesiumreiche Lebensmittel
Die besten Nahrungsquellen für Mg sind (Angaben pro 100 g):
- Nüsse, Samen: Kürbiskerne (534 mg), Mandeln (270 mg), Cashewkerne (260 mg)
- Vollkornprodukte: Haferflocken (135 mg), Quinoa (197 mg), Vollkornreis (143 mg)
- Hülsenfrüchte: Linsen (83 mg), Kichererbsen (115 mg), schwarze Bohnen (160 mg)
- Grünes Blattgemüse: Spinat (79 mg), Mangold (81 mg), Grünkohl (47 mg)
- Fisch und Meeresfrüchte: Lachs (30 mg), Makrele (76 mg), Garnelen (39 mg)
- Schokolade & Kakao – besonders Mg reich: Dunkle Schokolade (327 mg), entöltes Kakaopulver (499 mg)
- Mineralwasser: Je nach Sorte sind bis zu 100 mg/L Magnesium enthalten.

Über eine normale durchschnittliche Mischkost wird oft zu wenig Mg aufgenommen, eine Substitution kann dann durchaus Sinn machen.

Übrigens: Kaffee, Alkohol und eisenreiche Lebensmittel können die Magnesiumaufnahme reduzieren.

Magnesiumpräparate: Es gibt verschiedene Magnesiumverbindungen mit unterschiedlicher Wirkung und Resorptionsfähigkeit[109]. Neben der oralen Einnahme besteht auch die Möglichkeit, Magnesium transdermal anzuwenden. Hier die gängigsten Magnesiumformen:

Organische Magnesiumverbindungen (in der Regel mit besserer Bioverfügbarkeit)
- Magnesiumcitrat: Hoch bioverfügbar, gut löslich, wirkt leicht abführend, kann sogar bei empfindlichen Personen zu Durchfall führen. Besonders empfehlenswert bei Verstopfung und erhöhter Muskelspannung.
- Magnesiumglycinat (Bisglycinat): Sehr gut verträglich, besonders bei Stress, Schlafstörungen und erhöhter nervlicher Anspannung geeignet.
- Magnesiumorotat: Unterstützt den Energiestoffwechsel und die Herzgesundheit, empfohlen bei kardiovaskulären Beschwerden.

109 Netzwerk Frauengesundheit. (2016). Tabelle zu Magnesiumverbindungen und ihren Wirkungen [PDF]. Abgerufen von https://www.netzwerk-frauengesundheit.com/wp-content/uploads/2016/06/Tabelle-zu-Magnesiumverbindungen-und-ihren-Wirkungen.pdf (Abgerufen am 19.01.2025)

- Magnesiumaspartat: Wird gut vom Körper aufgenommen und unterstützt insbesondere die Zellenergieproduktion.
- Magnesiumtaurat: Eine Kombination mit Taurin, die sich positiv auf das Nervensystem und das Herz-Kreislauf-System auswirkt.
- Magnesiummalat: Wichtig für die Energieproduktion und hilfreich bei chronischer Erschöpfung und Fibromyalgie.
- Magnesiumacetat: Gut wasserlöslich und bioverfügbar, wird auch in intravenösen Magnesiumpräparaten verwendet.

Anorganische Magnesiumverbindungen (teilweise schlechtere/langsamere Resorption) :

- Magnesiumoxid: Hoher Magnesiumanteil, jedoch schlechter bioverfügbar. Vorwiegend zur Linderung von Sodbrennen genutzt.
- Magnesiumcarbonat: Magenschonend, wird jedoch langsam resorbiert. In Kombination mit Zitronensäure gut bioverfügbar.
- Magnesiumchlorid: Sehr gut löslich, aber bitter im Geschmack. Wird meist in transdermalen Anwendungen genutzt, denn es wird gut über die Haut resorbiert. Beliebt bei Muskelverspannungen, Krämpfen oder Menstruationsbeschwerden.
- Magnesiumhydroxid: Wird auch in Antazida zur Neutralisierung von Magensäure verwendet, hat jedoch eine geringere Bioverfügbarkeit.

Mischpräparate mit verschiedenen Magnesiumformen sind üblich und sinnvoll.

Übrigens: Dass Mg und Ca sich gegenseitig bei der Resorption behindern, wie oft behauptet wird, ist nicht ganz richtig, da sie überwiegend über verschiedene Transportmechanismen aufgenommen werden.

Vitamin D3/Cholecalciferol

Vitamin D spielt eine wichtige Rolle in den Wechseljahren, insbesondere für Knochengesundheit, Muskelfunktion, Immunsystem und hormonelle Balance.
Dabei ist Vitamin D streng genommen gar kein Vitamin, sondern ein Prohormon. Der Sammelbegriff Vitamin D umfasst mehrere fettlösliche Verbindungen. Die wichtigsten davon sind das tierische Vitamin D3 (Cholecalciferol/Colecalciferol) und das pflanzliche Vitamin D2 (Ergocalciferol).
Vitamin D3 wird zu 80– 90 % über die Haut gebildet, nur ein geringer Teil wird über die Nahrung aufgenommen: Zunächst wird in der Leber aus Cholesterin das ProVitamin D3 synthetisiert, welches in der Haut, unter Einwirkung von Sonnenlicht (UV-B-Strahlen) über die weitere Vorstufe PräVitamin D3, dann in Cholecalciferol umgewandelt wird.

Das Cholecalciferol wird in der Niere in das aktive Steroidhormon Calcitriol (1,25-Dihydroxyvitamin D/1,25$(OH)_2$D) überführt.
Zusätzlich bildet die Leber eine Speicherform, das Calcidiol (25-Hydroxy-Vitamin-D/25(OH) D).
Da im Winterhalbjahr in unseren Breiten die Sonneneinstrahlung zu schwach für eine ausreichende Vitamin-D-Produktion in der Haut ist, greift der Körper auf das überwiegend in Muskeln und Fettgewebe als Calcidiol gespeicherte Vitamin D3 zurück.

Achtung: Ab etwa dem 60. Lebensjahr nimmt die körpereigene Bildung von Vitamin D deutlich ab, unter anderem durch eine geringere Produktion der Vorstufe in der Haut sowie eine nachlassende Leber- und Nierenfunktion, die für die Umwandlung in die aktive Form nötig sind.

Auch Magnesium spielt eine wichtige Rolle für die Vitamin D3 Synthese und Wirkung: Konkret unterstützt Magnesium die hepatische Umwandlung von Vitamin D3 zu 25-Hydroxyvitamin D und die renale Hydroxylierung zu 1,25-Dihydroxyvitamin D. Bei einem Mangnesiummangel kann diese Umwandlung beeinträchtigt sein.
Darüber hinaus fördert Magnesium die Bindung des Calcitriol an seinen Rezeptor und verstärkt die zelluläre Wirkung.

Auch Vitamin D2 (Ergocalciferol) aus pflanzlichen Quellen kann im Körper in das wirksamere Vitamin D3 umgewandelt werden.

Aufgaben und Wirkungen von Vitamin D3

Vitamin D Rezeptoren (VDR) sind in über dreizig Geweben vorhanden, entsprechend vielfältig sind die Funktionen und Wirkungen von Vitamin D. Die wichtigsten, auch mit Blick auf die Wechseljahre, sind:

- Knochengesundheit und Osteoporoseprävention:
  - Vitamin D ist ein entscheidender Faktor zur Steuerung des Calcium- und Phosphatspiegels, indem es die Resorption von Calcium im Dünndarm steigert.
  - Es stimuliert es die Osteoblastenaktivität und hemmt indirekt die Osteoklasten und senkt so das das Frakturrisiko bei postmenopausalen Frauen.
- Muskulatur:
  - Vitamin D interagiert mit Vitamin-D-Rezeptoren (VDR) in der Muskulatur und fördert die Muskelfasersynthese. Ein Mangel kann zu Sarkopenie und Muskelschwäche führen und erhöht die Sturzgefahr.

- Immunsystem:
  - Vitamin D moduliert das Immunsystem, indem es die Produktion antimikrobieller Peptide wie Cathelicidin und Defensin fördert und proinflammatorische Zytokine (z. B. IL-6, TNF-α) unterdrückt. Ein Mangel korreliert mit einem erhöhten Risiko für Infektionen und Autoimmunerkrankungen wie rheumatoider Arthritis.
- Herz-Kreislauf:
  - Vitamin D reguliert den Renin-Angiotensin-Aldosteron-Mechanismus und wirkt kardioprotektiv. Obwohl ein Mangel mit erhöhtem Blutdruck und Arteriosklerose in Verbindung gebracht wird, bleiben Studien hinsichtlich des direkten kardiovaskulären Nutzens von Supplementen teilweise widersprüchlich.
- Stimmungsstabilisierung und kognitive Funktion:
  - Vitamin D beeinflusst auch die Synthese wichtiger Neurotransmitter, wie Serotonin und Dopamin.
- Hormonregulation und Wechselwirkungen mit Östrogen:
  - Vitamin D hat über spezielle Hormonrezeptoren Einfluss auf die Östrogenbildung. Es reguliert in den Eierstöcken das Gen CYP19A1, das für das Enzym Aromatase verantwortlich ist. Dieses Enzym wandelt Androgene wie Testosteron in Östrogene um.

Laborwerte

Der Serum Vitamin D-Spiegel, um eine ausreichende Vitamin D Versorgung zu testen, wird am besten durch Calcidiol (die Speicherform) überprüft, dabei gibt es unterschiedliche Einschätzungen, welche Zielwerte sinnvoll sind. Bei Beschwerden in den Wechseljahren bzw. postmenopausal für die Knochengesundheit orientiere ich mich folgendermaßen (frei nach Uwe Gröber)[110]:

25-Hydroxyvitamin D (25(OH)D)

- deutlicher Mangel: <20 ng/ml (50 nmol/l)
- defizitär: 20–30 ng/ml (50–75 nmol/l)
- optimal: 30–50 ng/ml (75–125 nmol/l)
- potenziell toxisch: >100 ng/ml (250 nmol/l)

1,25-Dihydroxyvitamin D (1,25$(OH)_2$D):

- Die aktive Form des Vitamin D ist weniger aussagekräftig zur Bestimmung des Versorgungsstatus von Vitamin D3, sondern ist eher bei bestimmten Nierenerkrankungen, ungeklärter Hyperkalzämie oder dem Verdacht auf seltene Stoffwechselstörungen angezeigt.

110 Gröber, U. (2011). Mikronährstoffe: Metabolic Tuning – Prävention – Therapie (3. Aufl., S. 137). Stuttgart: Wissenschaftliche Verlagsgesellschaft.

Vitamin-D-Supplementierung

Vitamin D3 wird meist in internationalen Einheiten (I. E.) angegeben

- 1 I.E. Vitamin D3 = 0,025 µg
- 1 µg Vitamin D3 = 40 i.E.

Während in einigen Kreisen eine sehr hohe Vitamin D Supplementierung (Coimbraprotokoll[111]) als Wunderwaffe gegen u. a. bestimmte Autoimmunerkrankungen wie multiple Sklerose und Hashimoto gehandelt wird, werden für Menschen, bei denen keine genetisch bedingte Verwertungsstörung von Vitamin D vorliegt, Tagesdosen von bis 800 bis max 2000 I.E. als ausreichend für die Osteoporoseprofilaxe angesehen.

Achtung: Hypervitaminose D vermeiden

Da Vitamin D im Fett- und Muskelgewebe gespeichert werden kann, ist eine Vitamin-D3-Intoxikation möglich. Das Argument, dass der Körper ja unter Sonneneinstrahlung selber hohe Vitamin D Werte produziert, ist etwas trügerisch, denn zwischen der körpereigenen Vitamin-D3-Synthese und der Einnahme von Supplementen muss deutlich unterschieden werden. Bei einer übermäßig hohen Vitamin-D3-Supplementierung, besteht das Risiko einer Hypercalcämie.
Deshalb sollte bei einer langfristigen Verabreichung von mehr als 2000 I.E. Vitamin D3 pro Tag der Vitamin-D-Spiegel regelmäßig kontrolliert werden. Bei längerer Anwendung empfiehlt es sich zudem, auch den Serum-Calciumspiegel und gelegentlich die Nierenwerte zu überprüfen.

Vitamin-D-Präparate

In Deutschland sind Vitamin-D3-Pr.parate ab einer Dosierung von mehr als 1.000 I.E. pro Tagesdosis als Arzneimittel eigentlich verschreibungspflichtig.
Dennoch sind hochdosierte Präparate (z. B. Tropfen oder Kapseln mit 5.000 I.E.) als Nahrungsergänzungsmittel frei verkäuflich erhältlich.
Vitamin D3 kann in Kapselform, als Lutschtablette oder als Tropfen (individuell dosierbar) eingenommen werden, entweder täglich oder auch in höherer Dosierung z. B. einmal wöchentlich.

111 Coimbra-Protokoll. https://coimbraprotokoll.de/coimbra/(Abgerufen am 24.02.2025

Vitamin K2

Vitamin D3 wird oft zusammen mit Vitamin K2 empfohlen, da beide Vitamine eine synergistische Wirkung auf den Kalziumstoffwechsel haben[112]:
Vitamin K2 aktiviert spezielle Proteine, die das Kalzium gezielt in die Knochen transportieren (Osteocalcin) und Ablagerungen in Gefäßen verhindern (Matrix-GLA-Protein).
Vorsicht bei der Vitamin K2 Einnahme ist geboten, bei Menschen, die Antikoagulanzien einnehmen.

Dosierungsverhältnis von Vitamin K2 zu Vitamin D3:
Bei Vitamin D3: 1.000–5.000 I.E./Vitamin K2: 100–200 µg täglich

B-Vitamine

Auch eine gute Versorgung mit bestimmten B-Vitaminen kann für die Behandlung von Wechseljahresbeschwerden relevant sein.
B-Vitamine sind eine Gruppe wasserlöslicher Vitamine und essenzielle Cofaktoren in zahlreichen enzymatischen Reaktionen, die unter anderem am Energiestoffwechsel, an der Neurotransmittersynthese und an der DNA-Reparatur beteiligt sind.

Besonders Wechseljahres-Symptome, die mit metabolischen und kognitiven Veränderungen einhergehen, können auf erhöhten Bedarf an B-Vitaminen deuten:

B-Vitamine unterstützen die Umwandlung von Nahrungsenergien in ATP. Insbesondere Thiamin, Riboflavin und Niacin sind hierfür zentral und können bei erhöhter Ermüdung unterstützend wirken:

Aufgaben und Wirkungen von

- **Vitamin B1 (Thiamin)**
  - essenziell für den Kohlenhydrat- und den Neurotransmitterstoffwechsel.
  - wichtig für die Funktion des Nervensystems.
  - Ein Mangel kann zu neurologischen Symptomen und einer verminderten kognitiven Leistungsfähigkeit führen.
- **Vitamin B2 (Riboflavin)**
  - unterstützt den Eisen- und Energiestoffwechsel, wichtig bei Müdigkeit und Erschöpfung

112 Kuang X, Liu C, Guo X, Li K, Deng Q, Li D. Die Kombinationswirkung von Vitamin K und Vitamin D auf die menschliche Knochenqualität: eine Metaanalyse randomisierter kontrollierter Studien.Essen. 2020;11(4):3280-3297. doi:10.1039/c9fo03063h (Abgerufen am 24.02.2025)

- **Vitamin B3 (Niacin)**
  - trägt in Form von NAD/NADP (essenzielle Coenzyme) zur Energiegewinnung, DNA-Reparatur und Regulation zellulärer Redoxreaktionen bei
  - unterstützend bei Erschöpfungszuständen und Müdigkeit
  - Niacin kann auch entzündungshemmend wirken
- **Vitamin B5 (Pantothensäure)**
  - Hauptbestandteil des Coenzyms A, welches zentral in der Verwertung von Fetten, Kohlenhydraten und Proteinen ist.
  - Zudem spielt es eine Rolle bei der Cholesterinsynthese und somit bei der Bildung von Steroidhormonen und Vitamin D.
- **Vitamin B6 (Pyridoxin)**
  - wichtig für den Aminosäurestoffwechsel und Histamin
  - notwendig für die Synthese von Neurotransmittern (z. B. Serotonin, GABA)
  - eine adäquate Versorgung ist entscheidend für die Stimmungslage und kann helfen, depressive Verstimmungen und Reizbarkeit abzumildern
- **Vitamin B7 (Biotin)**
  - essenziell für Fettsäurestoffwechsel, Glukoneogenese
  - reguliert Gene, die u. a. am Zellwachstum, Lipid- und Glukosestoffwechsel beteiligt sind
  - wichtig für die Bildung von Haut- und Haarzellen
- **Vitamin B9 (Folsäure)**
  - unerlässlich für die Zellteilung, DNA-Synthese und Homocysteinmetabolisierung.
  - eine ausreichende Folsäureversorgung ist gerade in Zeiten erhöhter Zellumsatzraten und bei kardiovaskulären Risikofaktoren relevant
- **Vitamin B12 (Cobalamin)**
  - Wichtig für die Myelinisierung von Nerven, die Bildung roter Blutkörperchen und das zentrale Nervensystem.
  - Mangelzustände können neben neurologischen Symptomen und perniziöser Anämie auch weitere unspezifische Beschwerden nach sich ziehen, z. B. Schlaf- und Konzentrationsstörungen, Brainfog, Gedächtnisprobleme, Stimmungsschwankungen, Energiemangel.
  - Die Kombination aus B6, Folsäure und B12 unterstützt den Abbau von Homocystein, welches als Risikofaktor für kardiovaskuläre Erkrankungen gilt.
  - Als Labormarker ist das Holo-Transcobalamin (Holo-TC, das „aktive B12") besser geeignet als das Gesamt-B12 im Serum (da das nicht sehr sensitiv ist).

Anwendung

- B-Komplex-Präparate enthalten alle relevanten B-Vitamine in einem abgestimmten Verhältnis.
- Oft werden B-Vitamine mit anderen Stoffen wie Vitamin C, Magnesium oder Zink kombiniert, um synergistische Effekte zu erzielen und den antioxidativen Schutz zu verbessern.
- Bei spezifischen Mangelzuständen oder klinischen Indikationen kann es durchaus Sinn machen, einzelne Vitamine gezielt zu verabreichen.
- Die Wahl der Präparateform (Tabletten, Kapseln, Tropfen, Ampullen zur Injektion: i. m. i. v. oder auch s. c.) richtet sich nach dem jeweiligen Vitamin, der individuellen Situation, den Blutwerten und möglichen Resorptionsstörungen (z. B. sind bei B12-Resorptionsstörungen sind sublinguale Präparate oder Injektionen sinnvoll).

Omega-Fettsäuren

Omega-3- und Omega-6-Fettsäuren gehören beide zur Gruppe der mehrfach ungesättigten Fettsäuren und sind essenziell, das heißt, sie müssen über die Nahrung aufgenommen werden. Ihr Zusammenwirken im Körper ist entscheidend, da sie über gemeinsame enzymatische Stoffwechselwege verarbeitet werden und dabei unterschiedliche Wirkungen haben.
Genau deshalb ist auch das Mengenverhältnis der beiden zueinander wichtig:
Liegt ein Übermaß an Omega-6-Fettsäuren vor, konkurrieren diese mit den Omega-3 Vorstufen um die enzymatische Verarbeitung. Dadurch kann die Umwandlung von Omega-3-Fettsäuren, wie Alpha-Linolensäure (ALA) zu EPA und DHA gehemmt und z. B. eine erhöhte Entzündungsbereitschaft gefördert werden.

Omega-3-Fettsäuren und ihre Quellen

Alpha-Linolensäure (ALA) muss im Körper zu EPA und DHA umgewandelt werden, dieser Prozess ist jedoch nicht immer effizient. ALA kommt vor allem in pflanzlichen Nahrungsmitteln wie Samen, Nüssen und Ölen vor:
Leinsamen und Leinsamenöl (eine der reichhaltigsten ALA-Quellen), Chiasamen, Walnüsse, Hanfsamen, Rapsöl, Sojaöl

Eicosapentaensäure (EPA) und Docosahexaensäure (DHA):
Tierische Quellen
- fettreiche Kaltwasserfische (wie Lachs, Makrele, Hering), Sardinen und Thunfisch
- Fischöle (Fischölkapseln oder Lebertran, enthalten konzentrierte Mengen von EPA und DHA)

Pflanzliche Alternative
- Algenöl

Aufgaben und Wirkungen von Omega-Fettsäuren

Omega-3-Fettsäuren, wie Eicosapentaensäure (EPA) und Docosahexaensäure (DHA)erfüllen im Körper vielfältige Aufgaben, die auch in den Wechseljahren eine wichtige Rolle spielen:
- Kardiovaskuläre Gesundheit: Omega-3-Fettsäuren tragen zur Senkung von Triglyceridwerten bei und unterstützen die Herzgesundheit.
- Antientzündlich: Omega-3-Fettsäuren modulieren entzündliche Prozesse. EPA und DHA werden zu Mediatoren umgewandelt, die entzündungshemmend wirken, indem sie die die Infiltration von Entzündungszellen das entzündete Gewebe reduzieren.
- Gehirnfunktion: DHA ist ein zentraler Bestandteil von Nervenzellmembranen und spielt eine Rolle bei kognitiven Funktionen.
- Stimmungsstabilisierung: Es gibt Hinweise darauf, dass Omega-3-Fettsäuren depressive Symptome lindern können.[113]
- Knochengesundheit: Omega-3-Fettsäuren können den Knochenstoffwechsel positiv beeinflussen und somit dem Risiko einer Osteoporose entgegenwirken.
- Linderung von Hitzewallungen: Einige Studien deuten darauf hin, dass besonders EPA die Häufigkeit und Intensität von Hitzewallungen reduzieren können.[114]

113 Liao Y, Xie B, Zhang H, et al. Efficacy of omega-3 PUFAs in depression: A meta-analysis [published correction appears in Transl Psychiatry. 2021 Sep 7;11(1):465. doi: 10.1038/s41398-021-01582-6.]. Transl Psychiatry. 2019;9(1):190. Published 2019 Aug 5. doi:10.1038/s41398-019-0515-5 (Abgerufen am 20.02.2025)

114 Lucas M, Asselin G, Mérette C, Poulin MJ, Dodin S. Effects of ethyl-eicosapentaenoic acid omega-3 fatty acid supplementation on hot flashes and quality of life among middle-aged women: a double-blind, placebo-controlled, randomized clinical trial. Menopause. 2009;16(2):357-366. doi:10.1097/gme.0b013e3181865386

Omega-6-Fettsäuren

- Linolsäure (LA), wird im Körper zu Arachidonsäure umgebaut: Findet sich reichlich in Sonnenblumenkernen, Sesamsamen, Kürbiskernen, Hanfsamen, sowie Sonnenblumenöl, Maisöl, Sojaöl, Distelöl, Sesamöl und Walnussöl.
- Gamma-Linolensäure (GLA) hat entzündungsregulierende Eigenschaften, enthalten in: Nachtkerzenöl, Borretschöl und Schwarzkümmelöl.
- Arachidonsäure ist eine Omega-6-Fettsäure, die vor allem in tierischen Lebensmitteln vorkommt, da sie ein wichtiger Bestandteil tierischer Zellmembranen ist. Hauptquellen sind Schweinefleisch und -schmalz, Lamm, Huhn, Wild, Innereien, Eigelb, Butter und Rindfleisch.

Omega-6-Fettsäuren haben ebenfalls wichtig Funktionen im Körper, können aber bei einem Übermaß im Verhältnis zu Omega-3 eine proinflammatorische Wirkung entfalten.

- Entzündungsmodulation: Arachidonsäure ist ein Ausgangsstoff für die Synthese von Eicosanoiden, wie Prostaglandinen, Thromboxanen und Leukotrienen. Diese Stoffe spielen eine Rolle bei der Regulation von Entzündungsprozessen, der Blutgerinnung und der Immunantwort. Sie wirken tendenziell proinflammatorisch.

Das empfohlenes Verhältnis von Omega-3 zu Omega-6 liegt zwischen 1:1 und 1:4, um die positiven Effekte der entzündungshemmenden Omega-3-Fettsäuren optimal zu nutzen und gleichzeitig die proinflammatorische Wirkung eines Übermaßes an Omega-6-Fettsäuren zu vermeiden.
In der westlichen Ernährung ist das Verhältnis oft etwa 1:10 oder höher, was eine Dominanz der Omega-6-Fettsäuren bedeutet und Entzündungsprozesse fördern kann.
Mittlerweile bieten viele Labore unterschiedliche Fettsäureanalysen an.

Omega-3-Präparate

Omega-3-Fettsäuren sind als Nahrungsergänzung in verschiedenen Darreichungsformen erhältlich. bei der Produktauswahl sollte auf gute Qualität (Nachhaltigkeit, Produktsiegel, Schadstoffanalysen, niedrige Oxidationsrate (Omega-Fettsäuren werden schnell ranzig!).

- Fischölkapseln: Reich an EPA und DHA, gewonnen aus fettreichem Fisch.
- Algenölkapseln: Eine pflanzliche Alternative, die insbesondere für Vegetarier und Veganer geeignet ist.
- Leinöl: Diese enthalten Alpha-Linolensäure (ALA), die im Körper zu EPA und DHA umgewandelt wird, jedoch in begrenztem Maße.

Coenzym Q10 (Ubiquinol/Ubiquinon/Q10)

Ein vitaminähnliches Molekül, das in den Mitochondrien aller Körperzellen vorkommt und eine Schlüsselrolle im Energiestoffwechsel spielt. Es wird vom Körper selbst , insbesondere in der Leber, hergestellt, wozu unter anderem die Aminosäuren Phenylalanin und Tyrosin, sowie fast alle B-Vitamine benötigt werden. Aus der Nahrung wird es überwiegend aus tierischen Produkten im Dünndarm aufgenommen. Mit zunehmendem Alter (ab dem 40. Lebensjahr) kann die Q10 Produktion nachlassen.[115]

Coenzym Q10 existiert in zwei chemischen Formen:
- Ubichinon: Die oxidierte Form, die im Körper in Ubichinol umgewandelt werden muss, um aktiv zu sein.
- Ubichinol: Die reduzierte und aktive Form, die direkt vom Körper genutzt werden kann.

Die wichtigsten Aufgaben und Wirkungen von Q10 in den Wechseljahren
- Energiestoffwechsel und ATP-Synthese: Q10 ist in den Mitochondrien als essentieller Elektronentransporter an der Atmungskette und dadurch wesentlich an der Synthese von Adenosintriphosphat (ATP) beteiligt.
- Zellmembran: Stabilisiert die Zellmembran und erhöht deren Fluidität und ist so auch für den Stoffaustausch in und zwischen den Zellen wichtig.
- Herz-Kreislaufsystem, Nervensystem und Muskelfunktion: Besonders Organe mit einem hohen Energieverbrauch wie Herz, Gehirn und Muskeln, weisen hohe Q10 Konzentrationen auf.
- Schutz vor Lipidperoxidation: Q10 neutralisiert freie Radikale und schützt als fettlösliches Antioxidans die Zellmembranen und mitochondrialen Strukturen vor oxidativen Schäden.
- Förderung der Fettverbrennung: Braunes Fettgewebe ist reich an Mitochondrien und enthält das Protein UCP1 (Uncoupling Protein 1). Es gibt die Vermutung, dass Q10 die UCPs aktivieren kann, was zu einer verbesserten Fettverbrennung führt. Umfassende klinische Studien dazu fehlen bisher allerdings.

115 Meier, S. (2025, 21. Januar). Coenzym Q10 – Der gesundheitliche Nutzen. Zentrum der Gesundheit. https://www.zentrum-der-gesundheit.de/ernaehrung/nahrungsergaenzung/weitere-nahrungsergaenzungsmittel/coenzym-q10(Abgerufen am 28.02.2025)

Q10-Präparate

Die Umwandlungsfähigkeit von Ubichinon in Ubichinol kann z. B. altersbedingt beeinträchtigt sein, dann ist eine direkte Supplementation mit Ubichinol besser.
Da Q10 fettlöslich ist, sollte es um die Aufnahme zu verbessern, zu fetthaltigen Mahlzeiten eingenommen werden. In einigen Präparaten ist es in nativem Olivenöl gelöst.

Kollagen

Kollagen ist das häufigste Protein im menschlichen Körper und wesentlicher Bestandteil des Bindegewebes. Es spielt eine zentrale Rolle für die Struktur (Stabilität, Elastizität, Festigkeit) und Funktion von Knochen, Knorpel, Haut, Gelenken, Blutgefäßen sowie anderen Geweben.
Leider nimmt mit zunehmendem Alter (in den Wechseljahren zusätzlich begünstigt durch die abnehmende Östrogenproduktion), die Kollagenproduktion ab. Das führt u. a. zu verminderter Knochendichte, Elastizitätsverlust der Haut (Falten) und Abnutzung von Knorpel und Gelenken.

- Kollagen trägt zur Festigkeit und Elastizität der Haut bei und hilft neues Gewebe zu bilden, essenziell bei der Wundheilung.
- Typ-I-Kollagen (dominant in Haut, Sehnen, Knochen und Organen) macht etwa 90 % der organischen Knochenmatrix aus, gleichzeitig verleiht es den Knochen eine gewisse Elastizität, so werden sie widerstandsfähig gegen Brüche.
- In Gelenken sorgt hauptsächlich Typ-II-Kollagen für die Elastizität und Druckresistenz des Knorpels. Zusammen mit dem Kollagen Typ-I in Sehnen und Bändern ist es wichtig für den Erhalt der Beweglichkeit.
- Auch Typ-III-Kollagen ist ein wichtiger Bestandteil des Bindegewebes und kommt vor allem in elastischen Geweben, in enger Verbindung mit Typ I vor.

Für die Kollagensynthese ist Vitamin C ein entscheidender Cofaktor. Neben Vitamin C sind vor allem die Aminosäuren Glycin, Prolin und Lysin wichtig. Aber auch mechanische Belastungen (z. B. durch moderate körperliche Aktivität) wirken stimulierend auf die Kollagenproduktion in den beteiligten Geweben.

Kollagenquellen

Kollagen findet sich in Fleisch, besonders in den Teilen, die reich an Bindegewebe sind (also in Sehnen, Haut, Knochen, Knorpel oder Gräten – die ja alle meist nicht mitgegessen werden). Eine gute natürliche Kollagenquelle ist daher (Bio-)Knochenbrühe.

Höhere Konzentrationen an Kollagen können in Form von Kollagenhydrolysat (Kollagenpeptide) als Nahrungsergänzungsmittel aufgenommen werden:

- Rinder-, Schweine- und Hühnerkollagen sind weit verbreitet. Kollagen aus Fischen hat eine höhere Bioverfügbarkeit.

Kollagen-Präparate

Da Kollagenpräparate glattere Haut und weniger Falten versprechen, gibt es einen regelrechten Hype um das Produkt. Auf dem Markt finden sich zahlreiche Präparate, die sich in Typ, Dosierung und Zusatzstoffen unterscheiden. Allergien (z. B. gegen Fischbestandteile) sollten vor der Anwendung ausgeschlossen werden. Da Kollagen meist aus tierischen Schlachtabfällen gewonnen wird, sind Herkunft und Qualität des Rohstoffs besonders wichtig. Häufig wird es in Pulverform angeboten, das sich gut in Flüssigkeiten auflöst.

Weitere Therapieverfahren

Ohrakupunktur

In meiner Praxis ist die Ohrakupunktur als effektive Ergänzung in der ganzheitlichen Behandlung von Frauen in den Wechseljahren nicht mehr wegzudenken.
Häufig wende ich sie non-invasiv an, indem kleine Samenkörnchen oder Metallkügelchen auf individuell ermittelte Ohrpunkte geklebt werden, die 7–10 Tage auf dem Ohr verbleiben und die Punkte stimulieren.
Die moderne Form der Ohrakupunktur (Auriculotherapie) wurde in den 1950er-Jahren vom französischen Arzt Paul Nogier entwickelt. Sie basiert nicht auf Meridianen, sondern auf neurologischen Zusammenhängen: Die Ohrmuschel wird als Abbild des Körpers betrachtet. Gezielt gesetzte Reize können über das zentrale Nervensystem, insbesondere die Formatio reticularis im Hirnstamm, vegetative und hormonelle Regelkreise beeinflussen.
Die Ohrakupunktur ist vergleichsweise leicht erlernbar und kann nach kurzer Zeit erfolgreich in der Praxis eingesetzt werden. Sie eignet sich besonders zur Behandlung von neurovegetativen Symptomen wie innerer Unruhe, Stimmungsschwankungen, Schlafstörungen Hitzewallungen, Schweißausbrüchen, Herzklopfen, sowie Gelenkbeschwerden und Schmerzen.
Die Auswahl der Ohrpunkte erfolgt individuell, auf Grundlage der Anamnese und durch das Auffinden aktiver Zonen. Die jeweils genannten Punkte stellen eine beispielhafte Vor-Auswahl dar. Die tatsächlich zur Anwendung kommenden Ohrpunkte werden individuell, aus der Anamnese heraus und durch das Auffinden sogenannter aktiver Zonen, bestimmt.

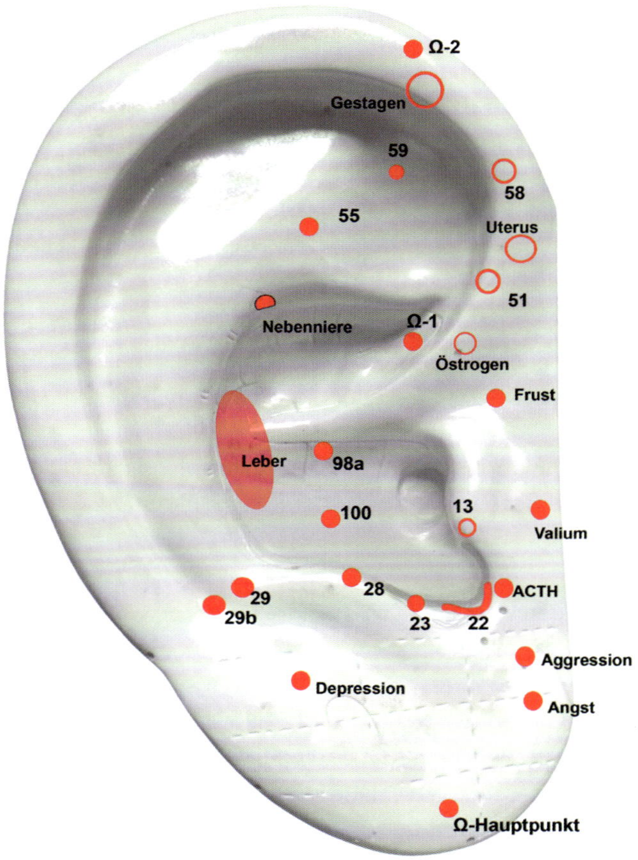

Abb. 7: Ohrakupunktur bei Wechseljahresbeschwerden – schematische Darstellung möglicher Ohrzonen

Eine kleine, beispielhafte Auswahl an Punkten, die bei Wechseljahresbeschwerden eine besondere Rolle spielen können:

- Shen Men (55): einer der wichtigsten übergeordneten Steuerungspunkte, bei Schmerzen, angstlösend, schlaffördernd und entspannend
- Vegetativum I: (51) bei vegetativen Beschwerden, niedrigem Blutdruck, Schwitzen
- Endokrinium (22): zentraler Punkt zur Regulation hormoneller Achsen (Hypothalamus–Hypophyse–Ovarien), bei Hitzewallungen, Zyklus- und Stimmungsschwankungen
- Ovar (23): spezifisch zur Regulation der weiblichen Sexualhormone, insbesondere bei Östrogenmangel
- Gebärmutter (58)

- Gestagen: hormonelle Balance, besonders bei Progesteronmangel
- Hypophyse (28): Steuerzentrale der hormonellen Regulation, wichtig zur Harmonisierung in der Umstellungsphase
- vegetativer Herzpunkt (100): vegetativ stabilisierend, hilfreich bei Palpitationen, nervösem Druckgefühl oder seelischer Belastung.
- Point de Jerome (29b) balanciert das autonome Nervensystem, hilfreich bei Schwitzen, Schwindel oder innerer Unruhe, Erschöpfung.
- Valium-Punkt: besonders beruhigend, entspannend, eingesetzt bei Angst, Panik, Schlafstörungen.
- Psychopunkte: Angst (PT2), Anitdepression (PT3), Aggression (PT1), Frust
- Omega-Punkte: bei chronischen Prozessen, Stoffwechsel, Psyche
- Nebenniere/Kortison (13) und Nebennierenrinde: bei Stress, Erschöpfung, Allergien.

Wie immer in der Ohrakupunktur erfolgt die Auswahl individuell, auf Basis der Anamnese, dem Auffinden aktiver Zonen sowie der Reaktion der Patientin.

Therapeutische Frauenmassage (TFM)

Die Therapeutische Frauenmassage (TFM) ist eine sanfte, strukturiert aufgebaute manuelle Behandlungsmethode, die aus dem Creative Healing nach Joseph B. Stephenson hervorgegangen ist und von der Gynäkologin Dr. Gowri Motha in den 1980er Jahren weiterentwickelt wurde. In Deutschland wird sie heute vor allem durch Claudia Pfeiffer gelehrt, vermittelt und bekannt gemacht.
Die Massage folgt einer klar strukturierten Behandlungsabfolge und basiert auf vier zentralen Prinzipien:

- Temperaturausgleich im Gewebe
- Anregung des Lymphflusses zur Unterstützung der Entgiftung
- Lösen von Spannungen und Stauungen
- Sanfte Reorganisation von Bändern, Organen und Muskulatur im Beckenbereich

Ziel der TFM ist es, den Organismus in seiner Selbstregulation zu unterstützen, insbesondere bei hormonellen Dysbalancen, Spannungszuständen im kleinen Becken, Lymphstau, Kinderwunsch oder im Rahmen der Begleitung von Frauen in den Wechseljahren. Die Massage erfolgt mit überwiegend sanften, kreisenden und streichenden Griffen, die mit viel Öl und großer Achtsamkeit durchgeführt werden. Ergänzt wird die Technik durch eine gezielte innere Ausrichtung der Therapeutin: Über mentale Bilder wird die jeweilige Intention der Berührung vertieft.

Gerade in den Wechseljahren, wenn hormonelle Regulation, emotionale Stabilität und Entgiftungsprozesse stark gefordert sind, finde ich die TFM äußerst wertvoll und regulierend.
Sie „streichelt die Seele“[116], wie Claudia Pfeiffer schreibt und hilft den Patientinnen dabei, den eigenen Körper und seine Bedürfnisse wieder mehr zu spüren und anzunehmen, genau das macht sie für viele meiner Patientinnen zu einer wohltuenden und tief unterstützenden Erfahrung.

116 Pfeiffer, C. Mehr zur TFM-Methode. Therapeutische Frauen-Massage. https://www.tfm.de/mehr-zur-tfm-methode.php (Abgerufen am 20.05.2025)

Anhang

Weiterführende Literatur

Eine kleine, feine Auswahl empfehlenswerter Bücher rund um die Themen, die dieses Buch behandelt:

Bianchi, I (2009). *Moderne Mykotherapie (Pilzheilkunde): Der Gebrauch der Pilze in der Medizin, Alpha One AG*

Braune, D (2020). *Frauenheilkunde Band II – Wechseljahre & Brust Stuttgart, Bellis-Verlag. Praxisnahe Naturheilkunde, mit Schwerpunkt Homöopathie und Erfahrungswissen für die therapeutische Arbeit*

de Liz, Dr med S. *Woman on Fire. Alles über die fabelhaften Wechseljahre Verlag: Rowohlt Polaris, München, 2019. Starke Befürworterin von bioidentischen Hormonen, unterhaltsam geschrieben. Haben viele Patientinnen gelesen und zitieren es, von daher: nicht verkehrt, es zu kennen.*

Fischer, H (2021). *Mein Kompass durch die Wechseljahre. Stuttgart, Verlag: Herbig Kosmos Verlag. Nicht nur für die Patientinnen empfehlenswert, viele gute Hintergrundinformationen, Tipps und Phytowissen.*

Fischer, H (überarbeitete Neuauflage 2019). *Frauenheilpflanzen. Die 35 wichtigsten Pflanzen und wie sie wirken. Stuttgart, Verlag: Herbig Kosmos Verlag.*

Gröber, U (2011). *Mikronährstoffe: Metabolic Tuning – Prävention – Therapie (3. Aufl.). Stuttgart: Wissenschaftliche Verlagsgesellschaft. Standardwerk mit übersichtlich gegliederten Mikronährstoffprofilen.*

Kalbermatten, R & H (2018). *Pflanzliche Urtinkturen – Wesen und Anwendung. Zürich: AT Verlag. Pflanzenheilkunde mit tiefem Verständnis für die Signatur und Wirkung von Urtinkturen.*

Kleine, J, & Rossmanith, W (2020). *Hormone und Hormonsystem: Lehrbuch der Endokrinologie (4., erweiterte Aufl.). Berlin: Springer Spektrum. Umfangreiches Fachbuch Endokrinologie von Mensch und Tier – zur Vertiefung der Grundlagen.*

Madejsky, M (2015). *Lexikon der Frauenkräuter. AT Verlag, „Must have" für alle Heilpraktikerinnen, die phytotherapeutisch arbeiten und Frauen behandeln.*

Nissim, R (2021). *Naturheilkunde in der Gynäkologie. Verlag: Christel Göttert Verlag. Für mich der Klassiker. Eines der ersten Bücher zu dem Thema auf dem Markt (ursprünglich 1981 erschienen) – immer noch aktuell.*

Pfeiffer, C (2016). *Therapeutische Frauen-Massage – Ganzheitliche Massage für natürliches Frau-Sein. Saarbrücken: Smiling Cat Verlag. Eine schöne Einführung in die Methode der TFM, mit vielen Praxisbeispielen und sehr liebevoll gestaltet.*

Strowitzki, T & Ortmann, Ol (Hrsg.). *Klinische Endokrinologie für Frauenärzte. Berlin, Verlag: Springer. Vertiefendes Fachwissen zur Endokrinologie, für alle, die es genau wissen wollen.*

Zeun, S (2021). *Phytotherapie in der Frauenheilkunde. Verlag: Thieme. Systematische und praxisnahe Darstellung, gut geeignet für die tägliche Arbeit in der naturheilkundlichen Frauenheilkunde.*

Adressen

Das ist eine kleine, persönliche Auswahl aus dem Erfahrungsschatz der Autorin.

Apotheken

Deutschland:

- Limes-Apotheke, Uhlandstraße 18, 35415 Pohlheim
  Tel.: +49 (0) 6403 61595, info@limes-aposhop.de www.limes-aposhop.de
  - breites Sortiment an Heilkräuterrezepturen, Salben, Ovula
- Markt-Apotheke Greiff, Am Gasteig 4, 94094 Malching, Deutschland
  Tel.: +49 (0) 8573 969910, info@marktapotheke-greiff.de,
  www.marktapotheke-greiff.de
  - *spezialisiert auf hormonelle Dysbalancen, bioidentische Hormone im Low-Dose-Bereich, zahlreiche Eigenrezepturen zur Hormonregulation und Vaginalschleimhautpflege.*
- Zieten Apotheke e. K., Großbeerenstrasse 11, 10963 Berlin, Deutschland
  Tel.: +49 (0) 30 5471690, info@zietenapotheke.de, www.zietenapotheke.de
  - *breites Sortiment an Heilkräutern, Ovula zur Vaginalschleimhautpflege*

Österreich:

- Marienapotheke, Sebastian-Kneippg. 5-7, A-2380, Perchtoldsdorf, Österreich,
  www.marienapotheke.at
  - *breites Sortiment an Heilkräutern, Aromatherapie, Ovula*

Kräuter:

- Urdrogerie/Calendula-Kräutergarten, Storchshalde 200, 70378 Stuttgart, Deutschland Tel.: +49 (0) 711 53069473, info@urdrogerie.de, www.urdrogerie.de
  - *breites Bio-zertifiziertes Sortiment an Heilkräutern*

Labore:

- Labor Dr. Hauss, Kieler Straße 71, 24340 Eckernförde Tel.: +43 (0) 51 88917-0, www.hauss.de
  - *Hauptsächlich Stuhl und Speichel-Hormontests*
- biovis Diagnostik MVZ GmbH, Brüsseler Str. 18, 65552 Limburg-Eschhofen, Deutschland Tel.: +49 (0) 6431 21248 0, info@biovis.de, www.biovis.eu/de/w
  - *Speichel-Hormontests, sowie Stuhl- und Blutlabor*
- CENSA GmbH – Centrum für Speichelanalyse, Höhenröthstr. 9, 91077 Kleinsendelbach, Tel.: +49 (0) 9126 2749 280, info@censa.de, www.censa.de
  - *Vermittelt Speichel-Hormontests an Endverbraucher*innen*

Fortbildungen:

- Nina Seifert – Coaching und Fortbildungen für Heilpraktikerinnen, www.praxis-im-flow.de
  - *Fachfortbildungen zu Frauengesundheitsthemen, Wechseljahren und Ohrakupunktur, online und in Hamburg*
- Marie und Michael Greiff: www.marktapotheke-greiff.de, mit Silke Uhlendahl: www.praxis-sichtzeichen.de
  - *empfehlenswerte, sehr fundierte Online-Fortbildungen zu Hormonthemen*
- Claudia Pfeiffer, Saarbrücken, www.tfm.de/therapeutinwerden.php
  - *Schulungen für die therapeutische Frauenmassage*
- Elisabeth Buchner, Hormon-Selbsthilfe bzw. CENSA GmbH, www.hormonselbsthilfe.de
  - *Fachschulungen zu verschiedenen Hormonthemen*

Berufsverband:

- LACHESIS e. V., Berufsverband für Heilpraktikerinnen, www.lachesis.de
  - *1986 gegründet mit Wurzeln in der Frauengesundheitsbewegung, der einzige feministische Berufsverband für Heilpraktikerinnen in Deutschland*
  - *Fachfortbildungen für Heilpraktikerinnen*

Die Autorin

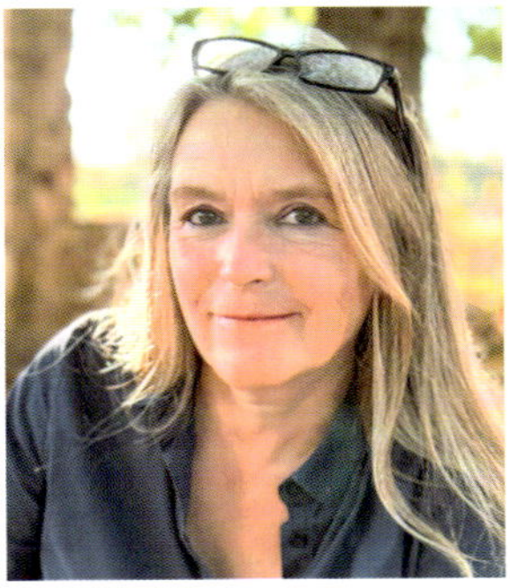

Foto: erstellt von Petra Stegmeier 2025

Nina Seifert arbeitet seit 1995 als Heilpraktikerin in eigener Praxis in Hamburg. Ihr Schwerpunkt liegt auf der naturheilkundlichen Begleitung von Frauen in allen Lebensphasen, von Zyklus- und Kinderwunschthemen über die Wechseljahre und hormonelle Dysbalancen bis hin zu Schilddrüsenerkrankungen, Erschöpfung, Allergien, Darmgesundheit und Nahrungsmittelunverträglichkeiten.

Schon früh entdeckte sie ihre Leidenschaft für Heilpflanzen und Frauengesundheit und fühlt sich bis heute der Tradition der „weisen Frauen“ verbunden. Ihre Arbeit vereint dieses intuitive, überlieferte Wissen mit modernen, fundierten naturheilkundlichen Konzepten und diagnostischen Verfahren wie Laboranalysen.

Ein besonderes Anliegen ist es ihr, Frauen darin zu bestärken, die Verbindung zu ihrer Körperweisheit und Intuition wiederzufinden und ihren individuellen Heilungsweg zu gehen. Dabei setzt sie unter anderem auf Methoden wie Kinesiologie, Ohrakupunktur, Pflanzenheilkunde und die Therapeutische Frauen-Massage, um Selbstwahrnehmung, Ressourcen und Gesundheit zu fördern.

Neben ihrer Praxistätigkeit ist Nina Seifert seit über 20 Jahren als Dozentin in der Heilpraktiker*innen-Ausbildung sowie in Fortbildungen aktiv.

Aus dieser Lehrtätigkeit entstand auch ihr Projekt „Praxis im Flow“, das Heilpraktikerinnen praxisnahes Coaching, konkrete Unterstützung im Berufsalltag sowie fundierte Fortbildungen anbietet, darunter eine Ohrakupunktur-Ausbildung und eine Fachfortbildung zur naturheilkundlichen Begleitung in den Wechseljahren.

Nina Seifert ist seit 2022 im Vorstand des feministischen Berufsverbands Lachesis e. V. und engagiert sich für die Interessen der Heilpraktikerinnen. Ihre Praxis befindet sich heute in Hamburg-Blankenese.

Kontakt:
Nina Seifert
Heilpraktikerin
Hasenhöhe 126, 22587 Hamburg
www.heilpraxis-seifert.de
www.praxis-im-flow.de

Abbildungsverzeichnis

Stichwortverzeichnis

Heilpflanzen

Heilpflanzen und -pilze, lateinische Namen